国外食品药品法律法规编译丛书

FDA
特殊生物制品技术指南

主 编 梁 毅

中国医药科技出版社

图书在版编目（CIP）数据

FDA特殊生物制品指南 / 梁毅主编. — 北京：中国医药科技出版社，
2018.1

（国外食品药品法律法规编译丛书）

ISBN 978-7-5067-9401-5

Ⅰ.①F… Ⅱ.①梁… Ⅲ.①生物制品－指南 Ⅳ.①R977-62

中国版本图书馆CIP数据核字(2017)第150116号

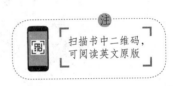

注 扫描书中二维码，
可阅读英文原版

美术编辑 陈君杞

版式设计 大隐设计

出版　中国医药科技出版社

地址　北京市海淀区文慧园北路甲 22 号

邮编　100082

电话　发行：010-62227427　邮购：010-62236938

网址　www.cmstp.com

规格　710×1000mm $\frac{1}{16}$

印张　28 $\frac{1}{4}$

字数　330 千字

版次　2018 年 1 月第 1 版

印次　2018 年 1 月第 1 次印刷

印刷　三河市国英印务有限公司

经销　全国各地新华书店

书号　ISBN 978-7-5067-9401-5

定价　69.00 元

国外食品药品法律法规
编译委员会

本书编委会

主　编　梁　毅

副主编　于　泳　李亦兵　余　正　秦　垚　黄　勇
　　　　曹　珣

编　委　（按姓氏笔画排序）

于　泳（东南大学成贤学院）　　杜　爽（中国药科大学）

李　玲（东南大学成贤学院）　　李东昂（中国药科大学）

李年苏（中国药科大学）　　　　李亦兵（中国药科大学）

李依洋（中国药科大学）　　　　杨　凯（中国药科大学）

吴珍妮（中国药科大学）　　　　余　正（中国药科大学）

沈启雯（中国药科大学）　　　　阿蓉娜（中国药科大学）

范琳琳（中国药科大学）　　　　郝莹华（中国药科大学）

胡来凤（中国药科大学）　　　　南秋利（东南大学成贤学院）

施一然（中国药科大学）　　　　秦　垚（中国药科大学）

倪佳佳（中国药科大学）　　　　黄　勇（中国药科大学）

梅　鑫（中国药科大学）　　　　曹　珣（东南大学成贤学院）

梁　毅（中国药科大学）　　　　雕钰惟（中国药科大学）

序

　　食品药品安全问题，既是重大的政治问题，也是重大的民生问题；既是重大的经济问题，也是重大的社会问题。十八大以来，我国坚持以人民为中心的发展思想和"创新、协调、绿色、开放、共享"的五大发展理念，全力推进食品药品监管制度的改革与创新，其力度之大、范围之广、影响之深，前所未有。

　　党的十九大再次强调，全面依法治国是国家治理的一场深刻革命，是中国特色社会主义的本质要求和重要保障。法律是治国之重器，良法是善治之前提。全面加强食品药品安全监管工作，必须坚持立法先行，按照科学立法、民主立法的要求，加快构建理念现代、价值和谐、制度完备、机制健全的现代食品药品安全监管制度。当前，《药品管理法》的修订正在有序有力推进。完善我国食品药品安全管理制度，必须坚持问题导向、坚持改革创新、坚持立足国情、坚持国际视野，以更大的勇气和智慧，充分借鉴国际食品药品安全监管法制建设的有益经验。

　　坚持食品药品安全治理理念创新。理念是人们经过长期的理论思考和实践探索所形成的揭示事物运动规律、启示事物发展方向的哲学基础、根本原则、核心价值等的抽象概括。理念所回答的是"为何治理、为谁治理、怎样治理、靠谁治理"等基本命题，具有基础性、根本性、全局性、方向性。理念决定着事物的发展方向、发展道路、发展动力和发展局面。从国际上看，食品药品安全治理理念主要包括人本治理、风险治理、全程治理、社会治理、责任治理、效能治理、能动治理、专业治理、分类治理、平衡治理、持续治理、递进治理、灵活治理、国际治理、依法治理等基本要素。这些要素的独立与包容在一定程度上反映出不同国家、不同时代、不同阶段食品药品安全治理的普遍规律和特殊需求。完善我国食品药品安全管理法制制度，要坚持科学治理理念，体现时代性、把握规律性、富于创造性。

坚持食品药品安全治理体系创新。为保障和促进公众健康，国际社会普遍建立了科学、统一、权威、高效的食品药品安全监管体制。体制决定体系，体系支撑体制。新世纪以来，为全面提升药品安全治理能力，国际社会更加重视食品药品标准、审评、检验、检查、监测、评价等体系建设，着力强化其科学化、标准化、规范化建设。药品安全治理体系的协同推进和持续改进，强化了食品药品安全风险的全面防控和质量的全面提升。

坚持食品药品安全治理法制创新。新时代，法律不仅具有规范和保障的功能，而且还具有引领和助推的作用。随着全球化、信息化和社会化的发展，新原料、新技术、新工艺、新设备等不断涌现，食品药品开发模式、产业形态、产业链条、生命周期、运营方式等发生许多重大变化，与此相适应，一些新的食品药品安全治理制度应运而生，强化了食品药品安全风险全生命周期控制，提升了食品药品安全治理的能力和水平。

坚持食品药品安全治理机制创新。机制是推动事物有效运行的平台载体或者内在动力。通过激励与约束、褒奖和惩戒、动力和压力、自律和他律的利益杠杆，机制使"纸面上的法律"转化为"行动中的法律"，调动起了各利益相关者的积极性、主动性和创造性。机制的设计往往都有着特定的目标导引，在社会转型期具有较大的运行空间。各利益相关者的条件和期待不同，所依赖的具体机制也有所不同。当前，国际社会普遍建立的食品药品分类治理机制、全程追溯机制、绩效评价机制、信用奖惩机制、社会共治机制、责任追究机制等，推动了食品药品安全治理不断向纵深发展。

坚持食品药品安全治理方式创新。治理方式事关治理的质量、效率、形象、能力和水平。全球化、信息化、社会化已从根本上改变经济和安全格局，传统的国际食品药品安全治理方式正在进行重大调整。互联网、大数据、云计算等正在以前所未有的方式改变着传统的生产、生活方式，而更多的改变正在蓄势待发。信息之于现代治理，犹如货币之于经济，犹如血液之于生命。新时期，以互联网、大数据、云计算等代表的信息化手段正在强力推动食品药品安全治理从传统治理向现代治理方式快速转轨，并迸发出无限的生机与活力。

坚持食品药品安全治理战略创新。战略是有关食品药品安全治理的全局性、长期性、前瞻性和方向性的目标和策略。国家治理战略是以国家的力量组织和落实食品药品安全治理的目标、方针、重点、力量、步骤和措施。食品药品安全治理战略主要包括产业提升战略、科技创新战略、行业自律战略、社会共治战略、标准提高战略、方式创新战略、能力提升战略、国际合作战略等。食品药品管理法律制度应当通过一系列制度安排，强化这些治理战略的落地实施。

坚持食品药品安全治理文化创新。文化是治理的"灵魂"。文化具有传承性、渗透性、持久性等。从全球看，治理文化创新属于治理创新体系中是最为艰难、最具创造、最富智慧的创新。

食品药品安全治理文化创新体系庞大，其核心内容为治理使命、治理愿景、治理价值、治理战略等。使命是组织的核心价值、根本宗旨和行动指针，是组织生命意义的根本定位。使命应当具有独特性、专业性和价值性。今天，国际社会普遍将食品药品安全治理的是使命定位于保障和促进公众健康。从保障公众健康到保障和促进公众健康，这是一个重大的历史进步，进一步彰显着食品药品监管部门的积极、开放、负责、自信精神和情怀。

中国的问题，需要世界的眼光。在我国药品安全监管改革创新的重要历史时期，法制司会同中国健康传媒集团组织来自监管机构、高等院校、企业界的专家、学者、研究人员陆续翻译出版主要国家和地区的食品药品法律法规，该丛书具有系统性、专业性和实用性、及时性的特点，在丛书中，读者可从法条看到国际食品药品治理理念、体系、机制、方式、战略、文化等层面的国际经验，期望能为我国食品药品监管改革和立法提供有益的参考和借鉴。

焦 红

2017 年 12 月

编译说明

当今世界，美国在生物制药产业具有显著优势，研发能力和产业生产质量控制现状领跑全球。美国拥有世界上约一半的有实力的生物制药公司和生物制品专利，美国食品药品管理局（简称 FDA）也是世界领先的药品监管机构。1901 年，在美国圣路易斯接种的白喉抗毒素被破伤风疫苗污染，造成 13 名儿童死亡；同年在美国新泽西州 9 名儿童接种了受污染的天花疫苗后死于破伤风，因此 1902 年美国颁布了世界上第一部生物制品法案——《生物制品控制法》（Biologics Control Act）。随后，1938 年颁布的《联邦食品、药品和化妆品法案》（Federal Food，Drug and Cosmetic Act）和 1944 年颁布的《公共保健服务法》（Public Health Service Act）都明确了生物制品的监管法规。作为世界最具影响力的监管机构，FDA 近些年出台了一系列监管法规、指导性文件以鼓励生物类似药的健康快速发展，降低消费者的用药成本，并加强美国生产厂商参与全球生物制品市场的竞争力，也为相关产品在美国进行有效注册指明方向。我国生物制药产业虽然起步较晚，但发展迅猛，目前正处于转型关键时期。国内很多有实力的企业、组织，甚至个人看到了生物药品的发展前景和潜力，也逐步开始关注和涉及生物医药领域。因此，无论是相关企业还是药品监管部门，均有必要学习借鉴 FDA 的生物制品管理法规，不断提高自身的研发、生产和监管水平，促进我国生物制药行业的健康发展。

根据查阅，FDA 的生物制品法规统一收编在《美国联邦法规》（CFR）第 21 篇（食品与药品篇）第 I 大章（食品与药品监管）第 F 小章（生物制品）目录下。FDA 为更好地落实生物制品法规，专门发布了配套的行业指南文件，帮助有关生物制品生产企业理解和遵守生物制品法规要求。本书在全面汇总整理 FDA 生物制品指南的基础上，按照生物制品的种类，分别编译了普通生物制品指南、过敏原制剂指南、血液制品指南、细胞与基因疗法指南、组织制品指南、疫苗与相关生物制品指南和异种移植指南。为方便阅读，编译中对指南文件结构和内容做了如下调整：

第一，FDA 指南文件，体现 FDA 对某一主题最新的见解，并不具有法律的强制性，除引用了专门法规或法定要求之外，其余仅作建议供行业参考。指南中"应该"（should）一词意指"建议"，而非"强制要求"之意。鉴于上述指南声明具有共性，仅在此特别说明，在编译中从原文删除。

第二，指南的原结构基本保留，根据内容分章节略加整理，不影响内容的完整性和理解。基于篇幅和内容架构的考虑，指南附录均未编译，如有需要，可参考原指南附录。

第三，由于《联邦食品、药品和化妆品法案》（以下简称《法案》）美国国会通过的一系列法案的总称，它赋予 FDA 监督监管食品安全、药品及化妆品的权力。因此本书若非特殊说明，均简称为《法案》。

第四，由于生物制品涉及的法规均源自《美国联邦法规》第 21 篇第 I 大章第 F 小章，在文中不再重复表述，凡未列明法规出处的均为该章下内容。

第五，本书对原指南的编号方式进行了调整，原指南"I."对应本文中"一、"，原指南"A."对应本文中"（一）"，原指南"1."

对应本文中"1.",原指南"a."对应本文中"（1）",原指南"i."对应本文中"1）"。为表达简洁,原指南正文中的参考段落编号形式均未调整,例如原指南和本书中参考 IV.B,即参考第四部分第（二）点内容。

据了解,到目前为止,国内尚没有对美国生物制品指南进行全面翻译的出版物,但是,随着生物医药产业的发展,关注美国生物制品监管法律法规包括指南的专业人士会越来越多,相关翻译出版物业会越来越多,相信也会出现相关出版物术语杂乱表达各异,影响读者理解,因此有必要推出规范化的美国生物制品指南系列汇编,为生物制品研发,生产行业,监管部门和监管人员提供规范化的参考资料,加深生物医药行业和监管单位对生物制品监管政策的正确理解,加速与国际惯例接轨与国际化协调,促进我国生物医药行业的现代化和国际化进程。

翻译中术语以及专业名词以全国自然科学名词审定委员会公布的名词以及相关法律法规使用的术语为准。药物名称以《中华人民共和国药典》2015 年版、《中华人民共和国药典临床用药须知》2015 年版和现行版《中国药品通用名称》为准。本书涉及生物医药领域较新、较广,因译者团队能力所限,有疏漏和不足之处,希望业内专家指正,以便我们进行不断改进。

目录

第一章

过敏原制剂指南（Allergenics Guidances）·····················1

第一节 对标准化尘螨和草过敏原疫苗的效价限制：
修定后的协议·····························2
第二节 标准花草粉提取物稳定性方案的测试范围··············19

第二章

血液制品指南（Blood Guidances）·····················31
第一节 电脑系统和用于血液制品生产商的软件应用的 2000 年
日期变更·······························32
第二节 罕见药品法规下单克隆抗体产品一致性的解读········35
第三节 收集、处理血液及血液成分的空容器的上市前
声明的递交·····························42
第四节 传送装置上市前通知的递交
（不包括无菌连接设备）·····················49
第五节 血液和血浆加热器售前通知的递交·················56

第三章

细胞与基因疗法指南（Cellular & Gene Therapy Guidances）·····63
第一节 治疗性肿瘤疫苗的临床注意事项·····················64

第二节　针对具体适应证经最低限度处理的用于造血系统疾病
　　　　患者功能造血和免疫重建的无关同种异体胎盘／脐带
　　　　血的新药申请 ……………………………………………81

第三节　细胞和基因治疗产品的效价试验…………………………94

第四节　心脏疾病的细胞治疗………………………………………110

第五节　同种异体胰岛细胞制品的注意事项…………………………134

第四章

组织制品指南（Tissue Guidances）…………………………149

第一节　通过捐赠者筛查建议来减少寨卡病毒利用人体细胞和
　　　　组织以及基于细胞与组织制品进行传播的风险……150

第二节　针对感染梅毒螺旋体（梅毒）而使用供体筛选检测的
　　　　方法来检查人体细胞和组织以及基于细胞与组织制品
　　　　的供体 ……………………………………………155

第三节　用于移植的人体组织处理程序的批准………………159

第四节　针对人体血液样品的已获批的供体筛查测试的
　　　　有效性……………………………………………163

第五节　用于移植的人体组织供体的筛查与检测…………166

第五章

**疫苗与相关生物制品指南（Vaccine and Related Biological
Product Guidances）**………………………………………175

第一节　支持大流行性流感疫苗许可的临床数据需要………176

第二节　支持季节性灭活流感疫苗许可的临床数据需要……193

第三节　供儿童使用的预防性 HIV 疫苗的进展………………208

第四节　针对传染病适应证的预防和治疗疫苗的发育性毒性
　　　　研究的思考…………………………………………215
第五节　疫苗标签要求中与警告、使用说明以及预防信息相关的
　　　　FDA 审查指南………………………………………228
第六节　疫苗或相关产品的化学、制造、控制及描述信息的内容
　　　　和格式………………………………………………235
第七节　针对可预防疾病的联合疫苗的评价指南：生产、测试和
　　　　临床研究……………………………………………271

第六章
异种移植指南（Xenotransplantation Guidances）…………295
第一节　异种移植物在人体使用过程中所涉及的源动物、成品、
　　　　临床前研究以及临床研究…………………………296
第二节　公共卫生局关于异种移植中传染病问题的指南…364
第三节　非人类灵长类动物异种移植用于人类所造成的公共卫生
　　　　问题…………………………………………………413

本书缩略语表………………………………………………420
名词术语总表………………………………………………425

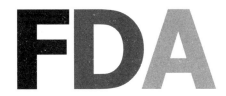

第一章
过敏原制剂指南
（Allergenics Guidances）

■ 第一节　对标准化尘螨和草过敏原疫苗的效价限制：修定后的协议
■ 第二节　标准花草粉提取物稳定性方案的测试范围

第一节 | 对标准化尘螨和草过敏原疫苗的效价限制：修定后的协议

Potency Limits for Standardized Dust Mite and Grass Allergen Vaccines : A Revised Protocol

一、介绍

标准化尘螨和草过敏原疫苗的放行范围是由竞争性酶联免疫吸附法测定（ELISA）的这些产品的相对效价（RP）来决定。生物制品评估和研究中心（CBER）要求，采用此法，所有产品的结果都应符合参考标准（21 CFR 680.3（e）），且置信度为95% 因此，3次测定范围应在 0.70~1.43 之间；6 次测定范围在 0.78~1.29 之间。

这些放行限制将保持不变。然而，生物制品评估和研究中心正在建立更为广泛的相对效价范围（0.5~2.0），以此来评估提交给生物制品评估和研究中心批量放行的标准化尘螨和草过敏原疫苗。生物制品评估和研究中心将重复进行 3 次批量放行评估，生物制品评估和研究中心使用的是最近重新验证的竞争性酶联免疫吸附测定法。预计生产商将保留其批准许可证申请中详细说明的当前批次的放行范围。虽然无论是 3 次测定还是 6 次测定，这些内部放行范围都将继续等价于 95% 置信度的参考（范围），但在生物制品评估和研究中心的实验室里只会失败，会超出 0.5~2.0 的范围。

为提交生物制品评估和研究中心测试的过敏源疫苗建立更广泛的放行范围，生物制品评估和研究中心认识到提交先前可接受范围或接近先前可接受范围的相对效价产品具有可预测的不确定性。生物制品评估和研究中心新的放行范围为 0.5~2.0，其在统计学意义上等价于先前应用的置信度为 95% 的放行范围（$n = 3$）。

标准过敏原疫苗的效价范围应当基于临床研究中确定的可接受范围（参考原指南第 1，2 个文献）。以下三个标准十分重要。第一，治疗等效，涉及过敏源疫苗对免疫治疗的功效。因此，如果对于所述的过敏源疫苗，在该范围内的任何地方具有大量相对效力的，能在免疫治疗试验中实现临床改善的同等可能性，则相对效价范围将有治疗等效性质。同样地，诊断等效也涉及过敏原疫苗对体内诊断的功效。最后，安全性等效反映了疫苗的安全给药用于诊断或治疗适应证的可能性。生物制品评估和研究中心可接受的范围应在这些标准确定的最小等效范围内。

这些临床范围在本文件 V. 部分的第二节进行讨论。此外，在确定安全放行范围时，可考虑过敏源疫苗效价的变化；这将在 Ⅵ 部分进行讨论。最后，目前的和扩大的放行范围将在 Ⅶ 和 Ⅷ 部分进行讨论。本指导文件最后确定标题为"审评员指南：对标准化尘螨和草过敏原疫苗的效价限制：修定后的协议"，并于 2000 年 2 月 15 日在联邦公报上颁布（65FR 7557）。

二、诊断等效

诊断等效的范围很广。绝大多数的过敏症专科医师使用基于经皮或内皮肤试验后风团大小的定性分级系统（参考原指南第 3 篇文献）。在一项研究中，皮肤试验滴定曲线的平均斜率仅为 2.7 毫米每 3 倍剂量稀释的风团。当与标准的 10000 和 100000BAU/ml 草提取物相比，风团大小变化极小，但实现了统计学意义（P.Turkeltaub，未公布的数据）。对于用红斑皮肤测试的过敏症专科医师，最小检测变异性仅为 3~4 倍（参考原指南第 4，5 篇文献）。

三、文献综述

七项研究对疗效和安全等效性进行了分析，其中六项针对 Amb a 1，剩余一项针对 Der p 1（表 1–1）（参考原指南第 6~12 篇文献）。只有三项研究对使用严格标准化的过敏原提取物（参考原指南第 8~10 篇文献），其他三项缺乏适当的对照（参考原指南第 7~9 篇文献）。尽管每一项研究都提供了一些关于过敏原免疫治疗的有效性和（或）安全性的剂量 – 反应数据，但其中一项研究（参考原指南第 9 篇文献）因其发现了低剂量免疫治疗的生理效应而被选中。六项研究用于确定治疗等效性（参考原指南第 7~12 篇文献），以及三项研究用于确定安全等效性（参考原指南第 6，10，12 篇文献）。

表 1–1 引用研究概要

过敏原	剂量反应终点	活动组患者数	剂量范围	观察现象	参考文献	记录
Amb a1	全身性反应	33	高达 18.7 μg	7/15 患者例行每周一次的方案，以及 10/18 患者例行集群方案，在 0.13~13.1 μg 的范围内观察全身反应	6 Van Metre, et al.	商业冻干产品，与由 RID 纯化的参考过敏原相比。安慰剂对照
Amb a1	抗体反应	51	高达 93.5 μg	抗体反应变为 1000 倍的阈值剂量	7 Creticos et al. 1984	商业含水提取物。标准未定。无安慰剂或空白对照

续表

过敏原	剂量反应终点	活动组患者数	剂量范围	观察现象	参考文献	记录
Amb a1	症状评分和鼻腔挑战	11	0.6μg，6μg和12μg	0.6μg亚治疗剂量；6μg和12μg等效剂量和有效剂量	8 Creticos et al. 1989	由研究人员通过豚草花粉制备水产品，并通过RID和交叉免疫电泳与CBER的参考标准进行比较。无安慰剂或空白对照
Amb a1	鼻挑战和抗体反应	40	高达0.11μg	Amb a 1可降低诱导鼻黏膜组胺和TAME放行；皮肤试验反应性降低；累积Amb a 1剂量仅0.22mg后，豚草特异性IgE增加	9 Hedlin et al. 1989	商业含水提取物，规定Amb 1内容。无安慰剂或空白对照
Amb a1	症状评分和全身反应	129	0.003μg，0.3μg，1.8μg，2.25μg和4.2μg	0.003μg剂量无效，其他所有剂量均有效。全身性反应比例（反应/注射）使用标准方案：0.8μg为2.1%和4.2μg为5.6%。快速方案：0.003μg为2.3%，0.3μg为2.8%，2.7μg为22%，4.3μg为11%．患者需要肾上腺素百分比：最大剂量0.3μg为7.5%，0.82μg为15%，2.7μg为23%，4.2μg为30%，以及4.3μg为25%	10 Turkeltaub et al. 1990	通过RID，RAST抑制和平行生物测定分析的水性产物，并与CBER参考标准进行比较。无安慰剂或空白对照
Amb a1	季节性和挑战后鼻腔嗜酸粒细胞增多	89	2μg和24μg	高低剂量在研究的挑战阶段有效。在季节性阶段，只有高剂量才有效	11 Furin et al. 1991	豚草提取物的来源和标准不确定。无安慰剂或空白对照

过敏原	剂量反应终点	活动组患者数	剂量范围	观察现象	参考文献	记录
Der p1	症状评分和全身反应	81	0.7μg, 7μg和 21μg	三种剂量的治疗等效。全身反应率（反应/注射）在0.7μg为0.56%，在7μg为3.30%，在21μg为7.10%	12 Haugaard et al. 1993	商业含水提取物（皮肤测试）和明矾吸附（IT）提取物。通过RAST抑制剂与内部标准比较。免疫和生物测定（HEP方法）。无安慰剂或空白对照

四、治疗等效

过敏原疫苗等效治疗剂量的范围应是广泛的，很少有研究人员在免疫治疗中进行详细的剂量反应评估。常见的过敏试验是将"最大耐受剂量"作为治疗目标；另一方面，对照研究表明，维持剂量在四倍范围内的抗原是有治疗性的（参考原指南第1，2，13篇文献）。当他们被使用时，剂量效应已经不准确。在为分析此结果而选择的六项研究的任何一项中，研究人员发现含有Amb a 1或Der p 1的良好表征的过敏原疫苗在广泛的剂量范围内有治疗效果（表1–1）。三项研究中，患者在治疗中使用不同的过敏原剂量后，症状评分得到改善。一项研究显示超过2倍范围的等效性（参考原指南第8篇文献）；另外一项研究显示超过14倍范围的等效性（参考原指南第10篇文献）；最后一项研究显示超过30倍范围的等效性（参考原指南第12篇文献）。同样，那些测量有关过敏原免疫治疗生理变化的研究提出了超过12倍范围（参考原指南第11篇文献）和1000倍范围（参考原指南第7篇文献）的等效性。值得注意的是Hedlinetal的研究（参考原指南第9篇文献），在达到仅一剂（0.11μg）的Amb a 1剂量后（累积剂量0.22μg），出现与成功的过敏源免疫治疗相关的多种生理和免疫变化，比通常与成功的过敏原免疫疗法的相关剂量低至少 10 倍。

五、安全性等效

另一方面，过敏原疫苗的安全性等效范围可能是有限的。从最近世界卫生组织关于过敏原免疫治疗的意见书，以及小组成员区分最佳剂量和最大耐受剂量，可以注意到它们之间的范围可能是高度可变的（参考原指南第 1，2 篇文献）。

在三项涉及不同剂量过敏原全身不良反应发生率的研究项目中（参考原指南第 6，10，12 篇文献），两个包含亚群患者的研究值得单独分析。Van Metre 等人（参考原指南第 6 篇文献）将 15 个研究对象放在标准，每周免疫治疗，并且包括 18 个受试者的集群方案。Turkeltaub 等人（参考原指南第 10 篇文献）描述了不同剂量的全身反应速率，以及反应严重到需要皮下注射肾上腺素治疗的比率。我们在分析这两项研究中，应单独考虑这些亚群，即使与 Turkeltaub 等人描述的病人组有一些重叠。

此外，一些数据由研究人员以每次注射为基础进行分析，其他数据按每个患者进行分析。由于这些数据不能被合并或比较，因此它们已经被分别进行处理。

（一）线性回归

对于不良反应比率的分析不适用于对数剂量。拟合斜率及其标准误差列于表 1-2。因此，作为最初估计，与先前注射相比，每次注射含 10 倍提取效价的提取物，其相关的全身反应率预期增加 4%~11% 在每例患者的基础上，全身反应率将上升至 16%~25%。

更精确的估算是通过将前一个斜率与其标准误差加权反比来获得更精确的估计。这将使得每增加 10 倍过敏原剂量，其全身反应率就增加 5.9%（每次注射）或 19.6%（每位患者）。

表 1-2

斜率及其不良反应速率与对数剂量线性拟合的标准误差（SE）。除文中另有说明外，还分析了各报告的所有数据。最后两列分别为剂量增加 10 倍和 4 倍所引起反应率增加(%)的加权平均数（包括每个研究设计的所有来源）。

研究设计	来源	斜率	SE	不良反应增加百分比（10 倍剂量）	不良反应增加百分比（4 倍剂量）
每次注射	Haugaard et al. 1993（12）	4.2	1.3		
	Haugaard et al. 1993（12）（修订版）	9.1	3.8	5.9	3.5
	Turkeltaub et al. 1990（10）	11.1	10.9		
每个患者	Van Metre et al. 1982（6）（周刊）	25.3	2.4		
	Van Metre et al. 1982（6）（群集）	16.4	2.0	19.6	11.8
	Turkeltaub et al. 1990（10）（肾上腺素）	17.2	2.2		

其中 Pi 是反应的概率，和 d_i 是剂量。拟合参数的解释与先前的分析有所不同，因为反应率的增量变化在所有剂量范围内都不是恒定的。因此，必须规定合理的平均剂量，并且计算产生一个给定增量的全身反应速率所需增加的剂量。

定义 d_0 为高剂量和低剂量的几何平均数，p_0 是剂量 d_0 发生不良反应的概率，可以在确定 m 和 b 之后，直接从等式中计算。然后我们定义 p_0 预期将增加 0.05 的剂量，即 $d_{0.05}$。这可以通过逻辑方程进行计算：

$$\ln \left(\frac{P_i}{1-P_i}\right) = m \ln \left(d_i\right) + b \qquad (1-1)$$

（二）逻辑回归

考虑到概率受 0 和 1 的限制，且倾向于在极端饱和的事实，也用逻辑模型进行计算：

$$\ln \left(\frac{P_0 + 0.05}{0.95 - P_0}\right) = m \ln \left(d_{0.05}\right) + b \qquad (1-2)$$

$d_{0.05}/d_0$ 比率的拟合与相应的测定结果列于表 1–3。该分析表明，增加 2.4~5 倍（平均 4 倍）的剂量导致每次注射数据的不良反应率增加了 5%；对每个患者的数据，增加 1.5~2 倍（平均 1.7）的剂量导致不良反应增加 5%。

表 1–3

逻辑回归概要。拟合参数，m 和 b 由 Eq.（1）定义；d_0 是在每个研究中所用的最高和最低剂量的几何平均值；p_0 是由 d_0 在 Eq.（1）计算得到。正如文中讨论和 Eq.（7）的定义，$d_{0.05}$ 是因 p_0 增加 0.05 而引起不良反应率增加的估计剂量。为了清楚起见，省略了 m，b 和 d_0 的单位。

研究设计	来源	m	b	d_0	p_0	$d_{0.05}/d_0$
	Haugaard et al. 1993（12）	0.77	−4.98	4.69	0.02	4.6
每次注射	Haugaard et al. 1993（12）（修定版）	1.12	−5.11	4.69	0.03	2.4
	Turkeltaub et al. 1990（10）	0.29	−2.33	1.52	0.10	5.0

研究设计	来源	m	b	d_0	p_0	$d_{0.05}/d_0$
每个患者	Van Metre et al. 1982（6）（周刊）	0.67	−2.11	4.25	0.24	1.5
	Van Metre et al. 1982（6）（cluster）Turkeltaub et al.	0.29	−0.49	4.25	0.48	2.0
	1990（10）（肾上腺素）	0.56	−1.76	1.64	0.19	1.7

（三）安全等效性：摘要

不幸的是，几乎没有出现可以说明安全等效性问题的出版物。而表 1–1 中的数据表明，相对效价的增加会导致免疫治疗全身不良反应的增加，范围多种多样且研究设计不理想。显然，具有更好设计（安慰剂对照，具有良好定义的双盲试验，高度敏感的受试者和具有 FDA 可接受效价标准的良好产品）的研究将是可取且必要的。

应当注意的是，仅分析治疗等效剂量范围内的安全数据。因此，所有 Haugaard 的数据（参考原指南第 12 篇文献）被纳入分析，Turkeltaub 的最低数据点（参考原指南第 10 篇文献：0.003 μg）应排除在外。

仅根据这些研究，不可能为与效价增加相关的全身反应所增加的风险赋予确定的价值。如果我们假设在剂量增加时，不良反应率的增加应小于 5%，且最终不良反应率应不大于 5%~10%，则可以尝试对可接受的效价增量进行保守估计。在此范围内的反应率可能是天然抗原治疗性免疫疗法的一个不可避免的特征。这一分析最多表明，从现有的临床数据来看，过敏原疫苗效价的四倍变化所产生的全身反应率的小量增加是可接受的。

六、过敏原疫苗不同批次效价之间的差异

建立试验范围时，也可以考虑制造批次的总体一致性。例如，如
果典型批次之间的一致性非常高并具有良好的临床范围，则可以
调整测试方案，以消除异常值，同时很少发生相对效价相差较大
的失败批次。另一方面，如果批次的分布较广，则统计等价性参
考是适合的。

（一）样本方差

一组过敏原疫苗的可观察变异是样本变异性和测定变异性的函
数。限定样品的密度，试验及观察 $f_s(x)$，$f_a(x)$，和 $f_{obs}(x)$ 的
分布，它们之间的关系是（参考原指南第 14 篇文献）：

$$f_{obs}(x) = \int_{-\infty}^{\infty} f_s(t) \, f_a(x\text{-}t) \, dx \qquad （1\text{–}3）$$

假定样品和试验的密度在方差 S_s^2 和 S_a^2 之间是正常的，$f_{obs}(x)$
呈正态分布：

$$S_{obs}^2 = S_s^2 + S_a^2 \qquad （1\text{–}4）$$

可以从产品的失败率和用于测试产品的竞争性酶联免疫吸附测定
的内在变异性中获得提交给生物制品评估和研究中心批次的变异
性的估计值。1995 年到 1997 年间，十个不同的生产商提交 412
批用于许可批准的花草粉提取物。同样，1995 年至 1999 年间，

十一家生产商提交 91 批用于许可批准的尘螨提取物。对这些批次的失败率进行分析，来确定批次之间的差异。

对于提交的 412 批花草粉提取物中有 51 批次或 12.4% 未能批准签发规格。其中，有 29 例超过上限，以及 22 例低于下限。假定提交的批次通常分布在参数（in $x = \log RP$）周围，一半将会失败极可能意味着 93.8%（的批次）低于上限，$x'=\log 1.53 = 0.1847$：

$$\int_{-\infty}^{x'} f_{obs}(x)\, dx = 0.938$$

f_{obs} 的标准偏差可以通过转换到正常标准来获得，在此情况下，可以得到，$z' = x'/S_{obs}$。从累积正态分布表可知 $z'=1.54$，或 $\sigma_{obs}=0.120$。三次重复试验测定的标准偏差，σ_a 是 $0.1375/\sqrt{3}=0.0794$。则得到 $\sigma_s=0.090$。

在 91 例标准化尘螨过敏原疫苗中，有 6 例失败（3 高 3 低），由前述分析可得 $x'=1.84$ 和 $\sigma_s=0.061$。

（二）效价范围

换瓶时相对效价的变化，可以从随机分配的两个样品的绝对差值来估算。这是确定范围的一个特殊情况，效价范围是由从具有密度以 $f(x)$ 分布所取得的 n 个样本的最高值和最低值之间的差来定义（参考原指南第 14 篇文献）。对于 n=2，密度 $f_R(r)$，由下式给出：

$$f_R(r) = \begin{cases} 2\displaystyle\int_{-\infty}^{\infty} f(x)\, f(r+x)\, dx & r > 0 \\ 0 & r < 0 \end{cases} \qquad (1\text{–}5)$$

然后计算平均范围：

$$\langle r \rangle = \int_0^\infty r f_R(r)\, dr \qquad (1\text{-}6)$$

表示量 r' 也是有用的，比如：

$$\int_0^{r'} f_R(r)\, dr = 0.95 \qquad (1\text{-}7)$$

即，该范围的值的95%小于 r'。

对于方差为 σ^2 的正态（或高斯）密度，密度，平均值和95%最大范围的计算如下：

$$f_R(r) = \left(\sqrt{\pi}\sigma\right)^{-1} \exp\left(- r^2 / 4\sigma^2\right) \qquad (1\text{-}8)$$

$$\langle r \rangle = \sqrt{(2/\pi)}\, \sigma \approx 0.8\, \sigma$$

$$r' = \sqrt{2} \times 1.96\sigma \approx 2.8\, \sigma$$

根据上述计算的 σ 值，<r>= 0.0718 和 r'= 0.249 为草提取物的数值。这些比率在 log RP 中。因此，在换瓶时相对效价的预期平均变化在（$10^{0.0718} - 1$），或18%。同样地，95%的效价变化将小于（$10^{0.249} - 1$），或80%。

对于尘螨，<r>= 0.049 和 r'= 0.171，这意味着相对效价的平均变化为12%，而95%的效价变化将小于48%。

七、当前生物制品评估和研究中心的放行范围

鉴于以前在生物制品评估和研究中心已经拥有的过敏原疫苗含量准确性的真实临床范围的不确定性,利用用于测量相对效价的试验作为疫苗批准的实际范围。因此,放射过敏原吸附试验(RAST)抑制性测试的95%置信区间(CI)为0.46~2.12。这些限制是可以接受的,因为他们等同于红斑诊断的等效数据。竞争性酶联免疫吸附测定则更精确,使用该法测定,生物制品评估和研究中心将三次测定的95%置信区间缩小至0.70~1.43;当进行6次测试,范围进一步缩小至0.78~1.29。目前生物制品评估和研究中心方法的优点就在于它降低了在美国市场上放行相对效价与1.0显著不同的尘螨和草过敏原疫苗的可能性。

八、拓宽放行范围

与95%置信度的参考值相等的内部放行范围将保持不变。我们正在建立提交生物制品评估和研究中心批量放行的标准化尘螨和草过敏原疫苗的相对效价范围为在0.5~2.0。生物制品评估和研究中心将重复进行三次批量放行评估,使用最近由LIB验证的竞争性酶联免疫吸附测定法。生产商将有望维持他们目前的批量放行范围。无论生产商进行三次测定还是六次测定,这些内部放行范围现在都等价于95%置信度的参考(范围)。生物制品评估和研究中心将视范围在0.5~2.0的批次为可接受批次。这表示生物制品评估和研究中心可以接受相对效价范围的扩张。

在开始这一变更时,我们还扩大了产品保质期的相对效价范围,提供了符合内部批量放行规范的初始放行数据。当前的保存期范围是0.568~1.759,如Bonferroni校正(参考原指南第15,16篇文献)。

因此，目前许可的标准化过敏原（在放行范围）扩展到 0.5~2.0 后，允许其保存期有小幅缩减。目前的数据表明，这些甘油疫苗是稳定的；如果进一步的数据证实了这种稳定性超过目前的 3 年保质期，则生产商可接受的内部范围可能会被扩大。

不能通过生物制品评估和研究中心批次的可能性取决于生产商的内部规范（内部重复范围和数量）。产品经生产商进行 6 次重复评估，其结果在 0.776 和 1.288 之间，不会有超过 2.5% 的失败率。另一方面，只有重复 3 次评估的产品则有 9.8% 的失败率（表 1–4）。虽然研究优势表明，从治疗的角度来说，相对效价的 10 倍范围是可以接受的，我们认为，出于安全考虑，4 倍范围是最好的。而且，如果 10 倍范围的效价成为公认的标准，则未来研究比较过敏原疫苗的疗效将难以解释。最后，4 倍范围在过敏原生产商目前的使用技术和标准之内。

表 1–4

相对效价在 0.5~2.0 之间的过敏原疫苗提交给生物制品评估和研究中心被通过或拒绝的可能性。请注意该建议标准将要求生产商继续提供相对效价 = 1 的 95% CI 疫苗，用粗体表示 $N_{manu} = 3$ 或 $N_{manu} = 6$。

N（manu）= 3			
RP	P（fail）low	P（fail）high	P（pass）
0.5	0.500	0.000	0.500
0.6	0.240	0.000	0.760
0.699	0.098	0.000	0.902
0.7	0.097	0.000	0.903
0.8	0.035	0.000	0.965
0.9	0.011	0.001	0.988
1	0.004	0.004	0.993
1.1	0.001	0.010	0.988
1.2	0.000	0.024	0.976

续表

N（manu）=3			
RP	P（fail）low	P（fail）high	P（pass）
1.3	0.000	0.048	0.952
1.4	0.000	0.084	0.916
1.431	0.000	0.098	0.902
1.5	0.000	0.133	0.867
1.6	0.000	0.194	0.806
1.7	0.000	0.265	0.735
1.8	0.000	0.342	0.658
1.9	0.000	0.421	0.579
2	0.000	0.500	0.500

N（manu）=6			
RP	P（fail）low	P（fail）high	P（pass）
0.5	0.500	0.000	0.500
0.6	0.208	0.000	0.792
0.7	0.066	0.000	0.934
0.776	0.025	0.000	0.975
0.8	0.018	0.000	0.982
0.9	0.004	0.000	0.995
1	0.001	0.001	0.998
1.1	0.000	0.004	0.996
1.2	0.000	0.011	0.989
1.288	0.000	0.025	0.975
1.3	0.000	0.027	0.973
1.4	0.000	0.056	0.944
1.5	0.000	0.099	0.901
1.6	0.000	0.159	0.841
1.7	0.000	0.234	0.766
1.8	0.000	0.319	0.681
1.9	0.000	0.409	0.591
2	0.000	0.500	0.500

$$P(pass) = \int_{\log 0.5}^{\log 2.0} f(x)\, dx$$

其中 x 是由生产商（N_{manu} 重复）和生物制品评估和研究中心后续进行 3 次重复计算的相对效价的对数值（log RP）。$f(x)$ 是疫苗相对效价对数值（log RP）的正态分布，

$$S^2 = S^2_{CBER} + S^2_{manu}$$

$$= \frac{(0.1375)^2}{3} + \frac{(0.1375)^2}{N_{manu}}$$

0.1375 是目前生物制品评估和研究中心竞争性酶联免疫吸附法测定中 log RP 的标准偏差。

0.5~2.0 的范围与欧盟（EU）提出的范围相同，因此名义上实现统一。但是，两者之间也有重要的区别。这里规定的程序，包括对生产商更严格的内部限制，并经过生物制品评估和研究中心的确证测试。这大大降低了任何产品的真实相对效价范围落在 0.5~2.0 范围之外的概率，即使它未经生物制品评估和研究中心测试。相比之下，欧盟文件没有规定测试方法和置信参数。因此，根据欧盟标准，在由生产商进行大量测试后，只要再通过适当监管机构的后续测试，0.51 是可以接受的。使用本指南文件中描述的范围属于这种情况。

在为提交生物制品评估和研究中心测试的过敏原疫苗建立更广泛放行范围的过程中，我们认识到提交先前可接受范围或接近先前可接受范围的相对效价产品具有可预测的不确定性。生物制品评估和研究中心新的放行范围为 0.5~2.0，其在统计学意义上等价于先前应用的置信度为 95% 的放行范围（ n = 3 ）。因此，相对效价为 0.699 的过敏原疫苗 95% 置信区间的下限为 $10^{\log 0.699 - 1.96\,\sigma/\sqrt{n}}$，或 0.488。同样地，相对效价范围为 1.431 的过敏原疫苗 95% 置信区间的上限为 $10^{\log 1.431 + 1.96\,\sigma/\sqrt{n}}$，或 2.047。

采用这些扩大放行范围的优点是：

1. 我们建立了一个基于人类对于过敏原疫苗临床反应范围的系统。

2. 我们对基于临床数据和基于用于测量相对效价体外测试准确性的范围进行了区分。在未来几年我们的体外培养方法变得更加准确时，这种区分将会特别重要。

3. 0.5~2.0 的范围是在先前经放射过敏原吸附试验（RAST）抑制测定所确定的可接受范围内。这些更广泛的范围与任何增加的安全问题无关。

4. 生产商进行六次重复评估的批次是极不可能被生物制品评估和研究中心拒绝。

第二节

标准花草粉提取物稳定性方案的测试范围

Testing Limits in Stability Protocols for Standardized Grass Pollen Extracts

一、介绍

根据 21 CFR 680.3（e），610.10 和 600.3（s），标准花草粉提取物必须证明其效价。因此，生产商必须证明他们的花草粉提取物能够维持效价，并在产品有效期之前保持稳定。生物制品评估和研究中心（CBER）正在提出本文件，为标准花草粉提取物稳定性方案提供指导。本文提供了一个与生物制品评估和研究中心批量放行一致的详细稳定性方案，以及所有必要的公式和说明性数值示例。本文件不改变这些产品的批量放行标准。在某种程度上，FDA 先前的指南或可能被解释为不符合本文件的，本文将取代先前的指南。本文件最后确定了题为"标准花草粉提取物稳定性方案的测试范围"的指南草案，并于 1997 年 8 月 25 日在联邦公报上颁布（62 FR 44975）。

致敏物是一个从天然来源中获得的复杂蛋白质混合物。因此，对于标准品相对效价的测量是标准致敏产品批量放行测试中的关键步骤。通过它们的性质，这样的测试相对于简单的有机和无机化合物的化学测试来说，在时间和资源上不太精确且更加昂贵。目前，相对效价主要是由竞争性酶联免疫吸附测定法（ELISA）来确定。如下文所述，在设计批量放行和稳定性方案时时，应特别考虑与该测定相关联的测量效价的固有变异性。

通过大纲和概要，第 2 节回顾了目前生物制品评估和研究中心批放行标准及酶联免疫吸附试验变异性的相关问题。它表明，当仅进行 3 次重复测定（而不是 3 个重复 /2 个重复序列）时，相对效价的统计学等效范围为 0.654~1.530。第 3 节提出了为什么在某些情况下进行多次测试的依据，包括标准致敏物，稳定性研究的范围应该扩大到批量放行。第 4 节基于多次测试的 Bonferroni 调整，来确定稳定性界限。例如，它表明，对于 10 次测试的稳定性研究（两个批次，对每个批次在 6，12，18，24 和 36 个月进行测试；每次测试重复 3 次），批准的相对效价范围为 0.568~1.759。当研究中包含三个批次（共 15 个测试）时，该范围稍微扩大至 0.556~1.798。（假设在所有情况下，初始时间点满足批放行要求。）第 5 节考虑复检和现行良好生产规范禁止的"测试合规"。第 6 节为生产商提供了测试失败时的选择，第 7 节解释如何延长期限。

一般而言，第 2 节开始之前，在本文中讨论生产商的风险统计概念是有意义的。这个术语在质量控制方面有一个非常具体的含义，并且对于非专业的人，比统计假设检验的相关术语更清晰（即 I 型和 II 型误差）。然而，它与许多统计概念一样，在使用不当或断章取义时，可能会引起误导。在本文中，生产商的风险与由于测定变异性而丢失正确配制产品的成本相关。实际上，为保证效价的一致性，生物制品评估和研究中心拒绝了真实相对效价为 1.0 的一部分批次。本文件说明了如何在确定重复次数、批量放行和稳定性方案的范围时考虑这种风险。

二、当前批放行标准

在目前标准致敏花草粉提取物的放行测试中，相对效价（rp）的测定采用两步法，表示为"3 +2"法。首先，相对效价是由 3 次重复测试的平均值来确定。如果此平均值是在 0.699~1.431（用于测定的 95% 置信区间，或 α = 0.05）之间，则样品可以通过。如果超出这个范围，需另外进行两次重复测试。如果 5 次重复（测试）的所有平均值均在 0.758~1.320（ α = 0.05）则样品通过；否则，样本被拒。供以后参考，这些范围可由下式确定

$$\text{limits} = 10^{\pm z \sigma \sqrt{N}} \tag{1-9}$$

其中 N 是重复的次数；σ =0.1375 是测定的标准差；Z 是正态分布 1− α /2 的百分值。

放行标准也对样品相对效价对数值的标准偏差设置上限 s[log（rp）]：

$$s[\log(rp)] < \sigma \sqrt{\frac{x_{.01}^2}{N-1}} \tag{1-10}$$

其中，$X_{.01}^2$ 是自由度为 N–1 的卡方分布为上 1% 上限。（N 通常为 3 或 5）。

"3 + 2"相对效价测定法的接受特征列于表 1–5。由该表可知，相对效价 = 1 的批次的接受概率为 0.980，这表明等效性（参考）在 α = 0.02 或 98 % 的置信下水平被测试（在 α =0.05 时的连续测试结果）。这些结果可以用来确定具有相似特性的替代测试方案。例如，如果只进行 3 次重复测试，则 α =0.02 时的适当区间为

0.654~1.530；此区间用以 z = 2.326 代入式（1–9）获得。本指南的其余部分将使用 3 次重复测定的方法，因为它的统计特性更容易计算。

表 1–5 使用本文所述的生物制品评估和研究中心"3+2"的标准来规定特定相对效价（rp）的批接受概率。这些值是由蒙特卡罗模拟计算得到的。

rp	Pr（接受）	rp	Pr（接受）
0.10	0.00000	1.60	0.28166
0.20	0.00000	1.70	0.17780
0.30	0.00000	1.80	0.10663
0.40	0.00114	1.90	0.06118
0.50	0.03372	2.00	0.03375
0.60	0.20868	2.10	0.01803
0.70	0.53281	2.20	0.00933
0.80	0.81436	2.30	0.00474
0.90	0.94792	2.40	0.00230
1.00	0.97955	2.50	0.00113
1.10	0.95404	2.60	0.00055
1.20	0.87433	2.70	0.00026
1.30	0.74291	2.80	0.00012
1.40	0.58055	2.90	0.00006
1.50	0.41895	3.00	0.00003

目前生物制品评估和研究中心发布的固有测试中，约有 2% 相对效价真实值等于 1.0 的批次（即标准品本身）将会失败。这是在第 1 节中讨论的生产商风险。这些限制确保了 rp>3 或 rp<0.3 的批次可以忽略通过测试的可能性。同样，rp= 2 或 0.5 的批次有约 3% 的机会通过测试（见表 1–5）。

对于等效试验（如酶联免疫吸附试验），通过增加重复次数可以减少生产商的风险。然而对于标准过敏原提取物是不现实的：需要重复增加 10 倍数量，才能获得显著改善，血清库的可用性低，试验成本高。

还应注意，当放行标准的界限与测定无关时，不同的分析是可以的（例如，界限为设定值的 80%~120%，测定精度为 1%）。

三、批放行和稳定性方案

在稳定性方案中上限和下限的明显值是批放行界限的本身。如下所示，由于测定变异性，目前这种方法对于过敏原提取物是可不行的。

引入下列术语进行简述：

10- 试验研究。包括 2 个批次在 5 个时间点的测试方案（例如，6，12，18，24 和 36 个月），假设，一如既往地测试，初始点（0 个月）已经通过了批放行。

15- 试验研究。包括 3 个批次在 5 个时间点组成的测试方案。

理想产品：每批产品都与所有时间点的标准品等效（即它有完全的效价，且不会随着时间的推移而衰减）。

（10- 试验和 15- 试验研究已被批准为标准花草粉提取物稳定性方案）。

现在考虑一个 10- 试验研究，其中失败被指定为样品在生物制品评估和研究中心放行范围之外进行测试的第一个实例。给定每次测试的失败概率为 0.02，一个理想产品达到完全成功的概率则为 $(0.98)^{10}=0.82$。对于相对效价不同于标准品的样品，接受率会更低。例如，假设所研究的两个批次的相对效价为 0.9 和 1.1；这类批次通过生物制品评估和研究中心批放行的概率就是 0.95。即使两者都没有衰减，草提取物将获得完全成功的概率是 $(0.95)^{10}=0.60$。

对过敏原提取物的另一个考虑因素是，最终产品通常是不同草的混合物。由于混合物的保质期受最短寿命成分的限制，例如，具有 36 个月保质期的 7 种理想产品混合物的概率为 $(0.98)^{70}=0.24$。

回到风险术语，前面的例子说明生产商的风险可增加到非常高的水平，并且在确定放行标准时，接受批次的统计变异性可以降低到远低于认为的必要水平。因此，为了稳定性测试的目的，修改酶联免疫吸附试验的测试限值是可以的。

类似的考虑可应用于与批放行标准和测定变异性具可比性的其他产品。

四、改进稳定性方案

应考虑与多次测试相关的不可接受的高拒绝率的统计方法，来扩大初始范围，以保持指定的总体接受概率；这被称为 Bonferroni 程序（许多统计学文献对这种多重比较的其他调整进行了讨论。例如，见生物统计学原理，Pagan 和 Gauvreau，达克斯伯里出版社，1993）。假设 $\alpha=0.02$ 水平被认为是对上述稳定性研究的可接受水平。这意味着 2% 的理想产品将会失败（平均），来满足完整的 36 个月的保质期。Bonferroni 程序将 10 个试验中的每一个水平

调整为 α / 10= 0.002（z=3.0902）；如果有 15 个试验（方案中的 3 个批次），每个测试是在 α /15 =0.00133 水平（z=3.2087）中进行。替代前面的 z 值代入式（1–9），可得接受的区间为 0.568~1.759（2 批）和 0.556~1.798（3 批）。一个批次的一次失败导致之前一个批次测试时间的期限。

表 1–6 列出了在应用于三种不同相对效价时期限范围的表现。结果表明，理想产品将实现完全期限 98% 的时间，无论是方案中的 2 个批次还是 3 个批次。而随着研究批量的增加，生产商的风险降低了。在这两种情况下，相对效价 = 0.5 的批次被拒绝的速度非常快，18 个月后剩余批次少于 3%，36 个月后剩下 0.2%。

表 1–6 在不同时间和批次数目中具有代表性相对效价的测试产品的接受概率，假设每批测定 5 次。

批次的相对效价测试	每个测试的接受值	期限 ≥ 18 个月	36 个月期限
1.00	0.998	0.988	0.980
0.75	0.935	0.818	0.716
0.50	0.241	0.014	0.001
1.00	0.999	0.988	0.980
0.75	0.949	0.855	0.770
0.50	0.280	0.022	0.002

生物制品评估和研究中心可以接受标准花草粉提取物的 10- 试验研究（定义见第 3 节）。由更多测定（例如，在 30 个月的时候）或更少测定（例如，每年仅 1 次）所组成的稳定性方案，将分别具有更宽或更窄的范围。这些都可以通过公式（1–9）和一个标准正态分布表来简单计算。

含有草混合物的制剂应注明其最短寿命成分。因此，使用这种方法是可预期的，例如，（0.98）^{7} 或 87% 有 7 个组分的混合物将获得完整的期限。

生产商可以选择"3 + 2"法（适当缩小区间），但是应在其 PLA 补充中加以说明。

最后，提取日期是从到期日期开始的一个可接受的时间点（即稳定性研究的零时间点）。

五、复验

复验是一个重要的问题，排除其他一小部分可接受的批次是该程序的固有部分。也必须认识到总分析误差的可能性（虽然也被认为是罕见的）。因此，允许进行复验，例如，出现仪器故障或试剂降解时。如果可以证明分析误差，原始测试的结果可以被丢弃（虽然也应该对错误的原因进行调查）。

一般来说，两种情况可以考虑复验：

● 当 3 个原始测试中的一个与其他 2 个相差极大，导致平均值下降。

● 当三次测试的结果都在统计误差范围内，而平均值不在规定范围内。

案例 1 已被排除在本放行方案的标准偏差限制之外（第 2 部分）；

例如，当 N=3，由公式 2 可知，s[log（rp）]<0.2951。因此，重复测试的相对效价 = 0.55，0.85 和 0.20（平均失败率为 0.45）的情况将被排除在外，因为 s[log（rp）]=0.32（注意，平均值已被计算为 log（rp），然后转化为 rp），因此，当分析标准花草粉提取物时，不必进一步考虑案例 1。

案例 2 的分析误差可以证明如下：

● 至少重复 6 次测试的复验结果应在规定范围内。

● 复检的平均值应与原来的结果显著不同，通过使用在 α = 0.05 水平观察到的合并方差的双侧 t– 检验来证明。

根据目前良好生产规范的概念，原始结果和复验结果的平均值是不允许的。这种限制消除了有关"测试符合"的异议：如果原始测试结果是无效的，则不应被使用；如果它们是有效的，则会导致批次失败，这与方案一致。

这里没有指定复检中重复次数的上限，但应纳入测试的标准操作规程。重复 3 次（测试）是不被接受的，因为没有有力的科学依据来说明应选择三次测试中的哪一次。此外，鉴于测试的差异，很难用足够的统计信度和少量的重复将两种方法区分开来。例如，假设原始 rp = 0.55，0.85 和 0.35（平均为 0.547，从 log（rp）计算）的重复测试失败，且复测后（重复 3 次测试）的 rp= 0.9，1.0 和 1.3（平均为 1.054）。直观看来，1.054 和 0.547 之间的差异巨大，以致于应拒绝原始测试。其实并非如此。T 检验结果的 P 值 = 0.11，说明差异并不显著。因此，原始结果不应被拒绝，且批次失败。作为第二个例子，初始 rp = 0.4 和

s[log（rp）] = 0.2 的测定（3 次重复），如果 6 次重复测定的结果是 rp > 1.026 和 s[log（rp）]=0.1375（P<0.05），则可以被拒绝。这里的 6 次重复是复测成本与鉴别能力的一个折中。

复测的范围取决于重复次数，并且可以根据总测试次数对 Bonferroni 进行调整。对于一个由 6 个重复组成的单一测试（例如，批放行），允许的 rp 范围为 0.740~1.351（等式 1，α =0.02；N=6）且 s[log（rp）] < 0.2389（等式 2）。在 10– 试验稳定性研究（ α = 0.002；N = 6）中，的复测点的 rp 范围为 0.671~1.491；15– 试验（ α = 0.00133；N = 6）中，范围则为 0.661~1.514。

六、失败测试的处理

与复测有关的问题是，如果某个测试批次在特定时间失败，产品是否能获得完整的。在下列情况下，生物制品评估和研究中心允许这种可能性：

● 提供了一个完整时间期限的数据。

● 统计置信度在 α =0.02 的水平。

这可以通过增加额外的研究批次以及进行适当的统计分析来完成。生物制品评估和研究中心还将考虑时间大于 3 年的失败批次的数据。例如，如果有两个被测批次，且其中一个在 36 个月时的 rp= 0.560，产品达到 24 个月的期限（假设复测结果不能被拒绝）。如果研究延长至 5 年，并在 42，48，54 和 60 个月时进行测定，Bonferroni 调整限度可以根据 18 项测试来计算。这使得区间为

0.551~1.815。如果新样品在此范围内,36 个月时的样品(rp=0.560)
将不再导致失败。事实上，该产品的保质期可以定为 5 年。

七、期限延长

如果一个产品获得满 3 年的期限，生产商可以选择继续监测稳定
性，以期要求延长期限时间。在这种情况下，可以使用 Bonferroni
调整值对实际测试总数进行新数据分析。例如，如果两个批次的
数据是在时间点为 42，48，54 和 60 个月内提供以支持 5 年期限，
可以使用 18 项测试的调整值（即在第 6 节提出的相同范围）。

FDA

第二章
血液制品指南
（Blood Guidances）

■ 第一节　电脑系统和用于血液制品生产商的软件应用的 2000 年日期变更

■ 第二节　罕见药品法规下单克隆抗体产品一致性的解读

■ 第三节　收集、处理血液及血液成分的空容器的上市前声明的递交

■ 第四节　传送装置上市前通知的递交（不包括无菌连接设备）

■ 第五节　血液和血浆加热器售前通知的递交

第一节 | 电脑系统和用于血液制品生产商的软件应用的2000年日期变更

Year 2000 Date Change for Computer Systems and Software Applications Used in the Manufacture of Blood Products

一、介绍

从 2000 年 1 月 1 日开始由于用两位数字段表示日期，目前用于血液制品生产的电脑系统和软件应用可能存在一些问题，该指导性文件是为了提高人们在这方面的注意。

二、背景

在 1997 年 6 月，FDA 给医疗设备生产商发出了一封公开信，信上指出从 2000 年 1 月 1 日开始由于用两位数字段表示日期，目前医疗设备使用的计算机系统和软件应用方面可能遇到一些问题。除了对某些设备的功能产生不利影响外，两位数的日期格式也可能影响计算机控制设计、生产或者质量控制过程。

为了保障这些设备的持续安全和有效，FDA 修改了法案的部分条例。

在未来于医疗设备上市前提交的材料中，制造商应该确保产品可以运行数据记录和计算，并且不会受到 2000 年的日期变更的影响。对于目前制造的医疗设备，制造商应该进行危害和安全分析，对设备运行是否会受到 2000 年日期变更的影响做出评估。如果分析显示该设备的安全性和有效性会受到影响，则应采取适当的措施纠正生产，并且协助已购买该设备的消费者进行修正。

从 2000 年 1 月 1 开始，对于计算机控制设计、生产和质量控制过程，制造商应确保两位数的日期格式和计算不会引起问题。

根据 21 CFR 820，"质量体系规定"从 1997 年 6 月 1 号开始生效，制造商必须对那些对公共健康存在重大风险的医疗设备进行调查和问题纠正，这包括由于使用不正确的日期记录和（或）计算而导致设备不能按照说明书运行。食品、药品和化妆品法案的第 518 条要求当设备会对公共健康有实质性损害的不合理风险时，制造商应通知使用者或是购买者。

三、具体修改措施

（一）建立血液计算机系统和软件应用的用户

建立血液计算机系统和软件应用的用户应该联系这些系统的制造商，来判断 2000 年的日期显示是否会对用于血液制品生产的系统应用软件、数据库、记录、计算等产生影响。

制造商应该列出清单，由于纠正 2000 年日期显示这一设计改变而影响的设备功能。

所有由于纠正 2000 年的日期显示这一设计改变而受到影响的功

能都应该经过验证。

（二）建立血液计算机系统和软件应用的制造商

制造商应该调查 2000 年的日期显示对建立的血液计算机软件造成的影响，并根据 FDA 在 1997 年 6 月对医疗设备制造商发出的公开信来纠正设备的所有设计问题。

制造商应该进行危害和安全分析来判断设备运行是否会受到 2000 年日期变更的影响。制造商应该为用户提供一份清单，即由于纠正 2000 年的日期显示这一设计改变而受影响的设备功能。

第二节 | 罕见药品法规下单克隆抗体产品一致性的解读

Interpreting Sameness of Monoclonal
Antibody Products Under the Orphan
Drug Regulations

一、介绍

本指南的目的是描述美国食品药品管理局对于有关标准的当前想法，即根据罕见药法案及其实施条例，认为两个单克隆抗体产品是相同的。

二、背景

实施罕见药法案的规定编入在 21 CFR 316 部分。美国食品药品管理局于 1991 年 1 月 29 日公布了这些规定的提议规则，并于 1992 年 12 月 29 日公布了最终裁决规则。最近，美国食品药品管理局敲定了 316 部分的修正案，以明确监管规定，并做出轻微的改善，以解决自 1992 年版本以来出现的问题。

罕见药发展的诱因之一是独家批准的产品 7 年期。在这 7 年期间，后续申办方的相同指示相同药物的上市申请不会被批准，除非申办方表明后续产品的临床优越性，因此不包含相同的药物。

在罕见病药物法规下，确定两种药物是否相同会被慎重考虑，我们认识到，不同的标准对大分子与小分子来说是必要的。大分子包括多种分子，如蛋白质、核酸、碳水化合物，以及与其密切相关的，复杂的，部分可定义的药物如活病毒疫苗。

一个药物包含的大分子与另一个药物相同，即先前批准药物如果"包含相同的主要分子结构特征（但不一定所有结构特征店铺相同），且用于先前批准的药物相同的用途……"两种蛋白质药物会被认为是相同的，"如果只有他们结构上的唯一差异是由于翻译后过程或转录失真或翻译的氨基酸序列只有细微的差异……"对单克隆抗体药物来说，这些定义为一致性的确定奠定了基础，但是，由于抗体分子使用独特的考虑，在孤儿药物法规中，关于两种单克隆抗体药物如何被认为是相同药物的附加指南是必要的。

一个抗体分子由四个多肽链组成：两个相同的重（H）链和两个相同的轻（L）链。重链和轻链都可被分成可变（V）和恒定（C）区。V_H–V_L 对赋予抗原的特异性，而重链的恒定区负责效应功能如补体结合和抗体依赖性细胞毒性。可变区和恒定区被如此命名是因为氨基酸序列数据表明，来自不同抗体的重和轻链的氨基末端区域具有不同的序列（可变区），而羧基末端区的氨基酸序列在给定的类型（类或亚类）下是相同的（恒定区）。可变区氨基酸序列的后续分析定义了在 V_H 和 V_L 区的三种变异度高的区域（也称为互补决定区（CDR）），即形成分子的抗原结合位点。

抗体的多样性是通过使用多个种系基因编码可变区和多种体细胞过程实现的。体细胞过程包括可变基因片段、多样性基因片段（D）和连接（J）基因片段的重组，组成一个完整的 V_H 区，以及可变基因片段和连接基因片段的重组，组成一个完整的 V^L 区。重组过程本身是不精确的，导致在 V(D)J 结合的氨基酸的减少或增加。这些多样性的机制发生在发育中的 B 细胞抗原暴露之前。抗原刺激后，B 细胞中表达的抗体基因经历体细胞突变。根据估计的种系基因片段数，随机重组这些片段和 V_H-V_L 随机配对，可生产高达 1.6×10^7 个不同的抗体。当有助于抗体多样性（例如体细胞突变）的其他进程都考虑在内时，可产生超过 1×10^{10} 种不同抗体。因为涉及产生抗体多样性的许多过程，具有相同抗原特异性的独立单克隆抗体有相同的氨基酸序列是不可能的。

三、范围

本指南的目的，即一种单克隆抗体是这样定义的一种克隆产品，即任意完整的抗体、抗体片段、共轭、融合蛋白、双特异性，或包含 V_H-V_L 配对，单 V 域，或组合的单 V 域（CDRs 形成抗原结合位点的区域）的多专一性抗体。只含有恒定区域的抗体片段或融合蛋白不属于本指南的范围内。

产生抗体多样性的机制对所有抗体来说是相同的，无论它们是永生化单克隆抗体还是从血清中纯化为多克隆抗体。然而，本指南中描述的建议只适用于单克隆抗体产品。

T 细胞受体的多样性也是由多个 T 细胞受体的特异性种系基因和那些为抗体描述的相似体细胞过程生成的。T 细胞受体是以其固有功能形式结合的膜。我们预计可溶性 T 细胞受体产品的发展——治疗用途。基于本指南中有关单克隆抗体产品一致性的说明，这些考虑应该适用于可溶性 T 细胞受体的产品。

2009 年的生物制品价格竞争和创新法案（BPCI 法案）修订了公

共卫生服务（PHS）法案和其他法规，以便为生物制品在 PHS 法案 351（k）部分创建一个简明许可证的途径，表明生物产品是生物仿制的，或是可以与 FDA 许可的生物参照品互换的。本指南中的单克隆抗体产品一致性的解释是专用于为罕见药法案确定一致性的，美国食品药品管理局并不打算根据 BPCI 法案将本指南中描述的考虑变为决定。

四、单克隆抗体产品一致性的解释

（一）抗体的结构特征

在第二部分所述的抗体有两个功能区：可变区，即负责抗原特异性结合；恒定区，进行效应功能。可变区分为互补性决定区（CDR1，CDR2 和 CDR3）和构架区（FR1，FR2，FR3，和 FR4）。使用 Kabat 系统，CDRs1，2 和 3 是由氨基酸位置 31–35，50–65，和 95–102 划定的，分别表示重链，以及氨基酸位置 24–34，50–56，和 89–97，分别表示轻链。另外，国际免疫遗传学（IMGT）信息系统定义的重链和轻链的位置为 CDRs 1、2 和 3，定义氨基酸位置分别为 27–38，56–65，和 105‐117。虽然这些氨基酸位置定义每个 CDR 的边界，但 CDR 的长度可以不同。CDRs 创建了抗原结合的分子囊，即通过重链、轻链可变区之间的相互作用形成的，而框架区提供了抗原结合位点的支架。恒定区负责抗体的效应功能，但对抗体的特异性或亲和力影响不大。

（二）未修改的单克隆抗体产品的一致性

罕见药法案及其实施条例的目的是大分子的一致性是基于其主要的分子结构。根据罕见药法案及其实施条例确定未修改的单克隆抗体的一致性时，食药监局将考虑重链和轻链可变区的 CDRs 是一种单克隆抗体产品的主要分子结构特征。组成 CDR 的残余物将是由 Kabat 或 IMGT 系统定义为上述部分五（一）中提到的。

FDA 打算拟定适用的管理规定，如，如果 CDR 的氨基酸序列相同或者它们的氨基酸差异很小，则认为这两种单克隆抗体药物是相同的药物。在 CDRs 之外的其他潜在的重要氨基酸差异，或由于糖基化模式或翻译后修饰引起的差异，不一定会认为产品是不同的。

FDA 拟以逐案为基础对这一性质作出判定。这种类型的信息将会用于做这样的判定，包括产品的重链和轻链可变区的序列，在抗体序列中的任何修改，以及是否确定对抗原结合来说很重要的特定残基。

（三）抗体偶联物，融合蛋白，以及双特异性和多特异性
抗体的一致性
单克隆抗体产品可以通过化学方法与放射性核素，药物，大分子或其他试剂结合，也可以制成融合蛋白。一个单克隆抗体融合蛋白包含一个 V_H-V_L 对，其中一个链（通常 V_H 或 C_H）和另一种蛋白质合成为一个单一的氨基酸链。这些产品的类型不同于未修饰的单克隆抗体，他们通常有一个重要的附加功能元素：小分子的活性部分，或者是共轭或稠合的大分子的主要分子结构特征。

FDA 拟解释适用的监管规定，如这样的单克隆抗体一致性的判定将基于单克隆抗体元素一致性和共轭分子功能元素一致性的判定。在这些元素中的任何一个的差异可能会导致分子的判定不同。相反，如果抗体的 CDR 序列和共轭分子的功能元素是相同的，则判定两种单克隆抗体结合物或融合蛋白是相同的药物。

许多不同平台产生双特异性抗体。总的来说，双特异性抗体是由一条特异性单克隆抗体的重 – 轻链，和另一条不同的特异性单克隆抗体的重 – 轻链结合而成的，因此有两套不同的 CDRs。在某些情况下，双特异性抗体可以由具有不同特异性的两个单 V 域的抗体组成。多特异性抗体通常包含多个单 V 域抗体或 V_H–V_L 对，各有独特之处。如果所有的 CDRs 是相同的或两者的氨基酸差异很小，则认为双特异性或多特异性抗体是相同的药物。

五、抗体结构的变化不一定构成具有相同互补决定区的两个单克隆抗体产品之间的差异

下面列出了申办方的单克隆抗体产品中在 CDRs 以外区域可能做出某些潜在变化。根据罕见药法案及其实施条例中对于单克隆抗体的一致性的判定，FDA 认为具有相同 CDRs 的两种单克隆抗体产品不一定成为不同种的药物。

（一）框架区
框架区的改变包括，人源化非人类来源的单克隆抗体，或对抗原接触来说重要的操纵特定框架残基，或稳定的结合位点。

（二）恒定区
恒定区域差异包括改变恒定区域的类或子类，改变特定的氨基酸残基，这些氨基酸残基可能会改变效应功能，如 Fc 受体结合，或者改变来自该恒定区的种类。

（三）抗体片段
完整的单克隆抗体，和具有相同 CDR 序列的抗体片段，或氨基酸序列差异小的抗体片断，将不会被认为是不同的药物。这是与

美国食品药品管理局有关肽和全蛋白的政策相一致的，正如罕见
药物法规最终规定解释的，其中规定："……认为与蛋白质产物
的部分类似的肽是不同的药物，FDA 将要求作出明确的声明，肽
在临床上优于整个蛋白质。"

第三节 | 收集、处理血液及血液成分的空容器的上市前声明的递交

Premarket Notification Submissions for Empty Containers for the Collection and Processing of Blood and Blood Components

一、介绍

本指南介绍了，FDA 评审员所期待的设备上市前声明递交应包含的信息类型的概观，以及在审评血液机构用于收集、处理血液及血液成分的空容器的上市前声明递交时，FDA 审评员通常采取的方法。也可在 21 CFR 807 部分查询上市前声明的具体要求。

本文档的发展是基于目前被公认为对设备全面而充分的审查重要的信息，是由血液研究和审查处（OBRR）的监管项目管理处（RPMB）得出的。本文件用于收集和处理血液及血液成分的空容器的 510（k）的制备，是非强制性的，并且本文档的使用并不能确保获得 FDA 的设备放行证。但是，使用本文件将有助于确保基本因素都具备，能够进行设备的实质等价性的评估。本文档没有描述某些 510（k）的递交可能需要的额外信息。本指南将根据新的技术信息和法规要求进行修订。

总说明

510（k）的总结或声明。按照 1997 年的美国食品药品管理局现代化法案（FDAMA）和 21 CFR 807.87（h）部分对 1990 年安全医疗器械法案的修订，申请人必须提交其中之一：①在基于判定等效性的上市前声明递交中，可以以安全性和有效性信息的总结为依据（即"510（k）总结"）；或②安全性和有效性信息的声明，可根据要求提供给有兴趣的人（即"510（k）声明"）。总结或声明应明确标识为"510（k）总结"或"510（k）声明"。

真实准确的声明。如 21 CFR 807.87（k）所要求的，制造商或申请人还必须提供一份声明，即上市前声明中递交的所有数据和信息必须是真实、准确的，没有遗漏任何重要事实。

表格使用说明。1996 年 1 月 1 日，FDA 在上市前声明（510（k））中实施的改变将被着手处理。FDA 在 1996 年 2 月 6 日发表了一封信，涉及这一变化，对所有 510（k）的提交者，要求他们明确"使用说明"，其实质上相当于确定使用清楚地标为"使用说明"的独立页。此单独的表应包括设备的商品名和设备的建议用途。

新的 510（k）范例。在 1998 年 3 月 20 日，510（k）的递交新指南生效。该指南的标题是"新的 510（k）范例"。新 510（k）范例的更多信息请访问 http：//www.fda.gov/cdrh/modact/modern.html。

在 510（K）的制备中可能有用的其他文件和指南可以访问 CDRH 主页 http：//www.fda.gov/cdrh 或打电话 [CDRH 传真需求 800-899-0381] 获得。

二、设备定义

用于收集和处理血液及血液成分的空容器，是用于医疗用途的一种设备，即用于收集，存储或转移血液及血液成分进行进一步加工的空塑料袋或者是塑料或玻璃瓶（21 CFR 864.9100）。

标准

这些设备的标准是由美国食药监局认定的：

ANSI/AAMI/ISO 10993-1：1997 医疗器械生物学评价 -1 部分：评估与测验。

三、产品说明

下列信息应包含在 510（k）递交内：

● 用于收集和处理血液及血液成分的空容器归类在 21 CFR 864.9100（a）；产品代码是 81 KSR。依照 21 CFR 807.87（a）的要求设备的商品名必须明确地确定。

● 产品的详细说明，其预定用途和适应证。

● 合法销售的设备的鉴定，就是声明其实质等同性，并提供设备和合法销售设备在预期用途，使说明示，设计特点，技术和机械性能，功能规格和操作参数方面的相似性和差异性的比较分析（描述性的或表格式的）。

四、设计和性能特点

用于收集和处理血液及血液成分的空容器，其设计和性能特征为了解设备的预期用途和功能提供了依据。设计特征表明设备的预期用途满足了用户和患者的需要，而性能特征确保了设备按照说明使用时是安全有效的。在本节中列出的特点，即在判定 510（k）递交中所描述的，用于收集和处理血液及血液成分的空容器是否与合法销售设备实质等同时是很重要的。许多功能的论述可以在该指导性文件第二部分中确定的标准文件中找到。

构造材料
◇ U.S.P. 批准

工程图

功能
◇物理耐用性和坚固性
◇温度范围

性能
◇产品制备的质量

安全特性
◇可浸出性

五、安全性和有效性测试

（一）材料的生物相容性

除了以下所指出的，生物相容性测试可表示为设备与患者直接或间接接触的所有部分，并判定由病人身体接触设备的组成材料而引起的潜在毒性。建造设备使用的材料都不应该直接或间接地通过释放材料成分，①产生局部或全身不良影响的不合理风险；②致癌；③造成生殖和发育的不良影响。用于人类的任何新设备的评估需要系统测试的数据，以确保最终产品所提供的好处将超过设备材料所产生的任何潜在风险。

生物相容性测试表明，当一个"新的"或非传统材料或化学成分被融入一个设备，并没有已知适当的判定使用，或所产生的配方的安全性或有效性存在问题。这些材料或化学成分包括塑料、金属、着色剂、增塑剂、杀菌剂、化学制品或其他设备或设备部件的处理。

生物相容性测试应提交的是成品的生物相容性测试，使用测试尽可能真实地模拟病人的使用情况。生物相容性测试并不能表明材料和化学成分已经具备与合法销售的设备相似的使用条件，或具备安全性与有效性的声明历史；但是，这些材料和化学成分的生物相容性应被充分讨论，以支持测试的缺失。

参考 ISO-10993-1（1997 第 I 部分"医疗器械的生物学评价，评估和测试"）和 FDA 修正的模型，以确定在评估医疗设备和材料的安全使用时，应考虑的生物相容性测试的类型。ISO 标准，第1 部分，使用一种方法来测试与三方生物相容性指导非常相似的选择。它还使用一个表格格式（矩阵），根据上面讨论的各种因素来制定测试要求。该矩阵由两个表组成，即"初始评估试验考虑"和"补充评估试验考虑"。为了使生物反应试验与其他国家的要求相协调，美国食品药品管理局将应用 ISO 标准，第 1 部分，在审查过程中代替三方生物相容性指导。

在 OBRR 的审评者应该根据 IOS-10993-1：1997 年，第 1 部分的发展来接受数据，修正的模型在蓝皮书备忘录 # G95-1 中，题为"使用国际标准 IOS-10993，医疗器械生物学评价第 1 部分：评估和测试"。制造商或申请人也有权提供按照标准进行的具体测试的总结。

所有进行的测试都应该符合推荐的标准文件，或是附有关于测试或方法如何是可以接受的替代标准的解释。FDA 审查员应告知制造商或申请者在与 RPMB 发起讨论之前，要对所有新设备材料进行昂贵的、长期测试，以确保进行适当的测试，而不进行不必要的测试。我们还认识到，ISO 标准是一个经过定期审查，并进行修订的文档。

（二）设备性能

提交通常包含数据用以支持该设备按照用法说明使用时能安全有效运行。然而，制造商或申请人现在有提供符合标准声明的选择。符合标准的声明避免了该标准要求的提交方案和原始数据的需要。如果提交不包括符合标准的声明，则提交应包括实验测试的性能数据。附加数据可能包括在实际条件下，或在预计使用的设备的模拟环境下的测试结果。和生物相容性测试一样，功能测试应按照推荐的标准进行，或附有测试或方法是可接受替代特定标准的理由。

FDA 审评员应告知制造商在与 RPMB 发起讨论前，进行广泛的性能测试，以保证实施正确的测试。由于标准是进行定期审查与修订的文件，FDA 审评员还应该通知制造商或申请者，任何性能标准未来的任何修订都参照这里。

六、标志

对用户来说，空容器的标志很重要，空容器的标志需有使用的清晰，准确，完整的信息，以及使用中任何相关的使用，条件，使用限制，危害，禁忌证，预防措施的说明。

510（k）应确定并讨论在设备正确使用时，可能导致设备故障或危害使用者或患者的所有已知情况和事件。标志应在适当的预防措施、警告或咨询声明中讨论这些情况和危害。

用于收集和处理血液及血液成分的空容器的 510（k）申请，应包括推荐的包装标签和标志。标志指的是包装标签加上其他书写，印刷，或附在设备上，或放置在设备或者其任何包装材料或容器上的图形材料。广告可以被认为是标志，尤其是它附在设备上时。标志必须有足够的用法说明和所需要的警告，以确保设备的安全使用。见联邦食品，药品和化妆品法案的 201（k）部分和 502（f）（1）和（2）。

第四节 | 传送装置上市前通知的递交（不包括无菌连接设备）

Premarket Notification Submissions for Transfer Sets（Excluding Sterile Connecting Devices）

一、介绍

本指南表明了 FDA 审查员希望所提交的设备上市前通知中应包括的信息类型，以及他们在审查血液机构中传送装置（不包括无菌连接设备）的上市前提交物时所采用的方法。在 21CFR 807 部分中也应当可以查询到上市前通知的具体要求。

血液研究和审查处（OBRR）的监管项目管理处（RPMB）对这些设备完整和充分的审查，是本文件的信息基础。传送装置的 510（k）准备中并非强制性地要求使用本文件，它的使用也不能确保某个设备获得美国食品药品管理局的批准。然而，使用本文件将有助于确保指导对设备的实质性等价评估中出现的基本因素。部分 510（k）的文件中可能需要本文件中未介绍的信息。本指南将根据新的技术信息和法规要求进行修订。

大致信息

510（k）的摘要或声明。根据 1997 年的食品药品监督管理局现代化法案（FDAMA）和 21 CFR 807.87（h）部分对 1990 年安全医疗器械法案的修订，申请人必须提交以下至少一份文件：①上市前通知中应包含基于等同性的安全性和有效性信息总结（即"510（k）总结"）；或②安全性和有效性信息的说明将会提供给通过申请的感兴趣的人（即"510（k）说明"）。摘要或声明应明确标识为"510（k）摘要"或"510（k）声明"。

真实准确的声明。如 21 CFR 807.87（k）所要求的，制造商或申请人还必须提供一份声明，上市前通知中递交的所有数据和信息必须是真实、准确的，没有省略任何重要事实。

使用指示表。1996 年 1 月 1 日，FDA 改变了上市前通知（510（k）s）的处理方式。FDA 在 1996 年 2 月 6 日发布了一个关于所有 510（k）提交者的变化的函，要求他们使用单独一页来清楚地标示"使用说明"。这个单独的表应包含设备的商品名和预期用途。

新的 510（k）范例。1998 年 3 月 20 日，510（k）递交的新指南生效。本指南的标题是"新的 510（k）范例"。新 510（k）范例的更多信息请访问 http：//www.fda.gov/cdrh/modact/modern.html。

在 CDRH 主页 http：//www.fda.gov/cdrh 或通过电话 [CDRH 传真 800–899–0381] 可以找到有助于 510（k）准备的其他文件和指南。

二、设备定义

传送装置是带医用目的的一种设备，由一块合适的适配器组成，用于将血液或血浆从一个容器转移到另一个容器（21 CFR

864.9875）。

标准

这些设备的标准是由美国食品药管理局认定的：

ANSI/AAMI/ISO 10993–1：1997 医疗器械生物学评价 –1 部分：评估与检测。

三、产品描述

下列信息应包含在递交的 510（k）文件内：

●传送装置归类在 21 CFR 864.9875（a）；产品代码是 81 KSB。设备的商品名必须按照 21 CFR807.87（a）中的要求来确定。

●产品的详细描述，其预期用途和使用说明。

●一个合法上市设备的鉴定，需要有实质等价性，并提供其在预期用途，使用说明，设计特点，技术和机械性能，功能规格和操作参数方面相似性和差异的比较分析（文字描述或表格）。

四、设计和性能特点

传送装置的设计和性能特征为了解设备的预期用途和性能提供了基础。设计特征介绍了设备的预期用途，满足了用户和患者的需要，而性能特征确保了根据指示使用时，该设备是安全有效的。本节中列出的特点在确定 510（k）中描述的传送装置是否实质上等同于合法的上市设备时是很重要的。该指导文件第二部分确定的标准文件中可以找到许多关于这些特征的描述。

构造材料
◇ U.S.P. 批准

工程图

功能
◇物理耐用性和坚固性
◇温度范围

性能
◇产品制备的质量

安全特性
◇可滤

五、安全和有效性测试

（一）材料的生物相容性

除了以下指出的内容，生物相容性测试可以表明与患者直接或间接接触设备的所有部分，并可以确定与患者身体接触的设备的材料成分所引起的潜在毒性。设备结构中使用的材料不应是直接或间接通过材料成分释放的，①产生局部或全身不良反应的不合理风险；②有致癌作用；③对生殖和发育有不良影响。供人类使用的任何新设备的评估需要系统的测试数据，以确保由最终产品的效益将超过由设备材料所产生的任何潜在风险。

生物相容性测试指的是，设备中有一个"新的"或非传统材料或化学成分，它没有已知并合适的预期用途，其结果的安全性或有效性存在疑问的一种测试。这些材料或化学成分包括塑料、金属、着色剂、增塑剂、杀菌剂、设备或设备部件的化学或其他成分。

成品中应提交生物相容性测试，尽可能地模拟实际患者使用的检测条件。生物相容性测试没有指出那些已经具有相似使用条件，或有安全性与有效性说明的合法上市设备的材料和化学成分；然而，这些材料和化学成分的生物相容性应充分被讨论，以弥补测试的缺失。

参考 ISO-10993-1：1997 第 I 部分"医疗器械生物学评价"，和FDA 更改的模型，以确定在评估医疗设备和材料安全使用中应当考虑生物相容性测试的类型。ISO 标准的第 1 部分使用了一种与第三方生物相容性指南中非常相似的方法来检测选择性。它还使用了一种表格格式（矩阵），根据上面讨论的各种因素来制定测试要求。该矩阵包括两个表，"初始评估检测"和"补充评估检测"，为了与其他国家要求的生物反应试验达成一致，FDA 将应用国际标准化组织标准的第 1 部分，在审查过程中代替第三方生物相容性指南。

OBRR 的审查人员应该接受根据 1997 年 IOS-10993-1 的第 1 部分而发展的数据，并根据蓝皮书备忘录 # G95-1 题为"使用国际标准 IOS-10993，医疗器械生物学评价第 1 部分：评估和测试"的文件来修改和提出矩阵。制造商或申请人也可以选择依据标准的指导来提供一个具体测试的总结。

所有已完成的测试都应该符合推荐的标准文件，或检测结果能够解释测试或方法如何替代该标准。FDA 审查人员应建议厂家或申请者在开始任何新设备材料昂贵、长期的检测之前，与 RPMB 进行讨论，以保证进行正确的检测，避免不必要的检测。我们也认识到 ISO 标准是一个经过定期审查并进行修订的文件。

（二）设备性能

提交的文件中通常包含支持按使用说明来使用设备的安全有效操作的数据。但现在制造商或申请人可以选择提供一份符合标准的声明。该声明不需要提交标准所要求的方案和原始数据。如果提交的文件中不包括符合标准的声明，则应包含台架测试的性能数据。其他数据还可能来源于设备在实际条件或类似环境中使用的数据。就生物相容性测试而言，性能测试应按照所推荐的标准来执行，或能证明监测或方法可以作为该标准的替代。

FDA 审查员应告知厂家或申请者在开始广泛的性能测试之前，与 RPMB 进行讨论，以保证完成正确的检测。由于标准是一种进行定期审查与修订的文件，FDA 审查人员还应该告知生产商或申请者，这里所引用的所有性能标准的未来修订版本。

六、标签

对于使用者来说重要的是，传送装置的标签需要清晰，准确，有相关使用说明，使用条件和限制，危险性，禁忌证，及预防的完整信息。

510（k）应确定并讨论所有已知的情况和事件，即设备故障或在使用者和患者正确使用设备时对其造成的危害。应适当在标签的预防措施、警告或咨询声明中描述这些情况和危害。

传送装置的 510（k）文件应包括所推荐的包装标签和标记。标记
指的是包装标签加上其他手写，印刷，或设备上的图形材料，又
或者是设备或其包装和容器上的图形材料。广告可能被认为是标
记，尤其是设备上的广告。标签必须有充分的使用说明和警告，
以确保设备的安全使用。参照联邦食品，药品和化妆品法案的
201（k）、502（f）（1）和（2）部分。

第五节 | 血液和血浆加热器售前通知的递交

Premarket Notification Submissions for Blood and Plasma Warmers

一、介绍

本指南介绍了 FDA 审查人员希望在递交设备售前通知内包含的信息类型概述，以及在审查血液机构使用的血液和血浆回温器的售前通知时通常使用的方法。在 21 CFR 807 中也可以查询到售前通知的具体要求。

本文件发展的依据，是当前被血液研究和审查处（OBRR）的监管项目管理处（RPMB）视为完整和充分的设备审查数据。本文件并非强制性用于准备血液和血浆回温器的 510（k）文件，并且它的使用并不能确保一个设备获得 FDA 的批准。然而，使用本文件将有助于确保指导对设备的实质性等价评估中出现的基本因素。部分 510（k）的文件中可能需要本文件中未介绍的信息。本指南将根据新的技术信息和法规要求进行修订。

一般信息

510（k）的总结或说明。按照1997年的美国食品药品管理局现代化法案（FDAMA）和21 CFR 807.87（h）部分对1990年安全医疗器械法案的修订，申请人必须提交以下至少一份文件：①在基于等价性的售前通知提交的安全性和有效性信息总结（即"510（k）总结"）；或②安全性和有效性信息的说明将会提供给通过申请的感兴趣的人（即"510（k）说明"）。总结或说明应明确标识为"510（k）总结"或"510（k）说明"。

真实准确的声明。如21 CFR 807.87（k）所要求的，制造商或申请人还必须提供一份声明，即售前通知中递交的所有数据和信息必须是真实、准确的，没有重要的事实被省略。

使用规则说明。1996年1月1日，FDA改变了处理售前通知的方法。FDA在1996年2月6日发布了一个关于所有510（k）提交者的变化的函，要求他们使用单独一页来清楚地标示"使用说明"。这个单独的表应包含设备的商品名和预期用途。

新的510（k）范例。1998年3月20日,510（k）递交的新指南生效。本指南的标题是"新的510（k）范例"。新510（k）范例的更多信息请访问 http : //www.fda.gov/cdrh/modact/modern.html。

在CDRH主页 http : //www.fda.gov/cdrh 或通过电话 [CDRH传真 800-899-0381] 可以找到有助于510（k）准备的其他文件和指南。

二、设备定义

血液或血浆加热器是在给药前加热血液或血浆的设备（21 CFR 864.9205）。

标准

这些设备的标准是由美国食药监局认可的：

ANSI/AAMI/ISO 10993–1：1997 医疗器械生物学评价 –1 部分：评估与测验。

美国血库技术指南协会。

三、产品描述

下列信息应包含在 510（k）递交内：

●血液和血浆加热器归类在 21 CFR 864.9205（a）；产品代码是 81 KZL。该设备的商品名必须按照 21 CFR 807.87（a）被明确。

●产品的详细描述，其预期用途和使用说明。

●一个合法上市设备的鉴定，需要有实质等价性，并提供其在预期用途，使用说明，设计特点，技术和机械性能，功能规格和操作参数方面相似性和差异的比较分析（文字描述或表格）。

●加热器是否用于注射用血液或血浆的说明。

四、设计和性能特点

血液和血浆加热器的设计和性能特征为了解设备的预期用途和性能提供了依据。设计特征介绍了设备的预期用途，满足了用户和患者的需要，而性能特征确保了根据指示使用时，该设备是安全有效的。本节中列出的特点在确定 510（k）中描述的血液和血浆加热器是否实质上等同于合法的上市设备时是很重要的。该指导文件第二部分确定的标准文件中可以找到许多关于这些特征的描述。

结构材料

工程图

操作模式
◇能量源
◇加热和冷却机制

功能
◇物理耐用性和坚固性
◇正确操作的环境条件

性能
◇温度控制及监测
◇准确性
◇上升时间
◇变化性
◇流量

安全特性
◇用电

警报
◇传感器

五、安全和有效性测试

（一）材料的生物相容性

除了以下指出的内容，生物相容性测试可以表明与患者直接或间接接触设备的所有部分，并可以确定与患者身体接触的设备的材料成分所引起的潜在毒性。设备结构中使用的材料不应是直接或间接通过材料成分释放的，①产生局部或全身不良反应的不合理风险；②有致癌作用；③对生殖和发育有不良影响。供人类使用的任何新设备的评估需要系统的测试数据，以确保由最终产品的效益将超过由设备材料所产生的任何潜在风险。

生物相容性测试指的是，设备中有一个"新的"或非传统材料或化学成分，它没有已知并合适的预期用途，其结果的安全性或有效性存在疑问的一种测试。这些材料或化学成分包括塑料、金属、着色剂、增塑剂、杀菌剂、设备或设备部件的化学或其他成分。

成品中应提交生物相容性测试，尽可能地模拟实际患者使用的检测条件。生物相容性测试没有指出那些已经具有相似使用条件，或有安全性与有效性说明的合法上市设备的材料和化学成分；然而，这些材料和化学成分的生物相容性应充分被讨论，以弥补测试的缺失。

参考 ISO-10993-1：1997 第 I 部分"医疗器械生物学评价"，和 FDA 更改的模型，以确定在评估医疗设备和材料安全使用中应当考虑生物相容性测试的类型。ISO 标准的第 1 部分使用了一种与第三方生物相容性指南中非常相似的方法来检测选择性。它还使用了一种表格格式（矩阵），根据上面讨论的各种因素来制定测试要求。该矩阵包括两个表，"初始评估检测"和"补充评估检测"，为了与其他国家要求的生物反应试验达成一致，美国食品药管理局将应用国际标准化组织标准的第 1 部分，在审查过程中代替第三方生物相容性指南。

OBRR 的审查人员应该接受根据 1997 年 IOS-10993-1 的第 1 部分而发展的数据，并根据蓝皮书备忘录 # G95-1 题为"使用国际标准 IOS-10993，医疗器械生物学评价第 1 部分：评估和测试"的文件来修改和提出矩阵。制造商或申请人也可以选择依据标准的指导来提供一个具体测试的总结。

所有已完成的测试都应该符合推荐的标准文件，或检测结果能够解释测试或方法如何替代该标准。FDA 审查人员应建议厂家或申请者在开始任何新设备材料昂贵、长期的检测之前，与 RPMB 进行讨论，以保证进行正确的检测，避免不必要的检测。我们也认识到 ISO 标准是一个经过定期审查并进行修订的文件。

（二）设备性能

提交的文件中通常包含支持按使用说明来使用设备的安全有效操作的数据。但现在制造商或申请人可以选择提供一份符合标准的声明。该声明不需要提交标准所要求的方案和原始数据。如果提交的文件中不包括符合标准的声明，则应包含台架测试的性能数据。其他数据还可能来源于设备在实际条件或类似环境中使用的数据。就生物相容性测试而言，性能测试应按照所推荐的标准来执行，或能证明监测或方法可以作为该标准的替代。

FDA 审查员应告知厂家或申请者在开始广泛的性能测试之前，与 RPMB 进行讨论，以保证完成正确的检测。由于标准是一种进行定期审查与修订的文件，FDA 审查人员还应该告知生产商或申请者，这里所引用的所有性能标准的未来修订版本。

六、标签

对于使用者来说重要的是，血液和血浆加热器的标签需要清晰，准确，有相关使用说明，使用条件和限制，危险性，禁忌证，及预防的完整信息。

510（k）应确定并讨论所有已知的情况和事件，即设备故障或在使用者和患者正确使用设备时对其造成的危害。应适当在标签的预防措施、警告或咨询声明中描述这些情况和危害。血液和血浆加热器的 510（k）文件应包括所推荐的包装标签和标记。标记指的是包装标签加上其他手写，印刷，或设备上的图形材料，又或者是设备或其包装和容器上的图形材料。广告可能被认为是标记，尤其是设备上的广告。标签必须有充分的使用说明和警告，以确保设备的安全使用。参照联邦食品，药品和化妆品法案的 201（k）、502（f）（1）和（2）部分。

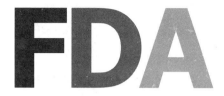

第三章
细胞与基因疗法指南
（Cellular & Gene Therapy Guidances）

■ 第一节　治疗性肿瘤疫苗的临床注意事项

■ 第二节　针对具体适应证经最低限度处理的用于造血系统疾病患者功能
造血和免疫重建的无关同种异体胎盘／脐带血的新药申请

■ 第三节　细胞和基因治疗产品的效价试验

■ 第四节　心脏疾病的细胞治疗

■ 第五节　同种异体胰岛细胞制品的注意事项

第一节 | 治疗性肿瘤疫苗的临床注意事项

Clinical Considerations for Therapeutic Cancer Vaccines

一、介绍

该指南为在针对治疗性肿瘤疫苗提交新药研究申请（IND）的发起人提供了这些产品临床研究的关键注意事项的建议。这篇指南会讨论一期和二期临床试验（表示为"早期阶段临床试验"）以及与三期临床试验中的共同注意事项，此外还有治疗性肿瘤疫苗在特定临床阶段的特殊注意事项。同时，该指南还提供了肿瘤疫苗在 IND 下实施的临床试验设计的建议，以支持其能够获得生物制品许可申请（BLA）的上市批准。本指南是 2009 年 9 月同名草案的定稿。

指南里描述的产品是预计能对肿瘤抗原产生特异性反应的治疗性肿瘤疫苗，并且能对已确诊的癌症患者进行治疗。这些产品由生物制品审评和研究中心（CBER）来管理，在该文件中被称为"肿瘤疫苗"。这些肿瘤疫苗通过体内诱导或者抗原特异性宿主免疫应答的扩大来调解它们的治疗效果。该指南不适用于预防性和治疗性传染病。此外，也不适用于可能通过直接标记肿瘤来调解其疗效的过继性免疫治疗制品，例如 T 细胞或者 NK 细胞制品。过继性免疫治疗产品和肿瘤疫苗有不同的作用机制，因此本指南不可应用于那些产品。

二、背景

大部分肿瘤疫苗的作用机制被认为是通过抗原特异性 T 细胞反应的诱导，或者扩大一个预先存在的抗原特异性 T 细胞反应来介导，特别是 T 细胞毒性反应。肿瘤疫苗诱导肿瘤特异性通过免疫系统对抗原递呈细胞作出应答。这些抗原递呈细胞之后出现在人类白细胞抗原 – 抑制中的抗原决定簇中，以适应 T 细胞，依此攻击表达同源抗原决定簇的肿瘤细胞。T 细胞也能为 B 细胞反应产生抗体提供帮助，这在某些情况下可以使肿瘤细胞死亡。经过抗原递呈和加工、淋巴细胞活化以及杀死肿瘤细胞，这预计需要大量的时间。因此，对癌症的治疗而言，肿瘤疫苗的研发比起一个更传统的生物制品或细胞毒性药物，可以为临床试验设计提供不同的注意事项。

FDA 举行或者参加过一些讨论肿瘤疫苗产品发展会议。例如，在 2007 年 2 月 8~9 号，CBER 和国家癌症研究所联合主办了一个研讨会，主题为"促进治疗性肿瘤疫苗和免疫疗法的许可"。考虑到 FDA 从股东那获得的收入，本指南在 IND 指导下为肿瘤疫苗的临床试验设计提供了建议，以支持 BLA 的后续上市批准。

三、临床试验设计注意事项

在早期临床试验中，有关新的肿瘤疫苗的研究通常是为了判定最适剂量和给药方案。相反，在晚期临床试验中，研究通常是为了证实其在某些特定人群中的有效性以及安全性。晚期试验的结果可能潜在地支持一个生物制品许可的申请。

（一）早晚期阶段临床试验的注意事项

早晚期临床试验的注意事项包含以下方面：

1. 患者人群

（1）疾病的设定

化疗剂临床发展的传统模型包括对晚期转移性疾病和不同肿瘤类型的患者的初步测试，以及对肿瘤缩小（客观肿瘤反应）的临床活性评价，以此确定最大耐受量（MTD）和最优调度。因此，最大耐受量和临床活性的评估，通过研究性治疗下最开始 8 周可见的肿瘤缩小，能在传统细胞毒疗法的临床试验中进行短期观察评定。用于检验某单一肿瘤类型的药物的有效性和安全性需求量通常是巨大的，也需要在之后进行随机对照试验。一旦其有效性和安全性在转移性疾病领域表现出来，同样的药物可能在疾病负担最小或者不会造成残留疾病的学科里被开发和测试。

相反，肿瘤疫苗的活性／有效性所需的抗肿瘤免疫反应的发展时间通常是 2~3 个月。

除此之外，对于再度恶化或复发的转移性疾病患者，由于其癌症通常已经接受过大量的治疗 [例如，细胞毒性和（或）免疫抑制化学和放射性疗法]，这些疗法可能对免疫系统有害。相反，应在没有疾病后遗症或疾病负担最小的病人体内测试肿瘤疫苗，就像本指南中讨论的，这可能为肿瘤疫苗提供足够的时间去诱导一个可检测的免疫反应。然而，有效性的证明可能需要遵循疾病复发的规律。因此，这个方案的不足之处在于其在临床发展上可能需要更多的病人和时间。所以，肿瘤疫苗的开发人员需要在有转移性疾病的病人、没有疾病后遗症或最小疾病负担的病人体内权衡测试这些药物的好处与坏处。

（2）肿瘤患者人群的不统一性

细胞毒性药物通常在一期临床试验中测试，受试对象包括不同临床阶段各种肿瘤类型患者。一期临床研究的主要目标通常是判定被测试药物的最大耐受量和安全性评估。因此，任何一个给定药物在不同肿瘤类型上可能表现出不同的效果，这在试验中是可以接受的。后续的二期临床试验中会在同类患者人群和已确定的肿瘤类型中测试具有可接受毒性的药物。

尽管通过早期试验认为其可能是可接受的，但利用共同的抗原去测试不同的患者人群，这个方案不能为获得许可提供说明功效的证据。除此之外，招募不同肿瘤类型的患者，以及肿瘤疫苗早期试验的各个阶段还具有挑战。疾病临床阶段所体现出的差异，能影响肿瘤疫苗的潜在应答，这尤其存在于利用患者机体而得来的疫苗，由于各病人和肿瘤组织学是不同的，因此会产生不同的疫苗制剂。由于各种各样的患者人群产生的实验效果不同，且可能达不到预期试验的目标，因此在早期试验中，应当为肿瘤疫苗的测试选择合适的患者人群，也应仔细考虑患者人群的异质性。

（3）肿瘤疫苗和靶抗原检测的联合开发

当作用机制涉及某个特定抗原或其他治疗靶点时，在开发测量患者体内肿瘤组织中目标抗原表达的试验或机制时也应考虑注意事项，并使用对象选择或应答监测的信息。这些试验通常由医疗器械和放射卫生中心（CDRH）监管。因此，发起人考虑在肿瘤疫苗的标签中包含试验的用途，或计划开发用于特定肿瘤疫苗的试验，这些都要求符合相关产品审查机构（CBER）和相关设备审查部门（CDRH）的要求。递交 IND 和（或）试验性医疗器械豁免制度（IDE）之前，在开发过程早期开始讨论，这有助于确保产品的开发提供确立治疗性产品和试验组安全性和有效性的数据。这对试验中安全有效地使用治疗性产品（即伴随治疗）尤其重要。

2. 监测免疫反应
肿瘤疫苗的作用机制是通过诱发或扩大一个免疫反应来调解其抗肿瘤活性。我们把免疫监测当作主要考察对象，尤其在早期临床试验中，其主要目标是为预期药理作用确立原理，并显示被监测抗原的免疫原性。为此，免疫反应的监控对于以下内容是有用的：

● 免疫活性能力的评定可能影响研究结果。反应针对已知免疫原（例如，血蓝蛋白或破伤风类毒素检测体液免疫，植物凝集素检测细胞免疫反应）和 HLA 分型，可以评估患者人群的异质性和 HLA 对产品活性的影响。

● 在早期临床试验中，为了使剂量和给药时间最优化，需要确定疫苗是否诱导了预期的免疫应答，评估免疫耐受，提供原理验证，并帮助产品开发和晚期临床试验设计做出决策。

● 在晚期临床试验中，提供与类型、反应量、持续时间以及临床效能参数相关的数据。

一个临床有效的抗肿瘤反应包括一个多组分的过程；因此，识别和测量免疫应答的成分可能需要多种监测分析。测量免疫应答的实验被认为是抗肿瘤反应中亟待发展的，且作为最重要和最具相关性的构成元素。如果可以，至少应该有两个免疫实验用于监测免疫介导的抗肿瘤反应。试验标准化应该包括特定参数，以控制实验中免疫应答的一般变量，例如检测条件、敏感性、特异性、是否体外扩增、阳性对照、阴性对照和 Cutoff 值，以此确定来源于患者样本的正面和负面测试结果，临床试验开始之前的临床方案中也应当描述测试结果使用的统计分析方法。

如果特异性抗原没有被确认或者靶抗原合适的特异性试剂不可用，那么发展一个特异性免疫应答将会很难。在不能建立抗原特异性免疫监测实验的情况下，可以在体外检测时针对全肿瘤细胞或肿瘤裂解物进行 T 细胞反应和抗体反应，或者体内通过迟发型超敏反应检测标准抗原。为了确定宿主免疫反应的特异性，在DTH 试验中必须进行合适的控制（包括像流感抗原、念珠菌抗原、破伤风类毒素在内的普通抗原）。甚至当普通抗原不可用时，应和 CBER 一起讨论系统性 T 细胞或抗体水平和活性的潜在价值。鼓励研发者与 CBER 能尽早开展这些讨论。

在监测免疫应答或评估免疫疗法耐药机制时，评估肿瘤中消除抗原的探索性研究是有帮助的。然而，消除抗原也许不能表明疗效，因此也不能成为在 BLA 中疗效的主要依据。

3. 生物标记物作为有效性的证据
FDA 支持原理验证的探索性生物标记物的发展，以及对作用机制的科学性理解。然而，生物标记物的发展作为有效替代物超过了该指南的范围。

4. 用于刺激免疫反应的辅助剂

肿瘤疫苗制剂可能包括结合物中用的辅助剂和疫苗抗原，它可以用于增强或指示抗原的特异性免疫应答。在添加辅助剂的疫苗中，应适当评估临床前研究中辅助剂自身的潜在毒性以及添加辅助剂的研究性疫苗。这些临床前研究的设计应效仿计划好的临床免疫治疗和给药途径。CFR21 章 610.15 中描述了生物制品中批准的辅助剂。其中的要求包括在产品中添加建议的辅助剂不会对产品的安全性和效价有不良影响（21 CFR 610.15（a））。应提供支持辅助剂价值的信息，特别是在疫苗开发的早期阶段，还需包括增强免疫应答或抗原节约型影响的依据，并且包含支持辅助剂剂量选择的数据。

当可能有临床活性（例如细胞活素类）的产品被用作辅助剂来加强疫苗抗原的反应时，应与 FDA 讨论其研究设计和控组。其中研究设计的要求将被视为个案。

5. 多抗原疫苗

肿瘤疫苗制剂可以包括多个肿瘤相关抗原，可以产生多个肿瘤特异性免疫应答，能够降低潜在的肿瘤的防御机制。一般情况下，不需要单独评估多肿瘤抗原疫苗每个组分的安全性和活性，这也被视作个案。

6. 肿瘤疫苗首次给药后立即或短期内出现疾病恶化 / 复发

在肿瘤学临床中，当患者出现疾病恶化，临床试验及已批准的治疗一般会中止。由于宿主（病人）对肿瘤疫苗诱发和扩大的免疫应答需要时间（例如，肿瘤特异性免疫应答），疫苗可能会在研究对象中具有延迟效应。这种情况下，在疫苗利用充足时间发挥其有效性之前临床疾病可能恶化。因此，在病情没有临床症状或在后续进展中不影响生命的情况（如中枢神经系统的转移或骨转移可能导致骨折）下，疾病恶化不足以作为终止治疗的充分理由。这种情况下，对于继续接种疫苗的研究方案的一种潜在方法是明确定义临床疾病进展的程度和位置。以下是研发者可能考虑给继续对疫苗进行测试的潜在临床情况，这七章忽视了疾病的恶化：

● 患者继续满足所有研究的其他标准。

● 没有观察到剂量限制性毒性，所有毒性在基线水平，符合研究的合格标准。

● 生活质量没有降低。

● 无临床抢救治疗的适应证（例如，骨肉瘤患者的肺转移切除术）。

● 不耽误为防止疾病恶化引起严重并发症而采取的治疗措施（例如，CNS 转移）。

● 早期临床试验表明存在的延迟效应。

给患者的知情同意书必须描述合理的预期风险或不良反应（21 CFR 50.25（a）（2））（例如，疾病进展或复发的可能性），以及其他可选择的治疗方法。

7. 伴随治疗和后续治疗

免疫治疗领域的一个最新进展是对肿瘤的有效破坏，包括大量协调免疫机制的认知。这些机制包括但不受限于：抗原递呈细胞的活性、效应 T 细胞的激活以及抑制性 T 细胞激活的增强。肿瘤疫苗的最终治疗效果可能被其他细胞毒性或免疫调节治疗减弱或增强。因此，在整个产品发展计划，特别是临床试验设计中应考虑其他疗法的细胞毒性或免疫调节效果。应提供伴随治疗（化疗、生物治疗、放疗、激光治疗等）的理由，包括作用机制、剂量、伴随治疗时间表以及潜在的正面或负面相互作用。

在使用标准疗法时，应当考虑这些疗法的时间和顺序，肿瘤疫苗监测的时间表，以优化肿瘤疫苗的安全性和潜在的生物活性。肿瘤疫苗不同给药时间和顺序的选择的临床前探索和标准治疗（例如细胞毒性化疗）有助于指导临床发展。为了使癌症疫苗测试时对疫苗生物活性的影响最小，应仔细考虑试验设计细节，包括合格标准和分层因素。

在某些特定情况下，其他疗法的使用可能会构成新的产物（21 CFR 3.2（e））。应在产品开发的早期阶段与 FDA 讨论潜在产物研发的含义，以获取针对该特定产品/化合产物的建议。

肿瘤疫苗有效反应的诱发可能影响后续细胞毒性，靶点或其他肿瘤治疗的功效。因此，应记录后续疗法的原理和持续时间。

（二）临床试验早期阶段的注意事项

肿瘤疫苗早期临床试验的主要目的是：评估产品的安全性、确定最佳剂量和给药方案并确定潜在的生物学活性，为指导后续的产品开发提供科学数据。

1. 起始剂量和给药方案

肿瘤疫苗初始临床试验的起始剂量、剂量递增方案和给药时间应该有临床前研究数据的支持和（或）前人的经验。

临床前体内和体外原理验证性试验被视为该临床试验的理论基础。这些研究与合理设计的临床前研究都描述了肿瘤疫苗毒理性研究的特征。临床前毒理性研究中使用的剂量水平应当建立在临床前 POC 研究中表现生物学活性剂量水平的基础上。这些临床前研究的目的是确认一个剂量水平，例如一个未被观察到的不良反应的剂量水平，如果适用，在考虑相关生物参数或生理参数之后（例如：体重、抗原表达、临床病理学、病理学）可以指导初始的临床剂量。

因为潜在的疫苗相关毒性可能与正常组织中出现靶抗原有关，也或者与正常组织中出现的不相关蛋白质有关，这个蛋白质可能包含与疫苗中靶抗原相似的序列，因此应确定靶抗原在正常组织中的表达情况。对于多肽疫苗，序列同源性比对可以帮助预测潜在的疫苗相关毒性。

在临床前试验中，肿瘤疫苗免疫应答的动力学特点可以为体内活性和安全性提供深入的认识，也可用来指导剂量的选择和后续的人体临床试验。

一般来说，由于这些疫苗产品和免疫应答活性中种族特异性变化的预期作用机制，没有预先定义的转换因子能够从动物的安全剂量推断出人体的潜在安全初始剂量。发起人应提交支持科学性数据的证明，用推断的形式来确定推荐的临床初始剂量，剂量递增方案和剂量安排。

当某肿瘤疫苗先前向人体给药，则其安全性和活性数据都已存在。在这种情况下，依据可获得的临床数据的相关性，可能不需要其他的临床前研究来支持初始剂量和剂量安排。发起人应该提供广泛的 IND 信息，包括现有的活性和安全性相关的临床数据，这能够支持该实验中肿瘤疫苗的安全性。

2. 加压疗法和维持疗法

发起人希望开发加压疗法和维持疗法，以评估长期免疫原性及其与临床结果的相关性。建议在临床前研究中对此方案进行评估，后续临床试验研究的设计也应支持这种方案的安全性和有效性。

3. 剂量递增

癌症治疗的传统标准剂量递增使用的是所谓的"3+3"方案，以避免二期临床试验大量剂量的选择，因为这会导致超过治疗限制毒性的 17%，对于有限选择和患有危及生命疾病的患者，标准可作为对他们的门诊治疗。在一个"3+3 方案"中，给予 3 个最初的受试者某一剂量，如果没有观察到剂量限制性毒性（DLT），则在实验过程中继续增加受试者并给予更高的剂量；如果个别受试者在某剂量下观察到了 DLT，则继续招募 3 个受试者并给予同一剂量。此时，只要 6 个受试者中有 1 人在特定的剂量下观察到 DLT，就表明该剂量已经超过了 MTD，因此不会进一步增加剂量。许多肿瘤疫苗实验使用"3+3 方案"，结果显示，除了在非常罕见的情况下，无法确认肿瘤疫苗的 MTD。在这些试验中，毒性剂量曲线可能会很平稳，所以最高的给药剂量受到生产或解剖学组织的限制，而不是毒理学限制。因此，"3+3"方案可能不是最适合收集肿瘤疫苗早期临床实验信息的方法，应当考虑其他可替代的试验设计。

鉴于某些类型肿瘤疫苗的相对可接受的安全性方案，可以考虑用剂量递增方法代替标准"3+3 方案"，例如加速滴定设计或连续重新评估法。当采用这两种方法时，应描述剂量终点指标的可接受参数（数据支持）。与剂量递增方法的选择无关，研究方案应明确定义 DLTs、"治疗"的标准和停止研究的准则，这会确保受试者的安全。当没有达到 DLT 时，最优化的其他结果，比如免疫应答，将有助于确定后续研究的剂量。

但当肿瘤疫苗与其他治疗药物或治疗手段联合使用或通过侵入性的方法给药或在解剖部位中测试时需要着重考虑安全性，因此需要标准剂量递增方法来确定疫苗或混合物的安全性。

4. 早期开发中单一性与二期试验的随机性比较

FDA 建议 IND 发起人务必设计提供 POC 数据、最优化剂量以及剂量时间表的早期临床试验，其能够对目前声称疗法可行的新药物的活性予以一个详细的解释。该数据应在早期实验转变为随机性的晚期临床试验之前生效，这些随机性的晚期临床试验用来确定效价并证明安全性。

当进行二期临床试验时，应充分考虑单一试验和二期试验随机性的优缺点。当以时间 – 事件作为终点指标时，单一性临床试验可能会高估试验药物的疗效。除此之外，单一研究的时间 – 事件终点指标还必须依靠历史数据，可能存在选择的偏差，治疗标准的变化也可能混淆历史数据。

通过细胞毒素药物，单一性试验可以常用于证实肿瘤的缩小；然而，癌症疫苗制品中的药理活性证据更难获得，即其可能不会导致肿瘤缩减。因此，鉴于其作用机制，肿瘤疫苗的单一性研究可能不会提供可靠的抗肿瘤活性数据，来指导后续产品的研发，尽管这种研究可能会更好的描述和评估免疫学效应。

随机 II 期临床试验由于受到样本量的限制，通常缺乏统计功效来总结研究型药物的治疗效果，也不能为普通患者人群的治疗效果提供更有限的治疗经验。然而随机 II 期临床试验提供了更可靠的数据，用以指导下一步的临床试验（例如，帮助确定下一步试验的样本大小、评估治疗效果）以及潜在的免疫相关副作用，包括耐受诱导。

（三）晚期临床试验的注意事项

早期临床试验评估疫苗的安全性、最优剂量以及剂量安排，并且为生物药物活性提供证据。晚期研究用于收集有效性和安全性的其他信息。FDA 鼓励发起人使用对生物最为有效的剂量，并根据早期临床试验的时间表来开展晚期临床试验。以下讨论了评估肿瘤疫苗临床试验的终点选择。鼓励其与 FDA 就晚期临床试验的设计进行讨论，也包括终点的选择。

1. 早期临床试验的安全性

晚期临床试验设计应充分考虑早期临床试验的安全性数据。一个产品在进行三期临床试验前，是否具备足够的安全性是很重要的。也建议研发者同 CBER 在会议中讨论相关的安全性问题。如果在早期临床试验中发现安全性问题，则在三期临床中应仔细评估安全性，对受试者进行适当的监测。例如，对肿瘤疫苗来说，应对其潜在的自身免疫副作用进行监测，同时要长期跟进。跟进的时间与多种因素有关，包括病史和试验药物本身的特性。对于基因疗法研究，请参见 2006 年 11 月题为《行业指南：基因疗法临床试验 – 迟发性不良反应的受试者观察》的 FDA 指南。

2. 终点

设计晚期实验的最重要方面之一是选择一个有临床意义的终点。

可论证的临床效果随肿瘤类型和疾病状态不同而变化。支持药品批准的临床效果包括重要的临床结果（例如，增加的幸存者，症状的改善），也包括建立替代终点的效价。FDA 建议参考以前颁布的指南和建议，2007 年 5 月颁布的《行业指南：肿瘤药物和生物学的批准的临床试验终点》、1998 年 5 月颁布的《行业指南：提供人类药物和生物学产品的有效性的临床证据》以及 2009 年12 月颁布的《行业指南：在药品开发中使用病人报告结果来满足标签上的要求》，这可能在设计和终点的选择中特别有用。正如2007 年 5 月的指南中所讨论的，基于肿瘤评估的终点可能并不是肿瘤疫苗晚期临床试验最合适的终点。

3. 统计学问题

应当在目前有效的治疗选择下评估肿瘤疫苗的总体临床效果。FDA 推荐使用一个优等试验设计，同时在一个选定的终点下来证实肿瘤疫苗的疗效。

在特定临床环境下，应确立有效疗法的效应量。在这些有限的条件下，可能需要考虑非劣效性实验设计和分析。然而，一个 NI实验的设计是很复杂的；因此，发起热应提早咨询 FDA，并且仔细考虑 2010 年 3 月 FDA 指南草案《行业指南：非劣效性临床试验》里的建议。

适应性实验设计将被视为个案来分析。发起人应该考虑 2010 年 2月 FDA 在指南草案《行业指南：药品和生物制品的适应性临床试验设计》里的建议。

后续实验中失调可能使实验结果的解释混乱。因此，研究应记录后续疗法的原理和持续时间，并且预先设定适当的灵敏度分析。

4. 对照组问题

为避免临床试验的结果分析产生偏差，肿瘤疫苗的临床试验中应设立合适的对照组，对照组可以是参比药物或安慰剂。必须仔细考虑和计划涉及安慰剂的研究方案。保留一种已证实其安全性和有效性的疗法是不道德的。

受试者、研究者和评估者的"三盲"试验可以帮助减少结果偏差的风险。然而，肿瘤疫苗或协同免疫刺激药物所诱导的反应可以轻易辨别受试者是否接受了疫苗。为了保持研究的"盲性"，可能要为一些研究安排独立的人员：药物给药者、给药受试者的护理人员以及终点指标评估人员。

5. 疫苗的延迟效应

考虑到肿瘤疫苗免疫作用的机制，其发挥作用进而转化为临床效益需要时间，因此，受试者病症在早期表现出恶化并伴随后续反应。在设计晚期临床试验的时候应考虑这种潜在的现象，尤其是非临床数据或早期临床试验观察到这种现象的时候，以 TTE 为终点评价指标时更应予以重视。由于疫苗的延迟效应，终点曲线在研究初期可能并无影响。如果疫苗是有效的，研究的后期可能会出现有效性的证据。这种延迟效应可能导致效果低于预期，因此可能需要增加样本量来抵消延迟，同时应仔细考虑合适的终点指标。此外，在初始分析中选择统计方法时，也应考虑到可能违背了比例风险模型的假设。

6. 自体疫苗试验

研究设计采用了受试者自身肿瘤的自体疫苗制品，应慎重考虑它所表现出的独特挑战性。生产这种疫苗可能需要数月。如果把完全缓解或稳定疾病作为合格的标准，则其需要的时间意味着：某些患者的疾病如果在这段时间出现复发或进展，就不能标准。

此外，自体疫苗由于原料或制造工艺等的原因，可能并不适合每一个受试者。忽略这些原因，疫苗随机受试者的不足可能对临床研究的统计学强度有不良影响。因此，在开始晚期临床试验前应优化疫苗的生产过程，以此增加可接受疫苗的随机受试者比例。

7. 加速批准条例

21 CFR Part314, subpart H（药品）和 21 CFR Part 601（生物制品）中的 FDA 加速批准条例适用于以下新药和生物制品①治疗严重或危及生命疾病的新药和生物制品的安全性和有效性研究，②并且通过已有疗法给病人提供有意义的治疗（例如，患者对有效疗法无反应或不耐受的程度，或者有效疗法改善患者应答能力的程度）。此条件下，FDA 可能会批准基于充足且控制良好的临床试验，来确立药物或生物制品对替代终点的影响，这可以建立在流行病学、治疗学、病理生理学或其他基础之上来预计临床效益（CFR21 章 314.510 和 601.41）。

对于晚期癌症患者和现有疗法不能治疗的肿瘤而言，FDA 可以接受把肿瘤缩小作为一个合适的替代终点。然而，正如之前讨论的，肿瘤疫苗可能不会诱发肿瘤缩小；因此，基于肿瘤反应的加速批准可能不是获得肿瘤疫苗许可的一条可行之路。

加速批准管理下的许可要依据申请人对生物制品的要求进行研究，以证实并说明其临床效益，临床效益和替代终点的关系并不确定。单独的晚期临床实验可能同时支持两个加速审评，即基于一个中间终点和有效性的确认，以及对同一实验幸存者的跟进。因此，上市后的研究验证可能是与加速审评同时进行的。如果发起人通过加速审评获取许可证，则应该考虑是否需要施行一个计划来确认其临床效益。如果上市后研究无法证实临床效益或者申请人无法尽职调查，则 FDA 可能撤销其审批许可，21 CFR 601.43 中提出了撤销的程序。

第二节｜针对具体适应证经最低限度处理的用于造血系统疾病患者功能造血和免疫重建的无关同种异体胎盘／脐带血的新药申请

Investigational New Drug Applications (INDs) for Minimally Manipulated Unrelated Allogeneic Placental/ Umbilical Cord Blood Intended for Hematopoietic Reconstitution for Specified Indications

一、介绍

FDA 的 CBER 通过这篇指南向潜在的发起人（例如脐带血库、档案室、移植中心或者是作为发起人 – 调查者的个人医生）就造血祖细胞、HPC-C 的 IND 提交方面提供了建议。当依据 21 CFR 601 部分不予许可 HPC-Cs 时，当治疗重病或患有危及生命疾病的患者时需要合适的人类白细胞抗原（HLA）匹配脐带血移植，没有其他令人满意的可替代的治疗方法。如果临床上使用未经许可的 HPC-Cs，则 HPC-Cs 必须满足 21 CFR 312 部分中的要求。

该指南修订完成了 2009 年 10 月的草案指南《行业和 FDA 管理人

员指南：经最低限度处理的用于造血系统疾病患者功能造血和免疫重建的无关同种异体胎盘 / 脐带血》。

二、背景

在 2007 年 1 月 17 日联邦公报的一个通知中，FDA 2006 年 12 月颁布了题为《行业和 FDA 管理人员指南：经最低限度处理的用于造血系统疾病患者功能造血和免疫重建的无关同种异体胎盘 / 脐带血》的指南草案。2009 年 10 月 20 日的联邦公报中，FDA 2009 年 10 月颁布了题为《行业和 FDA 管理人员指南：经最低限度处理的用于特定适应证，即造血系统疾病患者功能造血和免疫重建的无关同种异体胎盘 / 脐带血》的指南。该指南为 HPC-Cs 的生物制品许可申请（BLA）所需提交信息的内容和形式提供了指导。FDA 收到的一些关于 2007 年 HPC-C 许可指南草案的评论，表明不符合许可标准而不被许可的 HPC-C 产品有效性的重要性。FDA 承认会有这样的一些情况，例如没有经许可的脐带血个体能与匹配患者，未经许可的脐带血个体是最佳匹配者。因为意识到这些产品的重要性，FDA 在 2009 年 10 月颁布了后续 IND 草案指南中没有施行的 HPC-C 新药申请。同时 FDA 考虑到 IND 指南草案的回应中的评论，并如上所述最终定稿了该指南。

三、这篇指南的范围

这篇指导文件适用于某些未经批准的 HPC-Cs、在没有令人满意且适用的替换疗法时使用。这篇指导文件只可应用于在 HPC-C 申请许可指南里列出的情况，即患者造血重建的临床适应证。因此，该指南适用于以下情况的胎盘 / 脐带血产品：

●微创操作

●用于有以下任何疾病的病人体内的造血重建：

◇血液系统恶性肿瘤

◇黏多糖贮积症 IH 型

◇克拉伯病（球样细胞性脑白质营养不良）

◇ X- 连锁肾上腺脑白质营养不良

◇主要免疫缺陷病

◇骨髓衰竭

◇ β 型地中海贫血

●用于与受体无关的受试者

这篇指南不适用于除了上述情况外的未批准的脐带血个体。除此之外，这篇指南也不适用于任何已获得许可的脐带血个体。

希望脐带血机构能尽职调查以获得许可，但 HPC-C 不被许可的原因各种各样。例如，包括以下任何理由：

● HPC-C 不符合许可指南中描述的标准。这可能是忽视了脐带血库获得生物制品许可之前或之后的情况。不符合所有许可标准的 HPC-Cs 可能被堆积或累积下来，以增加 HLA 表型的多样性，并增加有更少相同 HLA 类型个体的可能性，这能够提高找到可移植的合适匹配的 HPC-Cs 的可能性。例如：

◇未达到许可标准的 HPC-Cs（参照可接受标准的 HPC-C 许可指南）。例如，HPC-C 个体里的细胞剂量比由 HPC-C 许可指南中规定的值小；然而，更小的细胞剂量个体可能更适合用在一些小儿患者身上。

◇来源于没有经历完整检查和测试的捐赠者或不合格捐赠者的HPC-Cs。例如，在有一个完整供体资格的捐赠者中，一个不合格的捐赠者是有已知风险因素或活性 / 阳性测试结果的。

◇ HPC-Cs 和授权书是无法比较的。例如，HPC-C 放行标准不同于和 HPC-C 许可指南里建议的放行标准，并且不足的信息可以证明其相似性，例如，未完成的较少的总核细胞数（TNC）或 CD34$^+$ 细胞数。

◇在获得许可之前生产的 HPC-Cs 不符合现行生产质量管理规范（CGMPs）。

●在脐带血机构生产的 HPC-C 没有获取 BLA 的批准。
◇未递交或正在递交许可申请的库中的 HPC-C。
◇非美国库中没有许可，并在国际脐带血登记表中列出的 HPC-C。

四、发起人和研究者

依据上述的描述，HPC-Cs 可能是在递交给 FDA 时用于临床用途，IND 根据 21 CFR 312.40（b）生效。提交 IND 的个人或团体被视作发起人（21 CFR 312.3（b））。IND 的发起人可以是制造者（一般是一个脐带血库）、一个运输中心或一个协调脐带血库中 HPC-Cs 分布的国家或国际脐带血登记处。

想要移植未经许可的 HPC-C 的医生可以作为 IND 的研究者，但医生也可以是发起人 – 研究者（21 CFR 312.3（b））。经许可的受管理或分发的试验性药物被视为一名研究者。一位有执照的医生在直接指导使用新型药物时被认为是一名研究员，也需要根据本指南的描述提交 IND，且必须符合 21 CFR 312 D 部分提出的发起人和研究者的适用要求（21 CFR 312.3（b））。

发起人需要负责以下内容：

● 根据 21 CFR 312.32 和 21 CFR 312.33 的要求向 FDA 提交 IND 安全性报告和年度报告（当 IND 或草案持续一年或更长时间）。

● 获得医生的简历或其他资质证明，以确保该医生有能力管理该试验性药物（21 CFR 312.53（c）（2））。

● 医生使用研究人员手册以及有关新观察结果的信息，特别是不良反应（21 CFR 312.55）来监管试验性药物，这能够最小化风险并最大化试验性药物的潜在效益（注：在准备调查人员手册时不需要发起人 – 调查者）（21 CFR 312.55）。

● 保存与调查有关的有效的 IND（如同 21 CFR 312.50 的 IND 法规中提出的内容）。

● 保存药品配制记录，以及与 21 CFR 312.57 要求一致的其他所需记录。

调查者负责以下内容：

● 向发起人报告不良药物事件（21 CFR 312.64（b））。

● 确保知情同意书符合 21 CFR 50 部分的要求。

● 确保在 IND 下 IRB 对 HPC-Cs 的审查与 21 CFR 56 部分的要求一致。

● 保存正确的案史及药物配制记录，且与 21 CFR 312.56 中要求的保存方法一致。

五、为某些 HPC-CS 准备新药申请

这篇指南概述了应被包含在 HPC-Cs 的 IND 中最少的信息。遵循这个指南的发起人可以选择提交包含多个脐带血个体的 IND，或提交每个单独病人使用的 IND。在 21 CFR 312.23 中可以找到递交 IND 所需信息的一般内容和格式。注意表 3-1 中列出的需求并不是一个详细清单。21 CFR 312 部分中附加的监管要求也可能是适用的。

表 3-1 IND 里至少包含的信息

A. 封面 （21 CFR312.23（a）（1））	来自 FDA-1571
B. 目录 （21 CFR 312.23（a）（2））	我们计划对个体患者的治疗强制性行使有关要求的权力。见下题为"目录"的 B 部分
C. 介绍性说明 （21 CFR 312.23（a）（3））	描述预期用途以及 HPC-Cs 不被许可的原因
D. 研究人员手册 （21 CFR 312.23（a）（5））	产品描述和使用说明
E. 方案 （21 CFR 312.23（a）（6））	包括治疗计划、安全监控、结果评估、安全性汇报计划和同意书模板
F. 供体资格 （21 CFR Part 1271 SubpartC）	包括捐赠者合格鉴定的描述

续表

G. 生产、放行检测和规范 （21 CFR 312.23（a）（7））	生产信息总结 产品测试总结： ●无菌（无污染的证据） ●总核细胞数量 ●细胞活性 ● HLA ● ABO/Rh ●血红蛋白检测
H. 标签 （21 CFR 312.23（a）（7），21 CFR 章 1271.55，21 CFR 1271.60（d）（2），21 CFR 1271.65（b）（2））	如法规里描述的容器标签和补充的英文标签（如果适用），包括： ●捐赠者资格总结记录（适用于 2005 年 5 月 25 日之后生产的 HPC–C） ●使用说明 ● IND 使用的注意事项
I. 药理学 / 毒理学 （21 CFR 312.23（a）（8））	这项需求不太会适用
J. 先人经验 （21 CFR 312.23（a）（9））	这项需求不太会适用
K. IND 下试验性药物的费用 （21 CFR 312.8）	可能包括与法规一致的收费

A. 封面(Cover sheet)：封面必须包括：发起人名字，地址和电话号码；申请日期；伦理审查委员会（IRB）承诺将负责审查和审评的研究；负责监测临床调查的人的名字和头衔；以及发起人的签名。

FDA–1571 表格用来传达这些信息，可以在以下网址获取 http：//www.fda.gov/downloads/AboutFDA/ReportsManualsForms/Forms/UCM083533.pdf.。

B. 目录（Table of Contents）：针对个体患者治疗需求的相关要求，计划进行强制性实施，这种要求预计是暂时的。所有其他申请必须包括目录。

C. 介绍性说明（Introductory Statement）：附信中应清楚说明提交的 IND 与本指南一致。附函也应表明使用 HPC–C 个体及不予许可的原因。

D. 研究人员手册（Investigator's Brochure（IB））：当发起人将 HPC-C 某单元分配给调查者时，要求有 IB。准备 IB 时不需要发起人 – 调查者。1996 年 4 月颁布的 ICH E6 文件第 7 章《良好临床实验规范》中概述了 IB 的建议格式，该文件可在 http：//www.fda.gov/downloads/Drugs/Guidance ComplianceRegulatoryInformation/Guidances/UCM073122.pdf 中获得。IB 中至少需描述产品及其配方（细胞含量和添加剂），并且要描述可能出现的风险。还需包含处理、解冻和管理 HPC-C 的说明，以及与产品相关的严重不良事件的说明。

E. 方案（Protocol）：附信或一个单独的文件中应包含治疗单一病人的申请书，以及对病人的诊断，治疗史和相关并发症、治疗计划（包括最小 HPC-C 细胞剂量）、安全性监测计划、安全性汇报计划和同意书。对治疗多个病人的申请书来说，方案中应包括受试者资格要求、治疗计划、安全性监测、结果评估、安全性汇报计划和同意书模板（21 CFR 312.23（a）（6）（iii））。方案中的细节可能限制了单独使用 HPC-C 的条件。结果评估应包括数据审查计划，以此确定相反的经验（例如：相关传染性疾病药物的血清转化或其他证据，或疾病未能转移）或其他可能引起产品生产问题的严重或预料之外的结果。或者可以提交一份常规的科学目的的方案。Ⅲ部分描述了所有资格审查的情况。

F. 供体资格（Donor Eligibility）：在 2005 年 5 月 25 日以及之后生产的 HPC-Cs，必须遵守 21 CFR 1271 Subpart C（捐赠者资格条例），包括每个异基因 HPC-C 捐赠者必须有捐赠者合格鉴定的要求。对治疗单一病人的申请书来说，IND 应该包括捐赠者

资格鉴定的结果（参照 21 CFR 1271.55（b）中的总结记录）。对
有多个病人的方案来说，IND 应该解释捐赠者资格鉴定的程
序。关于捐赠者资格鉴定的附加信息可以参考 2007 年 8 月颁
布的 FDA 指南《行业指南：人类细胞，组织，基于细胞和组
织的产品（HCT/Ps）的受试者资格鉴定》。http：//www.fda.gov/
BiologicsBloodVaccines/GuidanceCompliance RegulatoryInformation/
Guidances/CellularandGeneTherapy/ucm072929.htm 中可以找到。在
2005 年 5 月 25 日前生产的 HPC-Cs，描述了筛选及测试捐赠者
的方法，能防止传染病的传播。如果 HPC-C 来自一个不合格的
捐赠者，则不能使用该 HPC-c，除非是 21 CFR 1271.3（u）中定
义的有证明文件的紧急医疗需求，同时也要满足 21 CFR 1271.3（u）
中描述的要求。同样，如果同时满足 21 CFR 1271.3（u）中的要
求以及对紧急医疗需求（有证明文件）的定义，则即使捐赠者资
格鉴定不合格，仍可能使用其 HPC-C。

G. 生产、放行检测和规范（Manufacturing，Release Testing and
Specifications）：在 IND 的这个部分，你应该提供一个关于生产
HPC-C 的总结，其中要包括工艺描述，个体测试，使用的测试方法，
以及检测结果的可接受标准，这可以在病人使用 HPC-C 放行之
前获得。工艺的描述应包括体积减小的信息，例如等离子体还原，
红细胞减少，或者其他有核细胞浓缩的方法。生产信息也应包括
冷冻程序和贮存的描述。

FDA 承认会有一些情况如 IND 发起人没法获得 HPC-Cs 的所有
工艺和检测信息。特别是当使用的 HPC-C 来自不同的生产商时，
他们有不同的程序，检测方法，使用不同的可接受标准。在这样
的情况下，IND 发起人应说明选择 HPC-C 时使用的标准，并在
移植前完成其他检测（例如 HLA 的确认）。这个说明应包括你将

如何审查生产记录以及测试结果、捐赠者记录、标签和标记，以及接受 HPC-C 时你使用的标准。同样也应该从制造商处获得尽可能多的信息，并且提交给 IND。FDA 建议在每年度报告里提供一个 HPC-Cs 的制造商追加记录，以及在冷冻保存 HPC-C 前如何操作的信息（例如减小体积）。

我们建议 HPC-C 的最低接受标准应能符合 HPC-C 许可指南里的放行标准。对冷冻保存前的测试应包括：

● 无菌实验：无微生物污染的证据。

● TNC 数量：$\geq 5.0 \times 10^8$ TNC/ 单位 HPC-C（基于 20 kg 容器，目标剂量 $\geq 2.5 \times 10^7$ 有核细胞 /kg 和 $\geq 70\%$ 解冻后恢复 $= 1.7 \times 10^7$ 有核细胞 /kg）。

● 成活的 $CD34^+$ 细胞数量：1.25×10^6 成活的 $CD34^+$ 细胞 / 个体 HPC-C（基于 $CD34^+$ 细胞 $\geq$ 在冷冻前 TNC 的 0.25%）。

● 细胞活力：$\geq 85\%$ 有核细胞成活。

● 鉴别（HLA，ABO/Rh）：报告。

● 血红蛋白检测：报告。

我们知道没有满足这些标准可能是 IND 下需要该个体的一个理由。因此，提交的 IND 中应明确定义其他可行的规范和条件。

还需报告用于评估 HPC-C 其他测试的结果。例如，这些测试的结果可能包括有核红细胞含量，菌落形成单位（cfu）测定和其他表型分析。

如果 IND 发起人同时也是生产商，IND 应包括对移植中心的描述，或者最后的使用者要如何准备使 HPC-C 通过监管。这些描述可能包括以下工序：解冻、去除冷冻保护剂、稀释和再生等。

其他管理文件的参考文献可能会包含生产信息，比如另一份 IND 或药品管理文件。这允许 FDA 引用规范文件里的信息以支持 IND 的审查。为了参照其他规范文件，在 IND 申请中必须包括一个交叉引用的签名，以此说明 FDA 有权获取这些信息（21 CFR 312.2（b））。这封授权书必须指出被引用的信息以及信息在参考文献中的位置。参照 21 CFR 314.420 中药品管理档案的信息。

H. 标签（Labeling）：标签包括容器标签和 HPC-C 的所有文件。如同法规中描述的，提交的 IND 中应当有所有容器标签英文补充标签（如果适用）的一份代表性副本。除此之外，提交的 IND 中还应包含如何使即时标签附在 HPC-C 上。例如，发起人可以在分发时建议使用标签，二次外包装或其他方法。

直接包装标签必须包括这样的声明，"注意：新药 – 受联邦（或美国）法律限制于调查使用"（21 CFR 312.6（a））。

HPC-C 在所有情况下都必须有捐赠者合格的总结记录（2005 年 5 月 25 日及之后生产的 HPC-Cs）（21 CFR 1271.55）。你还需要提供制备和管理 HPC-C 的说明。

还可以使用其他标签的要求。如果没有完全满足 21 CFR 1271.75，

21 CFR 1271.80 和 21 CFR 1271.85 中的要求，则必须根据 21 CFR 1271.65（b）（2）或 21 CFR 1271.60（d）（2）的要求贴标签。

如果在完成所有需要的捐赠者筛选和测试之后，判定捐赠者不合格，则此时 HPC-C 必须有生物危害的图文标记，并且要有声明"警告：告知患者有传染病的风险"（21 CFR 1271.65（b）（2））；并且在总结记录中必须列出危险因素（21 CFR 1271.55（b）（4））。如果在要求的所有受试者筛选和测试完成后，由于捐赠者有阳性测试结果判定其不合格，HPC-C 必须附加声明和标签"警告:（病原或疾病的名称）的活性测试结果"（21 CFR 1271.65（b）（2））。

对来自没有经过完全筛选和测试的捐赠者和在紧急医疗需求情况下已用过的捐赠者的 HPC-Cs，其标签要求有不同情况。如果没有完成对捐赠者资格的确定，HPC-C 必须标记为"未评估感染性物质"和"警告：有风险成为传染性疾病的接受者"。HPC-C 必须有完成和未完成的所要求的捐赠者筛选和检测（21 CFR 1271.60（d）（2））。

从不同生产商获取的 HPC-Cs 没有使用类似的贴标签的程序，在这样的情况下，IND 应描述遵循适用法规的推荐方法。

I. 药理学 / 毒理学（Pharmacology/Toxicology）：根据本指南，提交 IND 的要求不包括药理学或毒理学信息。如果某产品需要有其他信息来证实其人体剂量安全性和给药方案，本指南不适用于该情况。

J. 先前经验（Prior Human Experience）：根据本指南，提交 IND 的要求没有先前经验的总结。先人经验的描述在 www.regulations.gov under Docket numbers FDA-1997-N-0010 和 FDA-2006-D-0157 上

可见，其中包含了这篇指南使用的数据以及 HPC–C 许可指南。如果需要先前经验的其他信息，来支持这个方案，本指南不适用于该情况。

K.IND 下试验性药物的收费（Charging for Investigational Drugs under an IND）：你必须包含 FDA 的事先书面授权书，包含对 IND 使用的试验药收费（21 CFR 312.8（a）（3））。根据本指南提交的 INDs 需要包括收费请求。这个请求必须遵循 21 CFR 312.8 的规定，包括收费的金额和计算的证明记录。

第三节 | 细胞和基因治疗产品的效价试验
Potency Tests for Cellular and Gene Therapy Products

一、介绍

FDA 颁发本指南为您和细胞、基因治疗（CGT）产品生产商提供了关于开发测量效价的试验建议。这些建议目的在于明确可以支持新药研究申请（IND）或生物制品许可申请（BLA）的效价信息。由于效价测量是为特定产品而设计的，本指南不做出相关建议，也没有提出产品放行的验收标准。本指南旨在补充相关文件，并不会取代任何目前公布的指导性文件，而只是 2008 年 10 月指南草案"行业指南：细胞和基因疗法产品的效价测试"的定稿。

根据公共健康服务法（PHS 法）（42 USC262）第 351 部分，本指南仅适用于由细胞，组织和基因疗法办公室（OCTGT），生物制品审评和研究中心（CBER）的 FDA 办公室审核的 CGT 产品。请注意，本指南仅适用于属于 CGT 产品的治疗性疫苗。

本指南也不适用于 21 CFR 1271.10 中描述的 PHS 法案 361 部分（42 U.S.C 264）管理的产品，或者是根据 21 CFR 820 部分审查的生物制品。此外，本指南不适用于 CDER、疫苗研究和审评的 CBER 办公室、血液研究和审评的 CBER 办公室审查的生物制品。

二、背景

（一）什么是效价测试？

效价定义为"通过适当的实验或充分的对照性临床数据表明产品的特定效能或容量，以达到预期的结果。"（21 CFR600.3）。效能被定义为"效价，也就是通过适当的实验或充分的临床对照数据来表明药物治疗活性。"（21 CFR210.3（B）（16））。法规要求在体外或体内检测效价，或两者都进行，针对每个产品作出特有的设计，以此表明其效价满足本章 § 600.3（s）的定义（21 CFR610.10）。

效价测试与其他测试一起作为产品的一致性试验，可比性研究，以及稳定性测试。这些测试用于测量与产品质量和生产控制相关的产品属性，保证临床研究所有阶段期间产品的鉴别，纯度，效能（效价）和稳定性。同样，效价测量用于证明只有产品批次满足法规的定义，或临床调查所有阶段管理的可接受标准，产品才能获得上市许可。

（二）经许可的生物制品效价的监管要求是什么？

根据 PHS 法案 351 部分的规定，所有的生物制品必须符合 BLA 审评、联邦食品，药品和化妆品法（FDC 法案）、（21 U.S.C. 321 et seq.）；（21 CFR 601.2）中对安全性，纯度和效价的要求。对于 CGT，产品一致性测试（21 CFR 601.20（a））和生产过程的控制（21 CFR 601.20（c）项）都必须符合 FDA 的现行良好生产规范（CGMP）对成药和生物制品（21 CFR 600 部分）的规定（21 CFR

210 和 2118 部分），以及生物制剂的规定。"在完成符合产品可行性标准的试验之前，生产商不能放行任何未经许可的产品，"（21 CFR 610.1），包括效价、无菌、纯度和一致性的试验（21 CFR 610 B 部分）。这些要求适用于所有生物制品，包括大多被定义为单一剂量的自提同源和个别患者同种异体的产品。

一些 CGT 产品还可以含有除活性成分外的一种或多种物质，这在科学文献中通常被称为"辅助剂"。对其完整地讨论超出了本文的范围。然而，应该指出的是，"产品中不应添加辅助剂，除非有令人满意的证据表明，它不会影响对产品的安全性或效价产生不利影响"（21 CFR 610.15（a））。建议您与 CBER 审查小组了解有关的信息，包括一种或多种辅助剂产品效能测试的附加信息。

FDA 法规允许在用合适方法确定每个产品效价时有较大的灵活性。效价是根据每个产品的属性决定的；因此，效价检测的充足性是根据具体情况来评估的。然而，用于经许可的生物制品的放行试验的所有效价分析必须遵循适用的生物制剂和 CGMP 法规，包括：

●产品（21 CFR 600.3（s）和 610.10；21CFR 210.3（b）（16）（ii））的特定效价（生物活性）。

●提供测产品放行的检测结果（21 CFR610.1；21 CFR 211.165（a））。

●提供定量数据（21 CFR 211.194；21 CFR 600.3（kk）；21 CFR 211.165（d）；211.165（e）。

●符合预定义的验收和（或）拒绝标准（21 CFR 211.165（d）；

见 21 CFR 600.3（kk）和 21 CFR 210.3（b）（20））。

●包括适当的参考材料,标准,和（或）控件（参见 21 CFR210.3（b）
（16）（ii）和 211.160）。

●建立并记录通过审评（21 CFR 211.165（e）和 211.194（a）（2））
所采用的测试方法的准确性，敏感性，特异性和重复性。

●测量所有活性成分的一致性和效能（活性）（21 CFR211.165（a）；
见 21 CFR210.3（b）（7））。

●提供数据建立追溯周期（见 21 CFR600.3（1）和 610.53（a））。

●符合标签要求（21 CFR610.61（g）（3）和 610.61（r））。

（三）试验性 CGT 产品的效价要求是什么?

在早期临床研究中，它可能无法满足经许可生物制品的上述所有
要求。尽管如此，你必须在临床研究所有阶段提交产品的数据，
以确保其一致性、质量、纯度和效能（21 CFR 312.23（a）（7）（i）），
以及稳定性（21 CFR 312.23（a）（7）（ii））。由于不同研究阶段
有不同的持续时间、剂型，因此需要大量信息作为保证（21 CFR
312.23（a）（7）（i）。

CGT 产品的复杂性表现在确立效价试验的巨大挑战上（参照表
3-2）。为了促进 CGT 产品的研发，我们建议采用递增的方法开
展效价试验。Section III.E. 概述了渐进效价试验实施的一般建议。
本文件 Section III 已述，效能测量将发展并改变产品的开发。建
议及时与 CBER 审查小组讨论，设计、评估和验证效能试验。

表 3-2

开发 CGT 产品的效能试验的挑战	案例
起始原料的固有可变性	● 自体和异体供体变异 ● 细胞的异质性 ● 容易出错的复制病毒
有限的批次规模和试验材料	● 小容器中悬浮的使用自体细胞的单剂量疗法
有限的稳定性	● 细胞产品的生存能力
缺少适当的参考标准	● 自体细胞物质 ● 新型基因治疗载体
多种活性成分	● 最终产物的多种细胞系 ● 肽脉冲肿瘤和（或）免疫调节细胞的异质混合物 ● 复合物使用的多种载体
相互之间干扰或协同作用的潜力	● 由同一载体表达的多个基因
活性成分	● 多种细胞类型中的自体 / 同种异体细胞制剂
复杂的作用机制	● 细胞多种潜在的效应子功能 ● 如感染，整合，和含有多个基因的转基因 ● 包含多种基因的载体
体内产品的演变	● 从施用部位迁移 ● 细胞分化成所需的细胞类型 ● 病毒或细胞的复制 ● 病毒载体感染，脱壳和转基因表达

（四）CGT 产品的效价和临床有效性之间的关系是什么？

没有单一的测试可以充分衡量预测临床疗效的产品属性。生产商通过"实质性证据"表现出临床疗效，即产品影响标签中描述和建议的使用条件（FDC 法案 505（d）部分）。一般来说，如 21 CFR 314.126（d）中指出的，临床疗效的实质性证据来自于持续控制产品的充分和对照研究。效价测量是产品特性测试，可比性研究和稳定性试验的必要部分，用于确保临床研究所有阶段中管理持续生产的产品。

临床对照研究的效价数据可以为产品的生物活性提供证据，因此是有效的。然而，使用临床研究数据可能不是定量测试批放行效价的可行方法（即个别产品批次放行之前临床数据无效；临床数据不能和个别批次结合）这就是说，本指导文件将讨论如何建立一个放行试验来衡量产品的效能。如下面所讨论的，临床数据可用于确立生物活性和更可行的效价测量方法之间的联系，这种测量效价的方法用于批放行、稳定性和（或）可比性研究（参照 Section III）。

三、效价测量建议

（一）应该测量什么？

1. 产品特性

CGT 产品很复杂，为了开发相关有意义的效价测量方法，你需要获得产品的生物性能。你应该充分收集临床前和临床开发的产品特征数据（即分子，生化，免疫，表型，物理和生物特性），来报告和改善测量效价的方法。

当最初确定生物活性时，这会指导你设计效价试验，你应该考虑与产品类别相关的临床前研究，概念研究证明，早期临床研究，可用的历史经验，可用的参考材料和对照。这些信息可以向您提供有关产品属性和生物学活性的基本了解。产品开发过程中获得的特性数据可以为你最初选择效价试验提供支持，或者在你准备上市产品时改善效价测量的方法（参照 Section III.E 的产品生命周期注意事项）。

作为产品开发的一部分，我们建议您除了常规批放行外，还应测量许多产品属性。探索性研究可以帮助你评估哪些产品属性与效价最具相关性。探索性研究的目的是为了获得产品信息，这将帮助你设计有意义的和相关的效价试验；尽管这些研究可能未必有助于设置试验的规格或者可接受标准，试验也可能不是批放行的规范。虽然你评估的一些试验对于批放行不可行，但可以向你提供关于产品属性的有益信息，比如生物学活性或临床有效性。

2. 作用机制

效价试验理论上代表产品的作用机制（即相关治疗活性或预期生物效应）。然而，许多 CGT 产品有复杂（如依靠多种生物活性）和（或）不完全的作用机制，因此很难确定哪些产品属性与效价的测量最具相关性。但仍要尝试开发所有与反映产品生物学性能相关的效价测量方法。例如，基因治疗载体依赖两种生物活性的效价：将基因序列转移至细胞的能力；表达基因序列的生物学效应。因此，效价试验应该包括测量基因转移和被转移基因的生物学效应。

此外，CGT 产品的作用机制更多依赖于活性成分（例如，多种细胞类型，多种载体，多个抗原靶位的疫苗）。对于一些复杂的产品（例如，细胞肿瘤疫苗），成分和效价之间的关系不明确。根据 21 CFR 211.165，药品每个批次的测定必须符合实验室最终规范，包括放行前每个活性成分的一致性和效能。因此，如果你的产品包含不止一种活性成分，由于单个试验不足以测量每个成分的活性，你可能需要多种方法测量产品的效价（Section III.B.3）。此外，在设计试验时你应当考虑活性成分之间潜在的非叠加效应，比如干扰和协同作用。

（二）测量效价时使用什么分析方法？

1. 生物学试验

评估生物制品效价的传统方法是开发定量生物学试验，用于测量与产品活性相关的特定效能，影响给定的结果，也符合 Section II.B 中列出的标准。生物学试验可以通过评估活性生物系统内的产品活性成分来测量效价。体内动物研究，体外器官，组织或细胞培养系统，或这些的任何组合中都可以包含生物学试验。你可以在体外或体内进行生物学试验；但我们鼓励动物使用时有所限制。

2. 非生物分析试验

产品性能和（或）某些试验技术限制使发展 CGT 产品的定量生物学检测变得复杂。在这种情况下，不能开发出一个合适的生物测定法，可能有必要确定生物活性的替代测量。例如，您可能需要使用非生物分析法，来证明批放行的性能特点。分析性试验可以通过评估免疫化学，生物化学，和（或）产品的分子属性提供丰富的产品特征数据。这些属性可以用来证明效价，如果可以通过产品特定生物活性证实代替测量点，则这些属性可以用于证实效价。要建立有意义的关系，你应该根据本文建议指导严格的产品特征测试。

3. 多样性分析（分析矩阵）

在许多情况下，一个单一的生物或分析性试验可以不提供效价程度。以下是一些潜在原因：

● 产品较复杂和（或）作用机制不完全。
● 产品有多个活性成分和（或）多种生物学活性。
● 有限的产品稳定性。
● 生物学试验不定量，不耐用，或不够精确。

如果一个测定不足以测量指示效价的产品属性，可以使用另一种方法，如开发用于测量与质量，一致性和稳定性有关的产品属性的多个补充性试验。当一起使用这两种方法，并且结果与相关生物学活性相关时，这些互补性试验应提供测量效价的措施。这样的试验（称为测定矩阵）由生物测定法，生物和分析性试验组成，或是单独的分析性试验。该测定矩阵可以给出定量读数（例如，活性的单位）和（或）定性读数（例如，通过／失败）。如果确定批放行，稳定性或可比性研究时将定性试验作为分析矩阵的一部分，可以有一个或多个定性试验（参照 Section II.B ）

（三）确定生物学活性和非生物学活性试验之间的关系时，什么是必要的?

使用分析性试验或分析矩阵作为生物学活性的替代测量来确定效价时，你应该提供足够的，科学合理的数据（即基于适当的合格检测，适当的重复次数，多个批次或不同患者样本等）建立替代测量和效价相关的生物学活性之间的联系。我们建议您在设计相关研究之前向 CBER 审查小组咨询。

可以使用多种方法确定替代测量和生物学活性之间的关系，包括比较临床和概念数据，体内数据（动物或临床），或体外细胞或生化数据。如果你选择使用分析性试验作为生物学活性的替代，以符合经许可的生物制品的潜在要求，你需要满足 Section II.B 中列出的标准。你还需要表明试验可以区分活性产品和产品非活性或分解的部分；并完成对照研究（参照 Section IV ）和（或）使用经验证的分析性试验。

用于支持替代性试验和产品生物学活性之间相关性的数据，其适用性是在个案基础上进行评估的，并且取决于或受以下因素的影响：

● 关联性的类型和关系。
● 你所积累的产品信息量。
● 如何理解产品的生物学活性。
● 替代测量如何反映生物学活性。

正如其他效价试验，你应该在研究早期阶段开始收集产品和试验的特征数据，来支持你选择试验。

（四）效价试验应该何时开始?

如本文件所述，完整的产品描述对于了解影响产品质量、效能、批次间一致性和稳定性的参数是很有必要的。此外，理解和控制这些参数对于证明生产批次之间的一致性是必要的，以评估不同生产工艺和（或）各种试验的可比性，而且对于确定哪些产品属性与生物活性和（或）有效性相关也是必要的。由于测量效价的能力在根本上与产品特征相关，你应当在临床前和临床研究早期，通过产品各个特征开始测量效价的试验，并且尽可能多地包括产品信息。

另外，在产品开发早期测量效价有许多优点，例如：

● 在产品开发整个过程中证明产品活性，质量和一致性。
● 产生一批数据支持批放行的规范。
● 为评估生产变化提供依据。
● 评估产品的稳定性。
● 认识到技术问题或采取不同试验的原因。
● 评估多个试验。
● 如果有必要的话，收集足够的数据来支持相关研究。

（五）什么是渐进的效价试验？

1. 早期产品开发

一些产品在临床前，临床一期和临床二期早期具有有限的信息数量，这可能就足够了。试验的验收标准应设置为一个数值范围，并应在整个产品开发阶段进行调整，以反映生产和临床经验。早期临床研究中使用产品批次进行效价试验，很可能比在后续研究阶段测定时有更广泛的接受范围。

随着临床研究的进展和产品知识的增加，你应该制定和实施改善的效价测量，以定量评估产品的相关生物学属性（见 21 CFR312.23（a）（7））。

2. 后期产品开发

后期研究阶段（即第 3 阶段）的主要目的是收集有关产品功效的有意义的数据，这是由足够和良好对照的临床试验来确定的。合适和良好控制的试验的一个方面，在于给予与产品批次相似的效价，在符合规定的限度下有必要为患者提供合理的信心，这样批产品将在患者体内达到预期给予的剂量。因此，您的效价试验或测定矩阵设计，以及验收标准应确立效价的局限，以确保明确定义该产品批次的生物学活性和持续生产。如果你不能确保在关键性试验中使用批产品的效价，你的试验将被视为"设计未满足既定目标"并且受到临床限制（21 CFR 312.42（b）（2）（ii））。

此外，你应当使用受限制的效价试验或分析矩阵，在一致性批次的稳定性试验期间确定许可截止日期（参照 21 CFR 610.53）。用于确立稳定性和截止日期的试验应是稳定的。

3. 生物制品许可

为了获得生物制品许可，BLA 中必须描述并说明具有验收标准的效价试验或分析矩阵（21 CFR 601.2（a）和 211.165（e），也参照 Section II.B）。验收标准应依据生产中获得的只是，以及产品开发和临床研究各阶段完成的试验数据。当你在关键的临床研究中评估合格批次或使用正式生产的批次时，应定义验收标准来反映这些数据。

在 BLA 中定义效价试验的验收标准，用于后续大量放行测试，应在证实临床有效性的关键研究中反映批产品的效价（参照 FDC 法案，505（d）部分，21 U.S.C.351）。

4. 效价试验的评估与调整

在产品开发或许可后期间，生产和检测的进展使重新评估效价试验成为必要。如果您打算修改在获批申请中使用的实验或提出一个新试验，必须完成有效性研究（参照 Section Ⅳ），以证明修改后或新的试验仍然是有效的（21 CFR 211.165（e））。此外，考虑到样本规模和分析设计的研究，应证实初始试验和调整后或新试验之间的可比性。该研究计划应该包括预先确定的验收标准，以证实试验之间的等价性。审评申请中应补充提交效价试验的变化和可比性研究的数据（21 CFR 601.12（b）（3）（vi））。

支持修改效价测量所需要的数据量将取决于许多因素，其中包括：

- 产品开发阶段。
- 现有试验中变化的类型。
- 试验是否被用于测量不同的产品属性。
- 提出的试验是否符合上述标准。

如果修改了调查性研究中所用的效价测量，就应该量化试验并证明变化是合理的（例如，更具相关性，更实用，更能量化）。

这些建议强调维持保留样本（例如，产品，参比原料，关键试剂）的重要性。在没有分析适当的保留样本时比较试验，或确定是否完成新试验是很困难的。

四、设计和验证效价试验

（一）在设计效价试验期间应该考虑什么？

按照 CGMP 规定，试验的设计应该允许你收集评估数据，以分析是否适合其用途。这包括合并足够数量的样本进行统计分析，使用随机样本以减少偏差（例如，与 96 孔板中位置相关的偏差），以及进行适当的控制。实验设计也应反映影响试验可变性的因素。因此，你应该考虑试验方法中可变性的来源，并采取措施在试验设计中进行限制。可变性的一些来源，甚至当可变性减小时，是不可避免的，所以应进行平衡，测量和建模。减少变化的一般原则包括使用合格的试剂，合格和校准的设备，以及充分培训和有资质的操作者。分析的可变性也可以通过以下详细的标准操作程序（SOP）和某些适当的控制大幅减少。特定试验的对照将取决于分析的产品和进行的试验。你也应该考虑关键试剂的长期有效性，包括参比原料和对照品。生产商可以参考有关试验设计策略更详细的讨论。

（二）应该如何使用参考材料和控件？

正如所有精心设计的实验，开发效价试验应当包括合适的对照品，并比较产品特定的参比材料。与产品同时运行其特定的参比原料和（或）对照样品有助于确保试验如期进行。此外，对照品确保设备和试剂在规定的限度内工作。精心设计的一系列对照样本可以大大增加结果意义和可靠性。

在可行的情况下，您应该制定自己的"内部"参比原料作为产品开发的一部分。这些可能包括描述临床批次或其他材料的特点，又或者是其他资源（例如，与产品类似的细胞株的特点）。如何以及为何开发参考材料（包括内部特定产品的参比原料／对照品）需要有一个明确的理由。我们鼓励您在开发或获取参比原料时向CBER审查小组进行咨询。

其他参比原料和标准品有助于试验的开发，可用于开发并使更多相关的内部参比原料和（或）对照品获得资质。一些参比制剂，标准品和对照品是可用的，或正用于表征生物制剂和（或）用于效价试验的潜在"读出"系统的发展。例如，有可以帮助校准设备，并帮助定义可接受参数的定量流式细胞分析。目前参比制剂也可用于腺病毒5型、逆转录病毒载体和腺相关病毒2型载体。也介绍了慢性病毒载体的标准品原料和对照品。鼓励开发其他CGT产品的一般性和标准化参比原料。

由于你会在产品开发和表征的各个阶段使用内部参比原料，你应当在产品稳定性研究中一起进行参比原料的研究，并进行适当的复检或确定失效期。此外，你应该适当表征每一批新的参比原料，与原来的进行比较，并建立适当的程序取得资格，最终验证新的参比原料。如果有可能，内部参比原料中应保留每个批次的样本，用于比较最新生产的参比原料，并为耗尽或用完参比原料提前做好准备。利用统计控制图在常规试验中绘制参比原料的性能和稳定性，有助于成为一个关于早期不利趋势的有用的质量控制工具。

（三）效价试验的验证计划中应该考虑什么?

1. 法规

要获得生物制品许可, 除其他事项外, 您必须在 BLA 中提交数据, 证实你的产品是符合效价的要求（21 CFR 601.2）, 这需要您验证效价试验（参照 21 CFR 211.165（e））。验证过程确定了错误的潜在来源, 并在试验方法中进行量化。在开发试验期间, 你应该评估试验的性能和适用性。许多资源可用于分析方法验证。你应当完成所有相关试验参数的分析和验证, 其中包括：

- 准确性
- 精度（重复性, 中间精密度）
- 特异性
- 线性和范围
- 系统适用性
- 耐用性

2. 统计学设计和分析

应用合理和适当的统计方法来设计和分析测量效价的实验是很重要的。否则, 从这样的实验数据中得出的推论可能是无效的。报告结果时应考虑试验可变性的潜在来源和复检的变化。您应当充分描述分析方法, 包括你的理由和解释。这些描述应该足够明确, 以至于使研究报告中给出的结果能够进行独立的统计分析和评价。你可以用电子格式提供来自效价试验验证研究的数据, 以便于 CBER 审查委员会统计评估数据, 但以电子格式提供数据并不是当前的要求。验证研究的结果应针对性的处理验证参数以及它们是否符合验收标准。必须保留试验记录, 其中包含了所有试验的完整数据, 可以确保符合规范和标准（21 CFR 211.194）。我们鼓励您尽早主动与审查小组进行讨论，以获得关于效价试验设计、数据格式和分析的反馈。

3. 定性试验验证

如 III.B.3 部分所讨论的，只要你进行合适的相关性研究，定性试验可作为分析矩阵的一部分来评估效价。您应该验证与定性试验相关的所有参数，并对你确定是不相关的参数说明理由。例如，某些试验验证参数（例如，线性）可能并不适用于以"通过或失败"来表示的定性试验，应使用合适的对照样品来表征专一性试验和可接受性能的其他特征（例如，稳健性，系统适应性）。

假如没有量化的数据，很难证实其准确性和精密度；然而，正确的测试设计（例如，足够的复检），你就能够证实试验充分的一致性。对于半定量试验（以高度可变的定量读数，例如，在动物模型中的应答），确定试验的稳健性和一致性应采用更广泛的接受范围。你应该定性试验中确立对照品和（或）参比原料的验收标准，以确定是否能接受一项试验。如果在多个单独试验中对照品未达到验收标准，则该试验不可行。另外，由于 CGT 产品的复杂性，确定试验适用性的具体情况会有所不同。因此，我们建议您在开始具体的实验设计和（或）效价测量的详细实验分析之前，与 CBER 审查小组讨论你的实验计划。

正如本指南所指出的，未产品开发一个合适的效能测量方法需要大量数据。此外，随着你开发产品所获得的新信息，试验也会随时间发生变化。因此，我们建议在设计、评估和验证效价测量的方法时，及时与 CBER 审查小组进行讨论。

第四节 | 心脏疾病的细胞治疗

Cellular Therapy for Cardiac Disease

一、介绍

发起人正在开发用于治疗心脏病的细胞疗法，FDA 为他们提供了本指南，对设计临床前和临床研究提出建议，以及在该细胞疗法的 IND 中包含化学、制造和控制（CMC）信息。该指南还提供了关于在产品传递系统中应提交的信息的建议。发起人应当向 FDA 咨询有关细胞选择设备使用的调控途径。

本指南是 2009 年 3 月指南草案"行业指南：心脏疾病体细胞疗法"的定稿（2009 年 4 月 2 日，74 FR 14992）。

二、背景

尽管医学和外科疗法较为先进，心脏疾病仍然是发病致死的一个主要原因。即使有最佳的医疗管理，发病率仍然显著提升。研究人员正在研究细胞疗法是否有可能通过旁分泌途径或心脏组织再生等机制修复患病心脏。随着该领域的发展，一期和二期临床试验（统称为"早期阶段的临床试验"）的更多数据增进了对心脏修复机制的理解。

心脏疾病的细胞疗法通常符合公共健康服务法案第 351（i）部分"生物制品"的定义（42 USC 262（i）），并由生物制品评价和研究中心进行监管（CBER）。血管内导管等药物和生物传递系统一般符合联邦食品、药品和化妆品法案 201（h）部分对（21 U.S.C 321（h））"医疗器械"的定义。

FDA 希望这些细胞疗法及其专用的传递系统符合 21 CFR 3.2（e）中对复合产品的定义，不论是组合包装，还是用标签表明共同使用分别上市的产品。根据获得的信息，细胞疗法要提供复合物的主要作用方式，而依据 21 CFR 3.4，指挥中心往往是 CBER。

对于一个复合产品，单一的研究申请通常就足够了。对于细胞疗法及其专用的传递系统，这个申请通常是 IND。该 IND 申请应尽包含本指南中描述的生物制品和传递系统的信息，以及适用法规中要求的其他所有信息。CBER 与 CDRH 打算在 IND 审评中协作，如复合产品科学技术的审评。

对于一个复合产品，上市申请一般也足够用于 FDA 的审核和上市许可。然而，有时需要两份上市申请。你应该向 FDA 咨询特定产品的申请。FDA 鼓励发起人在产品开发过程中讨论上市申请数量和类型的问题。更多信息请参见 2006 年 9 月的《行业指南和 FDA 工作人员：创新复合产品早期开发的几点注意事项》。

三、产品描述和生产信息

在联邦法规 21 章 312.23（a）（7）（i）中，IND 的 CMC 部分必须根据不同的研究阶段包含足够的信息，以确保试验药物的正确鉴别（鉴别试验），质量，纯度和强度（效价）。你必须描述产品和生产工艺，以及使用产品之前进行的安全性和质量检测信息（21 CFR312.23（a）（7）（iv））。治疗心脏疾病的细胞药物提交 IND 所需的 CMC 信息类型，类似于用于治疗其他病症的细胞药物要求的信息类型。必要的时候你应该提供详细的数据支持：

- 细胞来源
- 收集方法
- 加工方法
- 辅助材料
- 处方
- 检验方法
- 细胞药物的放行标准
- 储存 / 运输条件
- 稳定性
- 防止交叉污染的隔离程序
- 容器标签（过程和最终产品）

细胞药物的一个共同加工过程是使用免疫磁性选择的单克隆抗体和顺磁性微球的装置，产生富含特定细胞表面抗原的细胞群。在此过程中所用的抗体应是无外源因子并且有预期功效的。你也应该提供有关选择系统 / 细胞分离系统的安全性和质量的信息。如果其他发起人在先前提交给 FDA 文件中使用了这些数据，您必须获得此人的签名，表明交叉引用了选择系统或抗体，并作为 IND

的一部分进行提交（21 CFR 312.23（b））。

确定传送系统中细胞药物生物相容性所需数据的相关信息，请参照本指南 Section V。

准备 IND 中 CMC 部分的更多信息时，您可以参考 2008 年 4 月《人类体细胞疗法新药研究申请中化学、制造和控制（CMC）信息的内容与审核》和 1998 年 3 月的《行业指南：人类体细胞治疗和基因治疗指南》FDA 指南。

四、临床前数据和试验

（一）用于心脏修复的细胞药物的临床前试验

在用于临床研究之前，所有新的试验药物必须进行临床前安全性评价（21 CFR 312.23（a）（8））。在开始临床试验之前，你应该提供充分的临床前数据来建立产品临床研究的科学原理，并证明你的产品和传递系统的安全性是可以接受的。这些数据通常是由动物研究提供的，尽管细胞药物的体外检测数据往往对改善动物研究设计很重要。你应该选择最合适的研究来证实药物的活性，并通过药物解决安全性问题。这些安全问题包括所选择的给药途径和传递系统引起的问题。如果设计结合细胞药物和传递的试验不影响测量结果的有效性或数据的有用性，FDA 鼓励您设计这样的试验。

一般地，动物研究用于评估以下内容：

●产品的生物反应（例如概念验证和安全性研究的生物学活性证据）。

●响应的持久性（例如，评估心脏治疗效果及其持久性所需的时间长度）。

●毒理学（例如，产品可能造成局部和全身不良反应）。局部不良事件可能是由于心脏与药物的相互作用。全身不良事件，可能是由于细胞转移至心包区域之外。心脏内或药物转移的其他部位可能残留细胞药物，有潜在致瘤或不适当分化的可能。

●剂量反应（例如，在心脏修复或运动时细胞数变化的影响）。

细胞药物在体内的生物活性可以通过起源组织，分化的水平，生产（操作水平）与体内微环境结合的程度来确定。生产工艺可以控制组织器官，分化水平和生产范围，这都是特定产品所独有的特征。然而，微环境对特定细胞药物生物学机制的影响，只能通过在患有心脏疾病的动物模型中进行评估。这样的线索可以通过疾病的病理生理学和细胞药物的给药途径来确定。

细胞疗法可使用不同的给药方式和传递系统，包括但不限于：①开胸手术过程中，通过暴露的外膜表面直接用注射器和针注射到下层心肌；②细胞药物进入冠状动脉灌注；③通过心导管细胞悬浮液的心肌注射；④静脉内递送。这些产品的临床前研究设计通常包括这样的意图，即在特定的临床条件下使用预期临床传递系统来模拟特定细胞药物的生物学活性。

如果 FDA 明确或批准了目前在研究中用于传送组织的传递系统，并且你获得了交叉引用传递系统的签署文件（21 CFR 312.23（b）），可能就不需要评估传递系统安全性和可操作性的其他临床前研究了。应部署，检索，并传送所有评估传递系统能力的临床前研究，用于评估以下设备特定的终点：

●适当使用总病理学和组织病理学对引入 / 恢复传递系统的位点，脉管系统通路，药物传送位点，任何显著中间结构（例如，主动脉和（或）二尖瓣）的危害。

●输送系统的操作特性（例如，弹性，抗扭结性，射线不透性，辅助设备的兼容性，插入 / 移除的简易性）。

●传递系统的危害作为模拟使用的结果。

动物研究通常需要使用免疫抑制剂，以避免排斥人体细胞药物，或在动物身上使用类似的细胞药物。类似的细胞药物来源于动物，用于检测最终临床药物表型和生物活性的衍生物。在指导类似细胞药物的关键临床研究之前，你应当在临产前研究中表征其与人用产品的相似程度。我们建议设计使用关键研究，以此证实在某一动物种类中所检测的特定产品的适用性。几项动物研究和（或）几类物种在充分评估功能性终点时，以及遵循试验药物管理时发现的任何潜在不良事件是必要的。然而，需要的研究数量应该由产品相关的生物特征来确定。研究报告中应充分描述生产中的所有差异，以及动物研究中细胞药物与临床使用产品之间的特征差异。

（二）模型选择和数据报告

1. 体外数据的使用
体外数据即免疫或功能测定法，可用于推断这些细胞药物的潜在活性。该信息又可以用于指导临床试验所需的设计、台架和动物试验。

2. 小动物模型

小的动物模型（例如，免疫缺陷或免疫抑制啮齿动物）可以针对心肌提供关于人用细胞药物效能的信息，并观察与细胞有关的安全性问题。这些模型可用于研究细胞药物对心肌梗死和存活的差异。然而，由于解剖学和生理学的限制主要与身体有关，他们不会对与细胞药物导管有关的总体心脏功能或不良反应进行敏感性评估。

3. 大动物模型

大型动物模型（例如猪，羊和犬）可以提供细胞药物和传递系统的安全性和活性信息，指导选择一期临床试验中潜在安全的起始剂量。此外，这些模型可以用来解决诸如细胞数量，体积，注入的速度，以及药物管理最佳定位的问题。由于不能直接检测用于临床的导管，并受到监测心脏功能的能力限制，小动物模型不能产生这些数据。

缺血的大型动物模型可用于评估心肌梗死后细胞药物的活性和安全性。非缺血性充血性心脏衰竭的模型是比较有限的。诱导心肌缺血（结扎，AMEROID 收缩和珠栓塞）常用方法的病理学并不完全代表人体局部缺血、血管收缩和侧枝形成引起的动脉粥样硬化冠心病的主要机制。然而，因为这些程序允许在缺血性微环境和缺血损伤组织中评估细胞药物，可以用于模拟动物急性，亚急性和慢性心肌梗死情况。心肌内注射细胞药物可能需要额外的动物研究，探讨促进心律失常发展的因素。这些因素可以包括细胞药物的复合物，细胞的剂量（绝对细胞数和体积）和细胞植入位点（关于解剖特征，例如主要传导途径或阀门，结疤位置，心肌内的缺血区域）。

4. 研究持续时间

临床前数据包应该有足够长的时间，以充分监测潜在的急性和（或）慢性不良反应。重要的是要评估心脏内壁中细胞药物发展和重建引起的慢性不良反应。

5. 在 IND 中提交动物报告

你应该利用试验性药物为动物研究提供充足的信息，不论这些信息是不利的还是支持研究的，只要与试验性药物的安全性评估相关就可以。你必须提供一个完整的数据表格，对每个毒理学研究进行详细审查，并能作为支持临床研究安全性的主要数据（21 CFR 312.23（a）（8）（ii）（b））。对于遵循 21 CFR 58 部分 GCP 的每一个非临床实验研究来说，必须包括一份声明，即研究是根据 GLP 法规来进行的，如果这项研究不符合这些法规规范，必须提供一份简短的相关说明（21 CFR 312.23（a）（8）（iii）），你应该详细说明预先设计的方案中的所有方面，以及研究完整性偏差存在的潜在影响。

对于每份临床前报告，你应该描述研究的目的，并提供一份描述创建信息和心脏缺陷位置的详细方法。报告应包括评估标准以及病理，组织学，电生理和心脏功能的评估。

（三）数据利用

细胞药物、给药途径和试验设计的现有数据（临床前和临床）的数量、质量和适用范围，会影响临床前试验的范围。我们建议您根据 1998 年 3 月 FDA 指南《行业指南：人类体细胞治疗和基因治疗指南》Section Ⅷ 规定的原则，以及 CBER 颁布的用于处理临床前试验的所有后续指南，来设计临床前试验。最终，特定模式和整体临床前研究设计的选择应反映预期的临床情况。在开展试验之前及时与 FDA 讨论某种特定试验方法的适用性是很有帮助的。有关临床前研究的其他信息，可以通过细胞，组织和基因疗法咨询委员会（旧时称为生物效应调节物咨询委员会）在 2004 年 3 月 18~19 的会议记录找到。

五、传送系统的评估与测试

以下部分描述了 IND 中应包含的内容，以充分描述血管导管传递系统的一致性和性能。临床方案中应充分描述其他相关的传递方式，如直接注射。

（一）监管注意事项

1. 主文件
如果你打算依据有关传递系统性能的数据，其他单位和 IND 中的数据，研究性医疗器械豁免制度（IDE）或主文件，你必须提交一份交叉引用的签名信，以此说明 FDA 允许你获取这些信息（21 CFR 312.23（b））。这封信还应当说明这些信息在文件中的位置。你也应该提供科学依据来清楚地解释利用这些数据支持传递系统性能的原因，以及所用数据和研究之间评估条件的差异为什么没有数据的适用性。

2. 鉴定
我们建议在临床方案中鉴别研究中的设备生产商，模型，管理状况和导管尺寸。此外，我们建议在临床方案中对导管设计要求进行说明，并附有一张完整的材料清单。

3. 先验信息

在美国和其他国家，都应包括有关传递系统使用的安全性信息（包括在与当前申请中类似的情况下使用）。安全信息可从已进行的研究或文献中获得，也可以从其他文件（例如：IND，IDE，上市前审批，510（k），主文件等）的上市前通知，以及交叉引用信件中获得。

4. 风险分析

你应该在 IND 中提供现有临床前和临床数据的科学原理，以表明传递系统的使用并不会对病人构成不合理的风险。这个原理应包括基于设计的风险分析，以及传递系统的预期用途，来评估传递系统对患者造成的风险。针对每一项风险，你应当说明将采取何种措施来减轻。

（二）传递系统的临床前试验

我们建议您使用一组体外和体内试验来评估传递系统的性能。试验应证明传递系统能够根据临床方案中的规范安全传送细胞药物。您的临床试验方案应包括以下方面的建议：

1. 测试条件

所有试验应尽可能模拟临床输送过程，并评估研究中使用的整个传递系统。对于产品浓度和（或）体积、传送压力/流速，传递步骤等变量，也应进行最差条件测试（即评估临床试验中可能遇到的最坏条件下，这些变量如何影响试验），除非有不完成试验的正当理由。

2. 数据报告

当描述临床前试验时，应提供以下资料：

● 描述试验方案；
● 试验样本的数量和规模；
● 验收标准，包括标准的临床相关性；
● 测试结果，包括平均值，数据范围；
● 从试验结果中得到的结论。

3. 体外试验

我们建议您使用体外模型评估传递系统的机械性能，以确保传递系统能安全有效地传送生物制品。通常，体外试验会确定传递系统的性能限制。这样，体外试验也可能需要符合要求的体内数据。

目前，科学文献表明了依靠导管传送细胞药物的两个概念的可行性：

● 将细胞悬浮液注射到心肌靶位的冠状血管中；
● 使用含有注射针的导管，将细胞悬浮液直接注射到心肌靶位中。

细胞疗法导管输送的其他概念也可能是可行的。由于传递系统涉及多种操作原理，风险分析中应详细解释为什么选择的临床前试验方案适用于该递送系统，以及这些试验为何足以评估设备的临床前性能。你可能希望向 FDA 咨询有关设备性能测试的问题。请参照传递系统体外测试的其他信息附录。

4. 输送系统患者的生物相容性

我们建议您证明传递系统中与病人接触的材料不会引起有害的生物反应。为了评估传递系统建设，加工，储存时所用材料的风险，我们建议您查阅题为《医疗器械评估所要求的生物相容性培训和毒理学描述，蓝皮书备忘录，G95-1》的 FDA 指南文件。除了所提供的指南，我们建议您评估传递系统中材料的介致热性，或者解释不需要评估的原因。

5. 传递系统产品的生物相容性

为了证明传递系统可以向任一传递系统或药物完全传送细胞药物，你应该使用能够准确模拟临床方案的体外模型，来评估细胞的存活力 / 活性，细胞对设备的黏附力和设备的完整性。因为生物制剂可以聚合，并且在低流量时更容易附着，试验中最差的传递率与其他临床前试验不同。此外，由于细胞药物对物理和化学刺激的敏感性很容易变化，对于每个新的传递系统复合药物，都应重复这些试验。如果您打算利用那些采用不同传递系统复合药物的兼容性数据，应提供该数据适用性详细和具体的科学原理。

6. 临床前的体内研究

请参阅 Section Ⅳ 对研究报告中临床前试验的推荐动物模型及其传递系统系统的讨论。

7. 消毒措施

FDA 建议您按照 2002 年 8 月题为《更新的 510（k）无菌审查指导 K90-1；行业和 FDA 最终指导意见》来提供灭菌信息。应该使用根据质量体系法规验证的消毒周期，对设备进行灭菌使之达到 1×10^{-6} 的无菌水平（21 CFR 820 部分）。

我们建议您测试设备的致热性。我们也建议您提供以下信息：

● 描述已确定的方法，例如，确定鲎变形细胞溶解物的方法说明；

● 检测终点的识别以及选择该终点理由；

●描述用于获得试验设备中检测液的提取技术，表面评估了所有与设备接触的临床相关表面；

●使用的参考方法的确定，例如，ANSI / AAMI ST72 或 FDA 的指导。

8. 保质期

FDA 建议保质期测试要解决包装完整性的问题以确保无菌性，以及在预期生命周期稳定内设备的稳定性问题。为了评估设备的功能，我们建议您评估每个附录中描述的小型试验，并重复所有评估受老龄化影响的设计特征的试验。我们也建议您提供用于保质期检测的方案，以及测试结果和从中得出的结论。

（三）导管标签

你应当提交一份清楚简洁的说明，以描述特定设备的技术特征以及如何使用设备。说明应鼓励设计当地 / 体制性的培训，旨在帮助用户熟悉设备特征并安全有效地使用设备。

六、临床试验设计

临床试验设计的标准要素包括患者选择，产品监管，安全监控，以及合适终点和控制人群的选择。虽然指南的后续部分描述了临床设计的要素，旨在适用于早期临床试验，但也包含了涉及 3 期临床试验的具体意见。在提交关键试验的 IND 之前，强烈建议发起人和 FDA 之间进行一次积极的对话，并提交特殊方案评估（SPA）。一个总体开发方案也应明确定义产品活性类型和水平的标准，这将促进进一步的发展。在设计一个临床试验时，应考虑产品的作用机制以及与作用机制可能相关的所有信息。这可能影响您对主要终点的选择以及多个终点之间的一致性评估。使用细胞疗法的其他要点，特别是涉及自体药物时，在于表现一个纯种人群的相同数量。这将使对药物活性的解释复杂化，临床试验设计中应加以考虑药物的作用机制。

（一）受试者群体

1. 顽固性心绞痛 / 缺血

最佳药物治疗时招募顽固性心绞痛受试者的试验，应提供接受药物治疗患者的标准文件和心绞痛的频率和严重程度。例如，试验可要求受试者按标准分类（例如，加拿大心血管协会分类）中的定义有一个明确的心绞痛分类，受试者每周经历给定数量的心绞痛发作，或运动试验中出现心绞痛。你可以选择让受试者通过使用心绞痛日记记录每周心绞痛发作的次数。最佳药物治疗标准应当与美国心脏病协会 / 美国心脏病机构（ACC / AHA）中准则。通过导入期的使用和研究期间准确的用药历史，受试者对这些药物的反应记录（最佳剂量的使用或不能耐受的水平或抗心绞痛药物的剂量）。

招募难治性心肌缺血受试者的试验应描述确定缺血（例如，单光子发射计算机断层显像（SPECT）扫描或其他成像方式）的方式。你应该记录在标准化试验（例如，运动耐量试验）中出现局部缺血的终点，如心电图（EKG）表现出的缺血发作。此外，治疗慢性缺血的许多试验要求受试者不是经皮或外科冠状动脉介入治疗的候选人。这应该在研究之前通过心内科医生（经皮介入）或心胸外科医生（外科手术）进行确定。

2. 急性缺血 / 梗死

招募急性缺血受试者或周围梗塞期间进行的试验，应该利用这些

（如 ACC / AHA 采用的标准化定义）进行明确定义。出现症状和产品管理之间的时间间隔应根据药物治疗的背景来确定，这些药物治疗符合当前的 ACC / AHA 指南。由于这些受试者在其他心脏事件中有高风险，安全性应作为重点关注。在这些试验中，您可以选择单独管理该研究产品（不是其他介入治疗的受试者），或与支架、血管成形术、冠状动脉搭桥术等结合。这些介入治疗的适应证可以指导其他准入标准的需求。

3. 心脏衰竭

招募有心脏衰竭症状的受试者的试验应提供患者心脏衰竭严重程度的标准和记录以及该情况下的药物管理。常用的心脏衰竭分类是纽约心脏协会对其的划分。这种分类是主观的，会导致小型随机试验中出现错误的结论。研究中心脏射血分数的绝对截止值的临床相关性并不清楚。因此，不妨考虑使用更多的量化措施，如心肺运动试验来确立准入要求。可能还需根据心室大小考虑准入标准。最佳药物治疗的标准应符合当前的 ACC / AHA 指南，并记录该标准（例如，病例报告表）。

4. 一般要求

你也应该为近期发生的心脏事件（ST 段抬高性心肌梗死（STEMI，非 STEMI）），前心导管检查的时机，以及合并疾病的存在提供标准，因为这些都可能增加患者风险或限制心脏功能。此外，在将药物直接给予心肌壁试验中，应提供壁厚和注射部位有无存在瘢痕组织的标准。在一般情况下，注射部位的壁厚应是最大针长度的两倍。最后，如果您希望植入药物洗脱冠脉支架，你应该考虑洗脱药物对细胞药物的可行性和活性是否会产生负面影响，并相应修改您的资格标准。

（二）产品管理

你应该详细描述产品管理。这可以包括：

● 用于确定注射部位的方法，记录其位置，并与注射部位相匹配。

● 建议注射次数（总的和每个心脏壁）或球囊扩张数量和持续时间。

● 细胞药物的浓度，体积（总的和每次注射）和流速。

● 产品传递的方法，直接注射或通过使用递送装置。如果使用传送设备，应当提供注射部位传送和恢复的详细信息。

在导管插入期间可以通过使用解剖图、文字描述和注射程序的视频来记录产品的监管。

（三）安全性监测

在报告与产品使用相关的不良事件时，您必须遵循 21 CFR 312.32 概述的报告要求。1996 年 4 月题为《行业指南：ICH E6 临床试验管理规范的统一指南》的 FDA 指南中可以找到关于 GCP 的其他信息。你应该记录并向 FDA 报告所有与不良事件相关的程序和生物学，包括暂时和长期的不良事件。长期并发症包括死亡，心律失常，神经系统异常，以及与生物产品相关的不良事件。你应该在临床方案中前瞻性地定义这些不良反应，以指导研究者、监测人员和临床事件委员会。

1. 心脏标记物

我们建议在准备步骤中包含心脏标记物，所有后续程序中包含序列测定。关于心脏标记物的水平没有一致意见，心脏标记物是遵循介入治疗程序的临床重要项。因此应该监测心脏标志物，并在停止研究的准则中包括心脏标记物。

2. 心律失常和传导异常

应在手术过程中监测心率，受试者应遵循程序被放置在遥测技术中。此外，应完成连续的心电图。在报告这些心律失常时，应区分药物管理期间单独的室性心律失常和更复杂或更持久的心律失常。在每次临床观察时，你应该关注心悸，胸痛，呼吸困难，乏力，胸闷或晕厥的历史，努力辨别受试者的心律失常。所有受试者应考虑使用动态心电图监测(或类似的系统)。如果发作不频繁，故障记录器可以使患者在发作心律失常时传送 EKG 至记录设备，这可能更有用。应特别注意接收骨骼或心脏成肌细胞的受试者。这些受试者不论什么症状都应该接受心律的一系列监测（例如，用动态心电图监视器）。也应在给予细胞药物之前考虑受试者中自动植入心律转复除颤器的位置，由于细胞疗法或给予细胞时使用的程序，受试者心律失常的风险可能增加。

3. 心肌穿孔 / 心包积液

为了在给予药物时监测心包积液的发展，您应该在受试者中完成程序化前的心回波描记术（或另一项能够检测心包积液的研究），在受试者的心肌壁注射细胞药物。手术之后应立即获得这些研究和4~6 小时内的术后反应。结论后面应附有异常反应。

4. 独特的监测要求

细胞疗法可能包括给予自体或异体细胞。你应该监测接受接收同种异体细胞的受试者，监测其细胞的发展和体液免疫应答。异体细胞的免疫应答可能需要几个星期。此外，这些细胞可以在宿主内生长和进行区分，导致细胞表面标志物水平和表达的变化。血液样品评估免疫应答的时间是至关重要的。除了实验室试验，受试者应该在临床免疫反应的发展中受到监测。另外需要注意的是受试者可能需要进一步的心脏移植。应谨慎在这些受试者中使用同种异体细胞，因为他们可能对其他免疫抗原敏感。

5. 停止准则

我们建议在用于心脏疾病的细胞疗法所有方案中包含停止准则。这些停止准则应该处理该部分的注意事项（比如安全性监测），以及产品的特殊问题和传送方式。

6. 后续的持续时间

由于这些产品的作用机制涉及组织重塑和集成，长期的跟进是必不可少的。长期的跟进应包括评估后期不良事件和产品的持续活性。确立产品的长期活性是评估风险收益比的基础。终点评估的时间和跟进的持续时间可能随产品及其说明不同而变化。在许多情况下，产品审评之前应评估长期结果，而在其他情况下，可以根据许可提交关于长期结果的其他信息。你应该在方案中提供一个长期跟进的计划。

（四）研究终点

在你选择研究终点时，应该仔细考虑产品的预期作用机制和正在寻求的适应证。在早期临床试验中，你不妨校验少量终点。这将允许您评估考核的各种方法，并确定研究的产品终点的变化程度。对早期临床研究的观察有助于指导你对三期研究主要终点的选择。在三期研究中，主要终点应该反映产品的临床相关效应。在三期或早期的研究中，你不妨利用一个或多个以下内容：①独立于研究团队的评估者；②临床事件审判委员会；或③核心实验室。详细资料可从题为《行业指南：为人用药品和生物制品的疗效提供临床证据》FDA 的指南中获得。

1. 顽固性心绞痛 / 缺血

在寻求治疗顽固性慢性心绞痛 / 缺血的治疗方法时，你应该仔细考虑参考使用说明。例如，如果你打算继续提高患者对慢性心绞痛的忍耐力，通过运动耐量试验测得的运动持续时间可作为主要的疗效终点。然而，运动耐量试验还应当检验 ST 段下降 1 毫米的时间，这可以表示抗局部缺血药的作用机制。主观的测量，如运动试验期间出现心绞痛的时间也可提供数据支持。在单盲试验中有价值的其他终点包括但不限于，心绞痛记录中加拿大心血管协会心绞痛分类和心绞痛频率。您也可以考虑使用次要终点，如 SPECT 成像变化或反射室壁运动的成绩。

2. 急性缺血 / 梗死

用于测试产品对急性心肌缺血或心肌梗死后功能恢复有何影响的试验，可以考虑死亡率或后续心血管住院人数这样的终点。您也可以考虑使用次要终点，如单光子发射计算机断层成像的变化，回声壁运动的分数，或梗塞面积。单盲研究中有价值的其他次要终点包括但不限于，纽约心脏协会分类，加拿大心血管学会心绞痛分类和心绞痛记录。对于这些终点，你应该考虑这一终点的分析和参加研究的受试者数量对早期死亡的影响。当选择这些研究中使用的终点时，你也应该考虑其他介入治疗（例如，支架置入术，旁路移植术）对患者成果的相对贡献。

3. 心脏衰竭

用于检测产品对心脏衰竭的影响的试验可考虑这些终点，比如死亡率，后续因心血管疾病住院的患者数量，心肺运动测试，六分钟的步行，射血分数变化，以及各种介入治疗的需求（例如，可植入的除颤器，左心室辅助装置，移植）。单盲研究中有价值的其他终点包括但不限于，纽约心脏协会分类或经验证的病人所报告的结果问卷。在一般情况下，第 3 阶段的研究应该使用死亡率，心血管或心脏衰竭住院作为终点，而考虑将没有经过验证的终点，如射血分数，作为临床结果的次要终点，但不会作为关键试验的主要功效终点。在一个产品的长期和短期风险收益比中应仔细考虑这些终点。您也可以考虑使用次要终点，如左心室质量及左心室维度，均可表现出逆重构。

4. 特殊终点的注意事项

涉及细胞疗法临床试验设计的特殊要点包括跟进的持续时间和产物变异性对结果的影响。这些产品需要组织重塑和整合表明给药后几个月内可以获得产品功效。早期临床试验和三期研究终点评估时应评估和考虑这些内容。也需要考虑证明长期结果。为了充分评估这些产品的风险收益比，在心脏疾病细胞疗法的所有研究通常应遵循受试者生存的原则。

细胞疗法，特别是涉及自体产品的治疗，很少给予相同数量纯种人群以表征每个受试者的细胞。因此，应设计早期阶段的临床试验以评估在产品生产中的可变性，并检查受试者对细胞数目，类型和给药位置的应答。在许多情况下，每组只需要少量受试者。一种可能性是使用临床前模型来鉴定药物活性的重要参数，并解决早期临床试验中的这些问题。对于 3 期试验，对结果数据的解释取决于治疗效果可变性的准确评估。

（五）对照的选择

心脏疾病的治疗试验有潜在的偏差，其中包括正面和负面的安慰剂效应，治疗偏差和评估偏差。正因为如此，临床试验中积极治疗组或结构良好的对照组的随机受试者是重要的问题之一。对照的选择将决定产品标签，样本大小，测试（例如，优势与非劣效性）的假设和研究终点。在一般情况下，对照组应当接受特定疾病设置下当前的护理标准。然后，实验疗法可以与标准治疗对比，或在受试者接受标准治疗或没有试验治疗时的"额外"试验中使用试验疗法。对此的详细讨论可参见 2001 年 5 月发布的《行业指南：ICH E10 临床试验中对照组选择及相关问题》。

虽然对照组在三期临床试验中必不可少，对照组的使用也应考虑到促进早期临床试验中对产品安全性和（或）活性的评估。

1. 外科给药对照

一般情况下，除非对受试者是最低风险，我们不建议手术过程单独使用细胞疗法。然而，手术中给予的细胞疗法是一个"额外"设计，利用安慰剂注射或单独一组来获得对照，以完成后续对患者的看护和可接受终点的评估。

2. 经皮给药对照

如果在单独进行细胞疗法时完成经皮给药步骤，跨心内膜心肌或球囊扩张时冠状动脉内给药，应仔细考虑这个过程的风险效益比。根据所涉及的风险，你可以考虑在实验中合并进行对照程序。对照程序的一个例子是使用虚拟心导管插入术，在对照组受试者的主动脉或左心室放入股动脉，受试者的活性与实验组的相似。

包括"虚拟控制"的试验设计可以允许试验治疗引起的结果差异，这些结果可能是患者或观察者的预期等因素引起的。这种类型的研究设计对于主观终点是最重要的，比如患者症状的减少。虚拟

的外科手术 / 治疗比药物试验中安慰剂组有更大的风险，但在虚拟研究组中应考虑该疗法，以便于评估产品的安全性和（或）活性。如果使用虚拟的手术对照，早期单因素试验中应确立外科手术的安全性方案。由于患者接受虚拟手术增加的风险，你可以考虑设计这样的研究，即如果在最后确定了产品效能，在研究结束后的对照组受试者中给予研究药物（例如，最初的随机受试者接受虚拟心导管，随后可以接受收集和冷冻的自体细胞）。在任何情况下，每个研究组中的所有受试者应按照 GCP 接受标准的医疗照顾。

FDA 认为发起人很难开展虚拟对照组的临床研究，使研究者，机构审查委员会和患者认为这是道德的。出于这个原因，应仔细考虑和规划涉及虚拟对照组的研究。提醒大家，如果临床研究中的虚拟手术 / 治疗涉及儿童，则适用 21 CFR 50 D 部分的要求。如果你选择虚拟的对照试验，你应当仔细考虑保持受试者和研究人员（包括研究的评估人员）的试验原理。为了保持这种盲性，可能需要一组单独的评估人员完成对受试者的术后照顾和终点评估。

经皮给药也可在一个"额外"设计中使用。同样，应仔细评估给予细胞药物的风险效益，并认真考虑使用各对照组。最后，你不妨利用细胞疗法或最佳支持疗法的随机受试者的试验。对于虚拟的对照研究，可能需要不了解治疗分配的受试者管理和终点评估。

（六）涉及长期跟进观察试验的知情同意书

长期跟踪观察有助于充分评估细胞药物组织整合和分化的结果。到目前为止，这可以收集非典型的迟发不良反应，并在长期效益方面评估产品风险（与产品使用风险）。一般情况下，临床试验所有阶段应包含长期的跟进观察。

除其他事项外，该知情同意书必须说明研究目的和受试者参与的预期持续时间，以及遵循的程序（21 CFR 50.25（a）（1））。因此，知情同意书必须解释长期跟踪观察的目的和持续时间，包括时间间隔和接触受试者的位置 / 方法（21 CFR 50.25）。

（七）统计注意事项

在第 3 阶段的研究中，统计分析计划应明确界定主要终点，主要分析群体，和用于分析主要终点的检验统计量。在一般情况下，主要疗效分析应在意向治疗人群进行。用于处理分析中缺失数据的方法必须预先指定。如果丢失的数据被估算，使用各种估算方法的一系列灵敏度分析应支持这些数据。在可能有高死亡率的适应证试验中（例如，涉及急性心肌梗死患者试验），你也应该提前阐述疗效终点评估之前死亡的受试者的统计处理（注：大量丢失的数据可能会难以解释试验的结果）。

统计分析计划必须表明 Section Ⅵ 中讨论的各相关要素，资格，管理，安全监测和终点评估。例如，您可能希望通过关键纳入标准或变量进行分层，如完成程序的研究者。你也应该包括在统计分析计划中分析产品的可变性和植入位置。终点评估的不一致可以通过完成连续测量进行最小化（例如，在多个时间点进行糖耐量试验）。最后，考虑到偏差可能对这些研究的解释有影响，评估应该尝试找出偏差的潜在来源（例如，试验期间的受试者，评估人员，或两者兼而有之），在探索性分析中应利用主要和次要终点的信息。

应该在所有受试者身上进行主要安全性分析，不论受试者在研究过程中有无接受研究药物。接受研究药物的受试者还可能需要其他分析。您可能还希望包括与手术相关的不良反应的分析，以及与细胞药物相关的不良反应的分析。您应该在统计分析计划中提出这些分析建议。

如果您想使用次要终点为标签内容的依据，注意必须首先满足主要终点和次要终点的分析方法，统计分析计划中应明确定义合适的 alpha 支出计划。请注意，在确定许可产品的适用性时，将检查来源于主要分析，所有次要分析，所有安全性分析，以及所有探索性分析的结果。1998 年 9 月的《行业指南：ICH E9 临床试验的统计学原理》提供了有关临床试验的设计分析和统计学注意事项的进一步讨论。我们还建议您在试验设计过早期阶段及时与 FDA 沟通，合作写出分析计划。

第五节 | 同种异体胰岛细胞制品的注意事项

Considerations for Allogeneic
Pancreatic Islet Cell Products

一、介绍

该指南所有参与 1 型糖尿病同种异体胰岛细胞制品临床治疗方法研究的制造商、申办方和临床研究者。FDA 颁发本指导来帮助以上人员在新药研究申请中识别数据，获得信息。这对于建立安全，高纯度和效价的生物产品是有帮助的。本指南不提供生物制品许可证申请（BLA）可能需要的产品，临床前研究和临床数据。与本指南同名的指南草案已经由本文完稿，日期为 2008 年 5 月。

二、生产质量和控制的注意事项

提出生物制品许可证申请（BLA），生产工艺和生产设备设施必须满足 cGMP 的要求，其中有 21 CFR 的第 210 条和 211 条的规定，以及相关安全性、一致性、纯度和有效性的要求（一般生物制品标准；21 CFR 610 条），包括其他生物制品适用条例（21 CFR 600~680 条），和人类细胞和组织（例如 21 CFR 1271 条）。此外，由于同种异体胰岛不能进行最终灭菌，所以必须使用无菌处理制造。（21 CFR 211.113）. 我们提供了以下建议，以帮助您解决一些胰岛素生产中的问题，您可以通过收集化学资料，生产和控制过程数据来支撑您的 BLA 的申请。

（一）原材料质量的展示

卫生资源和服务管理局（HRSA）调节器官的采购和分配（见 42 CFR 121 条）。然而，胰岛细胞产品生产的一致性是高度依赖用于到生产使用的器官的质量。因此，你应该和当地器官供应组织协商如下相关数据的收集：

- 摘取器官的程序
- 缺血时间（温暖和寒冷）
- 器官保存方法
- 存储容器和条件

如果可以将生产相关和临床结果的参数相联系，那么这些数据将是生产中最有用的数据。这些数据应该可以帮助您和器官获取组织获得规范程序和建立预定义的验收标准，包括采收，包装和运输器官。

无论器官采购标准化的程度怎么样，应建立器官的质量验收标准，确保不合适的胰腺组织是被排除在生产之外的。至少器官捐助测试和筛选必须满足 21 CFR 1271 条，C 分部——捐献资格中捐助者的资格要求（见"人体细胞，组织和以细胞和以组织为基础的产品的捐助者的资格认定"）。我们建议你阅读本指南以确保你的 IND 描述供资格标准与当前的建议一致。此外，您应该收集数据，并考虑建立其他可能影响最终同种异体胰岛细胞产品质量的特性的接受标准：此外，FDA 还发表了《行业指南：人体细胞，组织和以细胞和组织为基础的产品的捐助者（HCT/ PS）资格认定》。建议您阅读本指南，以确保您新药申请中描述的捐赠者资格与当前标准一致。另外，应当收集数据，并建立可能影响最终的同种异体胰岛细胞产品的验收标准，例如：

● 器官大小。
● 器官纤维化的程度。
● 捐赠者的健康状况（特别是糖尿病患者的条件）。
● 供者年龄。
● 捐赠者的体重指数。

（二）生产过程的控制

对于增加胰岛细胞的产量和质量的生产过程变化是允许的。在研究中你应该确定影响安全性，纯度和有效性的关键生产步骤，并在这些关键生产步骤中建立控制机制。下面举例说明可以改善同种异体胰岛细胞质量的生产控制的情况：

● 不同的解离酶的数量（重量或单位）。
● 消化条件的变化，如时间，温度，和振动。
● 使用某些添加剂（DNA 酶，4-（2- 氨乙基）苯磺酰氟等）。
● 使用不同时间和条件的短期培养。

对于上面提到的生产控制，应该制定适用于生产工艺的规范。在研究中收集的数据对于支撑已有的规范和限制生产流程的变化都是很重要的。对于特定的胰腺应当灵活使用相应的生产流程，但是同样也应当保证该生产流程也是标准化的。作为建立一个处理算法的一部分，应该收集数据，以证实工艺参数如何影响产品的效价。我们还建议，尽可能确定参数变化对临床结果的影响。

（三）效价测试

提出生物制品许可证申请（BLA），必须通过适当的试验证明同种异体胰岛产品的效价满足 21 CFR 610.10 的监管要求。在一般情况下，对产品效力试验旨在以显示该产品实现给定结果的能力（见 21 CFR 600.3（S））。

效价测定的准确度，灵敏度，特异性和再现性，必须证实产品的批与批之间的一致性和稳定性（21 CFR 211.165（a），(d)，和（e）；见第 351（a）（2）（C）（42 USC 262（a）（2）（C））。许多目前使用的生物测定方法测量胰岛功能的，不能满足日常批签发测试的使用效率。因此，我们建议，在新药研究申请过程中，可以探索快速效价分析检测技术。例如，可以将糖尿病裸鼠的最终产物的生物活性检测和快速效价分析检测相联系。这种关联性将有助于确保您的分析法是可靠的衡量标准，这将被用于批签发，并有助于产品开发。

三、临床前的注意事项

（一）临床前安全性研究的目标

临床前安全性研究的总体目标是：①为起始安全剂量和随后的剂量递增方案提供数据支持；②帮助确定拟议的临床研究风险／效益评估；③识别毒性的潜在终点和其临床监测等；④设计适当的临床试验指导。一般情况下，监管部门期望的临床前的同种异体胰岛的研究数据可以通过先前所进行的研究（临床前或临床）数据来提供。然而，也有些情况允许附加的临床前研究可以在临床研究开始前完成。例如，新的给药途径研究和未经检测的免疫抑制反应的方案可能需要额外的临床前研究。

（二）动物模型适合在临床前研究中使用

同种异体胰岛的临床前研究支持很多动物物种（例如，小鼠，大鼠，狗，猪，猴和狒狒）。许多针对糖尿病动物模型的不同的方法已被使用，例如，基因突变（即，近交系非肥胖糖尿病小鼠），药物 / 毒素诱导（即，链佐星治疗，皮质类固醇治疗）和胰腺切除术。每个模型都有固有的长处和短处，因此没有单一的模式可以完全预测药物的安全性和临床疗效的。不管使用什么动物物种，只要形成安全性和"概念验证"评估的科学、有效的数据，其同种异体胰岛细胞产品在该物种中应当有生物活性。

此外，该研究时间应足够长，以支持在临床使用中的耐久性问题。耐久性的研究取决于特定的动物模型、同种异体胰岛细胞产物和临床使用的具体细节。

（三）免疫抑制方案

应当提供适当的动物模型的临床前毒理学数据，其旨在支持每个个体短期或长期使用免疫抑制剂和药剂组合的安全性，在临床试验开始前建议使用各自的治疗方案。从整体器官移植和以前的临床试验模型得出的数据足以支持在同种异体胰岛细胞产品的 IND 研究中使用免疫抑制治疗方案。

此外，我们建议您在免疫抑制治疗 3 期临床试验前对现有的生殖 / 发育和致癌毒性试验数据进行充分探讨。

（四）给药途径

同种异体胰岛细胞产品 IND 研究的一些临床研究者提出了以新型给药途径来替代目前广泛使用的经皮经肝门静脉置管输送方式。建议提出的替代路线（如经颈静脉的方法或手术内给药）可以改进胰岛功能，以及更好地提升整体安全性。在 2000 年 3 月 20 日和 21 日，生物反应调节剂咨询委员会会议（现细胞，组织和基因疗法顾问委员会）讨论一致，如果提出同种异体胰岛细胞产品创新的给药方法（例如，运输系统的安全性和与运输系统之前的相互作用）那么在临床试验之前，应先在动物试验中证明出足够的安全性。

（五）改良的同种异体胰岛细胞产品

虽然关于生产、临床前和临床研究的同种异体胰岛细胞产品的研究建议超出了本指导范围，生产的变更会导致的产品性质有显著的改变，这就需要附加的临床前研究。如同种异体胰岛细胞产品的包装可能需要附加的临床前研究。例如，应该提供包装材料的安全性研究，包括任何可能的合成或降解产品的安全性，以及最终包装的胰岛产品的研究数据。还应该考虑研究"概念验证"，以表明微囊化胰岛在疾病动物模型中能长时间发挥效用，以表明该产品的临床给药的风险能由预期的临床效益抵销。虽然微囊化胰岛的免疫影响的数据应该采集到安全性研究和"验证概念"的研究，其他的有关包装的免疫影响的重点临床前研究和（或）临床检测都应当在微囊化胰岛产品中进行考虑（无论是在胰岛活性和潜在的自身免疫性病变）。

（六）潜在的生殖、发育和致癌风险

目前，对收集，分离和（或）通过在科学文献中使用经常报道的传统方法加工的同种异体胰岛细胞产品给药的临床试验的申办方，不需要提交临床前研究来直接阐述生殖，发育毒性，和同种异体胰岛细胞制品的致癌潜能（例如，文献）。然而，对于生殖，发育和致癌性研究，应在单独的 IND 申请部分的研究背景下讨论，以确定那些结合新颖特征如包装或非传统的细胞来源是否适当。

四、临床研究方案

（一）设计

临床安全性和有效性执照的证据一般是从前瞻性，随机性，从对照临床试验中来的。然而，在同种异体胰岛细胞制品评价中，无对照，开放性试验可能能够提供代谢不稳定型 1 型糖尿病患者的有效性和安全性的证据。在此试验设计中，可以使用历史对照组。下面，我们将针对没有接受过器官移植的个体（如肾移植），对同种异体胰岛细胞产品进行评估试验设计。这些没有接受器官移植的患者通常被称为胰岛单试验。受到器官移植的患者将有全身性免疫抑制，因此风险／收益评估将因人而异。胰岛细胞产品的临床试验申办方应尽早与 FDA 讨论关于曾接受器官移植的个人的临床实验设计。

（二）选择标准

以下注意事项专门适用于 III 期试验。

1. 纳入标准注意事项

参加同种异体胰岛细胞产品试验的受试者应患有 1 型糖尿病，并有严重代谢不稳定性的慢性病史。最有可能从胰岛细胞移植中获益的是那些从未多次发作严重的低血糖，代谢水平不能达到要求，并且毫无症状。其他符合条件的患者可能患有程度较轻的低血糖，但是仍不能单用强化胰岛素进行治疗。在筛选受试者的临床试验中，尽管一个合格的糖尿病团队在入选前至少进行六个月会进行强化管理，但这种代谢不稳定性仍然存在。

应考虑以下具体的入选标准：

●受试者应该是大于等于 18 岁的男性或女性，入选研究前曾记录过 1 型糖尿病至少 5 年。存在 C 肽缺失或含量水平很低的情况（例如，缺失基础 C– 肽或刺激 C– 肽 <0.3 纳克 / 毫升）。

●体重指数（BMI）的分布应代表预定的治疗人群，受试者为脆性 1 型糖尿病患者。同样的，每天的基础胰岛素需要量一般应符合这些目标人群。最好是排除患者体重或胰岛素需要量的极端样本。

●受试者应具有严重的低血糖病史，或代谢不稳定病史。以下是可用于记录代谢不稳定性和低血糖的代谢参数。不需要使用以下每一个参数，但是也不仅限于此。我们建议您在第 2 阶段结束时与我们讨论以下具体细节：

◇在参与研究的一年前发生严重低血糖的次数（例如，严重到需要另一个人的帮助）。
◇降糖分值（HYPO 分值）和低血糖不稳定性指数和代谢不稳定的量化水平。
◇采用克拉克评分系统测量无症状低血糖。
◇ 24 小时中血糖波动的幅度的研究。
◇因糖尿病酮症酸中毒频繁入院的病史。

2. 排除标准的注意事项

应考虑以下具体的排除标准：

●受试者明显超重或体重过轻。

●受试者具有高基线胰岛素需求（ >1 单位 / kg / 天 ），如胰岛可以成功地移植，但是无法提供足够的胰岛素数量来维持血糖正常的个体。

●有以下与糖尿病相关的并发症病史的受试者：

◇不稳定的冠状动脉疾病。
◇活性增生性视网膜病变或未治疗的增殖性视网膜病变。
◇蛋白尿（>300 毫克白蛋白 / 克的肌酐）。
◇血清肌酐升高（如 >1.6 毫克 / 分升）。
◇临床上肾小球滤过率显著减少（如，肌酐清除率 <70 毫升 / 分钟）。

●受试者糖化血红蛋白（HbA1c 水平）>12%。

●有条件的受试者可以让他们使用风险更高的免疫抑制剂。

◇未经治疗或治疗不当的高脂血症（例如，低密度脂蛋白 – 胆固醇（LDL–C）>130 毫克 / 分升）。
◇慢性感染，例如乙型肝炎，丙型肝炎，人类免疫缺陷病毒和（或）结核病。
◇以前未接触过 EB 病毒的。
◇恶性肿瘤的病史，除了已成功切除鳞状细胞或基底细胞癌的皮肤或宫颈原位癌。

●未成功治疗的高血压患者（收缩压 >160 毫米汞柱或舒张压 >100 毫米汞柱）。

●在任何医疗情况下，接受胰岛输液过程中可能有更高风险的患者（例如，门静脉高血压，自发出血病史，肝功能检查异常，胆囊炎，胰腺炎，或活动性溃疡病史）。

● 受试者群体反应性抗体（PRA）/ 人类白细胞抗原（HLA）>20%。对于 PRA<20% 和可衡量的抗体水平的受试者，我们建议保持其抗原的特异性。

● 需要全身应用糖皮质激素治疗的对象。

● 最近接受过抗糖尿病药治疗的患者，除了使用胰岛素的。

（三）研究开展

1. 剂量
在临床试验协议进行到第二或第三次胰岛细胞输注的决策标准应预先设定好。我们建议，受试者在试验期间不能接受超过 3 次胰岛细胞输注。

2. 免疫抑制方案
我们认识到，提供给研究者的免疫抑制方案的数量和种类正在增加。但是对于关键性试验，我们建议使用单一的免疫抑制方案，并与 FDA 讨论此方案。

3. 不良事件（风险）报告
FDA 规定（21 CFR 312.32），指定的不良事件（AE）必须报告。除了必须报告的，还应进行与免疫抑制剂相关程序的不良事件和不良反应的附加分析。

无对照试验不允许与 AEs 治疗的详细情况进行比较。此外，小规模的研究提供的数据库不足以评估不太常见的不良事件。如果打算通过研究补充安全数据库，如协作胰岛移植登记处（CITR），在现有的研究过程中获得的安全信息，应考虑使用标准的感应和维持协议，相对于那些在数据库，使您研究的数据可以更容易地获得。

4. 停止规则
所有关键的胰岛细胞移植试验应预先设定停止规则，并由独立的数据安全监测委员会定期监测。

（四）研究终点
如上文（第 IV.A.）指出，无对照试验，开放标签试验和历史对照试验都提供代谢不稳定 1 型糖尿病患者治疗功效的充分证据。在某种程度上，这是因为主观察的好处（胰岛素独立性，具有良好的代谢控制的低血糖自发性损失）不会在疾病的自然过程中出现。基本原理和终点的选择应事先与我们（即在第二阶段结束的会议）讨论。

1. 主要终点
可以接受正常范围糖化血红蛋白水平的复合终点事件（例如，糖化血红蛋白 ≤ 6.5%）和消除低血糖。除了临床的重要性，此终点的其他优点还包括易于测量，再现性和相对耐用性。在数据分析的基础上，实现这两个元素的复合终点的受试者的比例。在主要疗效分析中，这两个部分不应作为单独的共同终点进行处理。在主要疗效分析中，这两个部分不应作为单独的共同终点进行处理。

一些无低血糖的胰岛细胞移植者可显示为 HbA1c 水平显著降低，但不会达到 6.5% 或更低的目标水平。这一结果也可能代表了临床获益。根据不同的患者群体，我们可以考虑扩大初级终点，例如，临床意义在于降低基线糖化血红蛋白水平和低血糖的发生。尽管糖尿病组强化治疗，但在终点基线时有显著低血糖的患者最好保留。在开始关键试验之前，应与 FDA 讨论确定从基线水平适当降低 HbA1c 的方法。

主要终点还应评估胰岛细胞移植的可靠性。考虑到这一点，主要终点在最终胰岛输液后应该测量至少 12 个月。

2. 其他主要临床结果分析

（1）胰岛素独立和低血糖

胰岛素独立几乎总是伴随着严重的低血糖。胰岛素独立性可以用作主要或次要终点。如果胰岛素的独立性被选为主要终点，应与我们协商，进行严格界定。

（2）葡萄糖代谢控制措施

改善代谢控制构成重要的临床胰岛移植试验的结果。对于血糖控制程度的测量的标准方法包括空腹血糖水平，2 小时餐后血糖水平，糖化血红蛋白水平和葡萄糖偏移的平均幅度。申办方还可以测量这些参数作为胰岛素的敏感性，通过连续监测血糖的变化等等。

在这些代谢参数中，HbA1c 水平是最经常用作糖尿病试验的终点的参数。HbA1c 的测量是方便的，随着时间的推移提供了一个综合性的血糖控制措施，并已被证明与糖尿病并发症的进展相关。由当前的实践指南表明，HbA1c 的测量可以与基线相比，或预先指定的目标水平是合理的（例如，≤ 6.5%），其他葡萄糖代谢参数可作为次要终点。

（3）损失严重 / 未觉察到的低血糖

低血糖可以通过病史来建立和量化（例如，需要其他人帮助的事件的频率），或者通过更精确的定量装置，如 HYPO 分数或克拉克低血糖症认知得分。血糖控制的不稳定性也可以在使用血糖漂移得分的平均幅度或最近开发的不稳定性指数来量化。

3. 次要终点

（1）C 肽

血浆 C 肽水平在临床试验中监测胰岛移植物的存活率和功能是必不可少的，在关键试验中应测定 C 肽水平。C- 肽水平本身不应作主要临床疗效终点，但可以使用作为次要终点。

（2）胰岛素的需求

在日常胰岛素治疗方案简化的情况下，减少在每日总胰岛素可以构成一个额外的好处。此外，减少胰岛素需要量以反映肾功能。因此，减少每日胰岛素需求应作为一个次要的结果来衡量。

（3）健康的生活质量

虽然成功的胰岛移植会对生活质量产生重大影响，测量感知移植方案的积极和消极的结果，在开放式试验中是相当复杂的。我们建议，任何评估报告的评估结果，不论是积极还是消极的结果，以及仪器的选择，都应与我们事先进行讨论。

（五）数据分析计划

研究开始前，正式的数据分析计划应提交给 FDA 进行审核。我们推荐使用衡量糖代谢控制和低血糖事件的频率的复合终点（上述章节 IV.D.2.b 和 c）。所有结果的初步分析应该在有治疗意向的（ITT）人群中进行。ITT 人群应包括所有已接受任何单一组件的移植方案的受试者（即，企图移植）或一剂量的免疫抑制药物。数据分析计划中应包括对统计假设，规则缺失数据归集和描述的所有主题的分析。数据分析计划应包括许多次要结果的分析方法，认识到其中大部分是相互关联的。

初步分析应在胰岛细胞移植后至少 1 年完成。该协议应包括测量的主要疗效终点（S）和尽可能多的次要终点可行的，至少一个额外的 1 年（即，至少两年后，最后的移植）。首次分析应该至少在胰岛细胞移植 1 年后进行。协议至少再需要额外 1 年，并且应该包括测量的主要疗效终点和尽可能多的可行的次要终点。

打算比较其结果，和（或）补充其安全性的数据库的申办方，可以在临床试验开始前，从发表的文献或其他来源（如 CITR）的数据分析结果，并与我们洽谈数据库的适用性。用于比较的数据获取是分析计划的一部分，应该事先与我们进行讨论。

（六）随访

长期随访评估胰岛细胞移植的结果是十分重要的。然而，参加单组临床试验受试者数量有限，学习时间较短，缺乏并发控制，妨碍胰岛细胞移植对糖尿病并发症的进展影响的正式评估（视网膜病变、肾病、神经病变和大血管事件），对治疗效果的长期耐久性，和收集胰岛细胞产物的 AEs，或伴随免疫抑制方案（如恶性肿瘤）或感染增加。尽管如此，这些试验应包括肾长期监测的规定，眼科（例如，视网膜病变，神经功能恶化）和心血管状态（冠状动脉疾病和外周动脉疾病，包括足部溃疡和截肢），胰岛功能和 AES。因此，应建立长期的随访，这些试验和知情同意书必须解释长期随访观察的目的和预期时间，并描述后续的程序，包括数据采集的时间和地点（办公室访问，电话联系等）。在开始关键临床试验之前，应与我们讨论长期随访的细节。

FDA

第四章
组织制品指南
（Tissue Guidances）

■ 第一节　通过捐赠者筛查建议来减少寨卡病毒利用人体细胞和组织以及
　　　　　基于细胞与组织制品进行传播的风险
■ 第二节　针对感染梅毒螺旋体（梅毒）而使用供体筛选检测的方法来检
　　　　　查人体细胞和组织以及基于细胞与组织制品的供体
　　■ 第三节　用于移植的人体组织处理程序的批准
　■ 第四节　针对人体血液样品的已获批的供体筛查测试的有效性
　　■ 第五节　用于移植的人体组织供体的筛查与检测

第一节 | 通过捐赠者筛查建议来减少寨卡病毒利用人体细胞和组织以及基于细胞与组织制品进行传播的风险

Donor Screening Recommendations to Reduce the Risk of Transmission of Zika Virus by Human Cells, Tissues, and Cellular and Tissue-Based Products

一、简介

本指南提供了通过捐赠者筛查建议来减少寨卡病毒利用人体细胞和组织以及基于细胞与组织的产品（HCT/Ps）进行传播的风险方面的指导，同时表明 21 CFR 1271 部分中定义的寨卡的确是作为相关传染性疾病的病原体（RCDAD）。本指南的补充指导建议包含在 2007 年 8 月发行的名为《合格的人体细胞、组织以及基于细胞和组织的产品（HCT/Ps）捐助者的确定》的指南中。

二、背景

（一）寨卡病毒的流行病学分析以及对公共健康的影响

寨卡是一种来自黄病毒属的 RNA 虫媒病毒，主要通过伊蚊埃及伊蚊和白纹伊蚊传播给人类，但它也可以通过其他种伊蚊传播。

过去的研究表明：绝大多数（高达 80% 的感染者）的感染者不表现出症状。即使在个别感染者中出现症状也是温和的。从个体临床表现来看，目前估计在蚊子咬后 2~12 天可能会出现有低热的症状，如关节痛，肌痛、头痛、非化脓性结膜炎、皮肤、斑丘疹等。尽管小头畸形是否与其有直接关系有待证实，但其母亲感染寨卡病毒却已经被观察。在某些情况下，尸体解剖表明：在母亲怀孕到出生期间，新生儿的大脑感染了寨卡。有报告发现：全脑寨卡出现在怀孕第 32 周的胎儿中；根据症状，怀疑寨卡感染是发生在终止妊娠前 19 周。感染寨卡后还可能表现出神经系统的异常。该病毒于 1947 年首次从乌干达寨卡森林中的恒河猴中分离，1968 年在尼日利亚又从人体中分离得到。流行病学研究表明，该病毒在人类 1951 年和 1981 年间已经在非洲和亚洲流传。2007 年，寨卡病毒引起的疾病首次在非洲和亚洲以外的地方被检测到。2013 年 10 月到 2014 年 2 月报道了其的另一个大爆发，感染了法国波利尼西亚多达 11% 的人口，巴西也于 2015 年初报道了其在土著地区（当地）的传播。2015 年初 2 月 23 日，美国疾病控制中心和预防中心通告了 34 个国家和地区寨卡的有利传播。相关详细介绍可以登录以下网址浏览：http：//www.cdc.gov/zika/geo/index.html。

在 2016 年 2 月，世界卫生组织（WHO）主任陈冯富珍博士宣布了应对小头畸形等神经系统疾病与寨卡病毒间相互联系的国际性关注。该病在 1 月成为美国的 2016 个全国性的法定条件。截至 2016 年 2 月 26 日，当地蚊子传播寨卡病毒尚未在美国大陆进行报道，但至少有 107 个与旅游相关的病例被报告。蚊媒传播已在美国多地被记录。

病毒血症可以在症状出现后 10 多天被检测到。即使病毒血症已经解决，但是寨卡还能在尿液和唾液中发现。在未知情况下，其也能够在哺乳期通过母乳传输到婴儿。

（二）寨卡病毒通过血液制品或实体器官的潜在传播

虽然输血能够传输寨卡病毒一直没有确凿的记载，但是曾有媒体表示：在巴西已有输血传播的实例。在法国波利尼西亚暴发期间，3% 无症状献血者的血液标本寨卡检测为阳性。

在一个成人患红斑狼疮、类风湿关节炎、长期使用糖皮质激素以及酒精中毒而死亡的病例中，其脑，肝，脾，肾，肺和心脏中能够检测到寨卡病毒；然而并没有信息可以确认移植的器官是否也具有该病毒。

（三）寨卡病毒通过 HCT/Ps 的潜在传播

寨卡病毒通过 HCT/Ps 的传播具有理论性的风险，包括角膜、骨、皮肤、心脏瓣膜、脐带血和外周血中的造血干 / 祖细胞（HPCs）以及生殖细胞例如精液和卵母细胞等。截至 2016 年 2 月 25 日，美国已经出现了寨卡病毒从男性通过性传播至其性伴侣诸多报告，其中包括至少 2 例确诊病例，4 例疑似病例，其他的仍在继续调查中，但其从女性传播给其男性伴侣仍未见报道。当然这还需要更多的研究来证实。

除了通过生殖相关组织细胞传播，也存在其他通过 HCT/Ps 进行潜在传播途径。在有限的信息基础上观察到其能够通过妊娠组织传播，如从羊膜和羊水。母婴传播，最有可能经胎盘传播（早在前三个月）或在分娩过程中传播。寨卡已在胎盘和羊水中检测到。综上所述，根据目前的资料来看，具有最大可能性传播寨卡的

HCT/Ps 类型似乎是从活体供体中获得的；而对于从无心跳供体(尸体）中重获的已知证据较少。

三、讨论

FDA 根据 21 CFR 1271.3（R）（2）已确定寨卡的确是作为相关传染性疾病的病原体或疾病（RCDAD）。该确定基于传播的风险、影响的严重性以及恰当筛选和测试方法的可用性。

传播的风险（Risk of Transmission）：寨卡病毒通过 HCT/Ps 进行传播具有潜在的风险，其能够在精液和胎盘组织中检测到。虽然这无法预测未来寨卡疫病的发生率和严重程度，但这种疾病的迅速蔓延以及蚊媒在美国地区的广泛存在表明：寨卡病毒通过 HCT/Ps 进行传播会威胁到献血人群。

影响的严重性（Severity of Effect）：寨卡病毒可能与神经系统并发症的发病相关。关于其传播导致的死亡病例也曾报道过。小头畸形疾病也可能与在怀孕期间母婴寨卡传播相关。因此，感染寨卡可能会威胁生命甚至是致命的，其可能会导致身体功能或结构的永久性损伤，对其的治疗需要医疗或外科干预，才可能排除身体功能或结构的永久性损伤。

恰当筛选和测试方法的可行性（Availability of Appropriate Screening and/or Testing Measures）：针对寨卡已经研发出恰当的筛查方法，如医疗史和旅游史的回顾（前面的讨论）。虽然供体抗体筛查试验目前不可用，倘若其一旦可用，这将会被考虑推荐用于寨卡病毒的检测。

四、建议

（一）针对 HCT/Ps 活体供体的建议

如果 HCT/Ps 活体供者具备以下任何的危险因素，则应该考虑其是否合格：

1. 过去 6 个月具有寨卡感染的医疗诊断。

2. 过去 6 个月在一个寨卡传播高危险性地区内的居住或旅行。

3. 过去 6 个月与具备以上两项任一项风险因素的男性发生性关系。

此外，如果母亲妊娠组织供体发现不合格，则其脐带血、胎盘或其他妊娠组织也应该进行检测，下列是危险因素：

4. 怀孕期间任何时间点具备寨卡感染医疗诊断。

5. 怀孕期间在一个寨卡传播高危险性地区内的居住或旅行。

6. 怀孕期间与具备以上两项任一项风险因素的男性发生性关系。

（二）针对 HCT/Ps 无心跳（尸体）供体的建议

以下无心跳供体（尸体）应视为不合格：过去 6 个月具有寨卡感染的医疗诊断。

第二节 | 针对感染梅毒螺旋体（梅毒）而使用供体筛选检测的方法来检查人体细胞和组织以及基于细胞与组织制品的供体

Use of Donor Screening Tests to Test Donors of Human Cells, Tissues and Cellular and Tissue-Based Products for Infection with Treponema pallidum (Syphilis)

一、简介

本指南提供了针对感染梅毒螺旋体（梅毒）方面，使用供体筛选检测的方法去检查人体细胞和组织以及基于细胞与组织制品的供体的建议。根据 21 CFR 1271.80（a）和（c）（§1271.80（a）和（c）），必须对 21 CFR 1271.85 规定的具体传染病药物的供体标本进行检测，这就包括了梅毒螺旋体。除非 21 CFR 1271.90 之外有别的要求，检定过程都必须按照生产商的要求，使用 FDA 许可、批准或准许的供体筛选检测法。指南指出：不考虑批准的诊断测试或预修正装置（没有授权，批准或清除），在 §1271.80 规定的标准下是足够用于梅毒螺旋体感染的供测试使用。

本指南适用于所有 HCT/P 机构。在 §1271.80（C）下，其取代了符合针对梅毒螺旋体感染的 HCT/P 供体要求的建议，该建议存在于 2007 年 8 月名为《人体细胞和组织以及基于细胞与组织制品（HCT/Ps）的供体资格认定》的 FDA 指南。

二、背景

本指南更新了之前包含在 2007 年供体资格认定指导中的建议，其关注于梅毒螺旋体感染证据的供体测试，同时说明了 FDA 认为能够充分且恰当地减少梅毒螺旋体传播风险的检测种类。这能够帮助 HCT/P 满足 21 CFR 1271 部分的要求，以此基于供体梅毒螺旋体筛查检定来对供体资格予以确定。

根据 21 CFR 1271.45（b），除了在 §1271.90 指出的，与传染性病原体和疾病相关的、基于供体筛查和检测的供体资格认定是要求所有细胞或组织供体用于 HCT/Ps。为了能够充分且恰当地减少梅毒螺旋体传播的风险，必须对细胞或组织供体标本进行检测，无论是可存活还是不能存活的。如前所述，依据 §1271.80（C）必须使用 FDA 许可、批准或准许的供体检测方法，同时检定过程都必须按照生产商的要求且能够恰当地减少疾病的传播风险。

2007 年的关于供体资格的指导文件包含的建议符合 21 CFR Part 1271 C 部分的要求，并且适用于 2005 年 5 月 25 日本条例生效日期后的所有 HCT/Ps。其中表明：FDA 批准的诊断血清学试验能够充分地用于梅毒筛查，但是该指导并没有解决预修正器械的使用问题，从而无法满足 §1271.80（C）的要求，比如梅毒的筛查。1976 年医疗器械修正案（Pub. Law No. 94–295, 90 Stat. 539（1976））生效时，"预修正器械"是指 1976 年 5 月 28 日前在美国合法销售的一种装置。如果 1976 年 5 月 28 日（这之前从未有过如此巨大的变动或修改）之前某器械与已上市的器械具有相同的使用目的，同时如果监管要求该器械的上市前批准申请未获FDA认可，则该器械能够申请成为"预修正器械"。按照1976年医疗器械修正案的市场准入和审查要求，符合以上标准的"预修正器械"并没有满足其要求。

当2007年的关于供体资格的指导文件颁布时，几乎没有检查梅毒螺旋体病毒的筛查方法被许可、批准或审批。HCT/P表示：§1271早期施行过程中，基于供体筛查的平台的实施过于繁琐。在考虑了这些问题以及视其为一项有待提高其可用性和访问权的临时措施后，建议在2007年的关于供体资格的指导文件中，针对梅毒螺旋体存在的判定，要考虑所有批准的血清学诊断检测方法期以来满足筛查的目的。现在更新了其中关于螺旋体检测的所有批准的血清学诊断建议。本指南中，同样也明确了预修正器械用于螺旋体检测的重要性。自2007年的关于供体资格的指导文件颁布以来，一些供体筛选检测方法已被审批。供体筛选测试技术已经发展能够广泛使用，并在实验室中能够熟练的运用。这种测试技术的广泛可用性以及成熟的实验室检测能力不再支持使用诊断性梅毒检测的使用策略。截至本指南实施日期，FDA并未计划对有关的供体筛选检测的使用进行强制性决断。

三、建议

本指南更新了先前的建议和进行说明：

（1）FDA并未计划对有关的供体筛选检测的使用进行强制性决断。相反，打算根据§1271.80（C）要求，依生产商的要求，使用合适的FDA许可、批准或准许的供体筛选检测法，能够恰当地减少病原体如螺旋体的传播风险。

（2）修订前器械不可用于螺旋体感染断定的供体筛选试验。

（3）本指南实施日期后适用于所有 HCT/Ps。

目前 FDA 许可、批准或审批的用于供体筛查测试都列在 FDA 的网站 http：//www.fda.gov/biologicsbloodvaccines/safetyavailability/tissuesafety/ucm095440.htm。

第三节 | 用于移植的人体组织处理程序的批准

Validation of Procedures for Processing of Human Tissues Intended for Transplantation

一、引言

本指导文件适用于所有的组织机构。美国食品和药品管理局（FDA）想提醒在当前FDA的规定下，必须在处理过程中准备、验证，并遵循书面程序，以防止在组织处理过程中的传染病感染或者交叉污染（之后统称为"污染"）（21 CFR 1270.31（D））。污染可由多种致病原引起，包括病毒，细菌，真菌和传染性海绵状脑病（TSE）– 相关的朊病毒。有关用于移植的人体组织的法规在21 CFR 1270和1271部分找到，相关规章是这样说的：

● "处理是指对组织进行的任何活动，除了组织恢复，还包括制备、保存、从仓库的转移，要保证人体组织的质量和无菌性。处理包括灭活和清除外来原的步骤。"21 CFR 1270.3（P）。

● "应有书面准备，验证程序，以预防处理过程中的传染病感染或交叉污染。"21 CFR 1270.31（d）。

● "任何设施可使用现行的标准，如由其他机构编制的技术手册，所提供的程序至少和这部分的要求一样严格。" 21 CFR 1270.31（e）。

二、验证指导

正如我们在序言中解释的那样，验证书面程序，在处理过程中预防组织污染是为了在必要时对组织进行及时处理（例如皮肤和角膜），同时保持隔离并继续进行当前组织处理中的一些好的实践操作。当前组织行业中较好的实践操作包括预防和减少外来原（病毒，细菌，真菌和 TSE 相关朊病毒）污染的风险的操作。在处理过程中用于预防感染的操作可能会有所改变，这取决于组织的类型和它是如何处理。然而，无论选择哪种程序，必须在从检疫移植获取人体组织之前做好准备，验证并遵循这些步骤。如果采纳和使用当前的标准方法，诸如另一组织的技术手册，这些程序必须至少符合 1270 部分的要求（§1270.31（e）项）。这意味着目前可以使用的标准书面程序已根据 §1270.31（四）所要求预先验证。不需要对其进行重新验证；但是，应该确认已经完全且正确的执行了操作（见下文）。

验证表明，该程序或过程是有效的，即你已经设立客观证据表明该过程持续产生的结果或产品满足其预定的规格。根据 1270 部分，FDA 法规没有规定如何执行验证。你所在的组织或由相关领域的专家进行的验证研究可以接受的。此外，我们认识到目前利用现有技术，没有充分的验证方法来对朊病毒相关的污染进行验证。随着科技的进步和验证方法的进步，你需要做好准备、验证、并遵循程序来预防在组织处理过程中会发生的朊病毒相关的污染。此外，无论何时处理都可能提高 TSE 的风险时（例如，在来自不同供体的组织的混合处理时）我们强烈建议按程序办事，因为它科学可靠并且能有效地减少 TSE 相关朊病毒传播的风险。例如，提高筛选和严格的恢复步骤可以在处理之前显著降低受到的朊病毒相关的污染。此外，应考虑 TSE 清除研究。

一般情况下，你可能会得到验证数据来记录一个操作的有效性，并采用几种方式来预防污染，比如：

●全面验证和有效执行先前验证的程序，如可以在另一组织的技术手册中找到。

●开展文献检索证明，实施已知可有效地防止传染病的污染的程序（例如，环境保护署认可的实验室的表面化学消毒剂）。

●控制线上或线下对微生物操作的指导，如果可以，评价在操作过程中防止微生物污染的实际操作的性能。

必须做好准备，并按照书面程序，在加工过程中防止传染病污染（§1270.31（D））。经过书面程序，在处理过程中防止传染病的污染是满足要求性能的重要步骤。在处理过程中预防传染病污染、的书面程序是在第 1270 部分的重要步骤（§1270.33（a）条）。因此，你必须证明你和你的机构按照预定的书面程序来预防传染病的污染。

在 FDA 的现场检查中，我们会检查验证数据，以确保使用的是可以防止传染病污染的有效的操作步骤（§1270.41（D））。如果没有验证数据或没有遵循验证程序，我们会将结果列在检查表上和你进行讨论。我们还可能收集 FDA 近一步评估的记录副本,例如,

当验证数据很复杂或操作步骤不能充分证明可以防止传染病污染
（§1270.41（D））。

我们建议你评估当前的验证信息，以确保数据能证明在处理中操
作步骤可靠地防止了传染病污染。在评估中，应考虑程序是否有
效，验证是否充分。例如，应该问这样的问题：

●对可能接触到病毒（例如，肝炎，人类免疫缺陷病毒）或其
他病原微生物（例如，细菌，真菌）的表面或工具进行的净化
处理是否能有效地去除或灭活传染源？这套工具不会导致交叉
污染？

●是否有重复的情况，其中测试结果或不良反应报告表明最终产
品被污染？如果污染和阳性测试结果不能证明是因设备故障或操
作错误，那么验证工作可能没有充分说明过程的变化性。

相关现行法规和有关人体组织移植的指导原则请参看：
http：//www.fda.gov/cber/tiss.htm。

第四节 | 针对人体血液样品的已获批的供体筛查测试的有效性

Availability of Licensed Donor Screening Tests Labeled for Use with Cadaveric Blood Specimens

一、引言

本指南的目的是告诉所有从事检验捐赠的用于移植的人体组织的机构或人员，调节两许可筛选试验的可用性，并标记人体的血液标本。

二、背景

在 1997 年 7 月 29 日的联邦公报中（62 FR 40429），FDA 公布了用于移植的人体组织的最终规则，并于 1998 年 1 月 26 日生效，要求对供体标本进行测试，对常见的致病病毒 HIV-1，HIV-2，乙型肝炎和丙型肝炎要求呈阴性，使用的 FDA 审查试验要和制造商的指标一致。21 CFR 1270.21（D）特别指出："FDA 批准的筛查试验必须在人体标本有效的前提下使用。"前文对规则的解释是，FDA 意识到需要明确使用合适的人体标本，比如使用当前已批准的试剂盒来采集心跳停止的捐献者的血液标本。一般来说，最关注的是，根据人体的血液标本，会出现一定程度的溶血或血脂导致测试结果可能不准确的情况。最后的规则发布，没有特异标记人体标本的试剂盒。然而，FDA 在序言中表示，一旦 FDA 批准了检测试剂盒以及修改其标签用来说明可以用于人体血液样品，这样的筛查试验是不可取的。

当意识到特异标记试剂盒的必要性，FDA 曾与厂家合作对人体标本进行实验验证。为了方便这一点，美国食品和药物管理局在 1995 年 1 月 12 日发布了测试套件制造商的信件，并于 1995 年 5 月 2 日，提出了一个关于该验证的最低限度的协议。从那时起，制造商和遗传系统公司，在已提交足够的验证数据后，获得批准可以对人体血液样本进行特异标记筛查试验。

三、特别标记测试盒的实用性

1999 年 12 月 28 日，美国食品和药物管理局批准了基因系统公司对其关于 B 型肝炎表面抗原（鼠源单抗）抗体 ELISA 法的产品许可申请的补充。

2000 年 2 月 9 日，FDA 批准该遗传系统公司对人类免疫缺陷病毒 1 型和 2 个产品许可申请的补充（合成肽）修改的遗传系统 HIV-1/HIV-2 肽环包括尸体血清样品检测的用途的说明。

这些专门标记的测试现在可用于商业用途。

四、实施

根据 21 CFR 1270.21（D），FDA 希望尽快对人体样本 HIV-1，HIV-2 和乙型肝炎使用的试剂特异性标记的血液标本进行筛查检验，但不得迟于 2001 年 1 月 31 日。在实施日期之前已经通过测试的捐赠者人体样本没有必要进行该复试。

第五节 | **用于移植的人体组织供体的筛查与检测**

Screening and Testing of Donors of Human Tissue Intended for Transplantation

一、目的

本指南提供了有关用于移植的人体组织供体筛选和测试程序和实践的一般信息，这包括恢复、筛选、检测、工艺、储藏及运输。

二、范围

由于 FDA 正在修订 21 CFR 10.90（b），该文件没有依据 21 CFR 10.90（B）授权颁发，同时不具有任何权利、特权或利益。组织机构可遵循指导或有选择性的使用本指南文件中未提供的指导原则。如果一个组织选择使用可替代的工艺过程，应当与 FDA 进一步讨论，以避免因 FDA 未接受同意而造成资源支出的浪费。

本指南适用于人体移植的组织或在 21 CFR 1270 规定的最终生效日之后进行的相关程序，其取代了以前由 FDA 发布的用于人体组织移植的供体测试筛选指导意见。FDA 根据需要定期修改本指南。

三、介绍

1993 年 12 月 14 日，FDA 发布可用于人体组织移植的 21 CFR Part 1270（1）文件，期以减少由人类组织移植而带来的人类免疫缺陷病毒（HIV）和肝炎的传播风险。发布的临时规则条例是由公共卫生服务法的第 215、368 第 311、361 条（42 U.S.C. 216，243，264，271）授权的，这是鉴于保护公众健康的迫切需求，避免其在组织移植时暴露或接触到人类免疫缺陷病毒（艾滋病病毒）、乙型肝炎（乙型肝炎病毒）和丙型肝炎病毒（丙型肝炎病毒）等。1997 年 7 月 29 日，美国 FDA 颁布 21 CFR Part 1270 的最终法规，修改并明确了包含在初始原则中提及的用于移植的人体组织。

四、供体测试

（一）测试要求

所有用于移植的人体组织应该从 FDA 批准的人类免疫缺陷病毒、1 型和 2 型（抗 HIV-1 和抗 HIV-2）、乙型肝炎表面抗原（HBsAg）以及丙型肝炎病毒抗体（抗 HCV）检测结果为阴性的供体中获得。这些检测应在 1988 年的临床实验室改进修订（CLIA）中进行认证。按照 21 CFR 1270 的要求，确定适合的移植组织需要附有汇总记录或原始记录副本，其要求 FDA 批准的抗 HIV-1 和抗 HIV-2、乙型肝炎表面抗原（HBsAg）以及丙型肝炎病毒抗体（抗 HCV）检测结果应当为阴性。

FDA 建议血库在筛查血样时应使用 HIV 抗原测定。目前，FDA 并没有将 HIV 抗原测定推荐用于移植的人体组织供体检测，这是因为血液的储存、温度和其他因素可能影响测试结果；并且检测的特异性和灵敏度依然需要提高。然而，如果对供体进行 HIV 抗原测定或其他任何非必须的 HIV 检测，其应当拒绝检测结果为阳性的供体组织。

（二）病毒标志物的性能检测

一旦筛选检测要求反复地进行反应，则所有供体组织应予以隔离并不能用于移植。供体样本测试应根据制造商的使用说明，同时使用 FDA 批准的测试进行病毒标志物的性能检测。下面简要地对供体样品实验室测试进行总结：

1. 应对每个用于移植的供体组织样本进行个体试验测试，称为初始测试。

2. 如果初始测试结果无反应现象，则供体样本对特定的病毒标志物呈阴性，此时供体组织可用于移植。

3. 如果初始测试结果表现出反应现象，则供体样本具有最初的反应。样品应再重复检测，最好使用相同的程序以及相同的制造商生产的检测试剂盒。如果两次重复测试结果均未表现出反应现象，则认为供体样本对特定的病毒标志物呈阴性，供体组织可用于移植。如果有一次或两次重复测试结果均表现出反应现象，则认为该检测是重复的反应，此时的供体组织则不可用于移植。

（三）血浆稀释和测试算法

21 CFR 1270 部分规定，如果输血或输液很影响测试结果，则组织应不适合移植。在没有失血的情况下，输血或输液通常不足以影响测试结果。当已知或怀疑发生了失血、对潜在的组织供体输血或注射，并且没有足够的预输血 / 输液样品可用于传染病试验检测时，某个方法应能够用来确定此时并不存在足以影响测试结果的血浆稀释。对于成人来说，如果给药超过 2000 毫升血，在收集的血液样本供测试之前，重组的血液、血液红细胞（RBC）或胶质在 48 小时内会立刻出现；结晶体在一小时内立即出现。以上现象出现时，倘若没有预输血 / 输液血液样本，则应建立标准操作程序（SOP）来定义可适用的算法。如果供体为 12 岁及以下，并且也没有输血 / 输液前样本，当需要进行输血或输液时，应确定某个具体方法来确定此时并不存在足以影响测试结果血浆稀释。

五、供体筛选

（一）信息来源

除了检测及血浆稀释测定，针对有关高风险标准和感染艾滋病毒或肝炎的临床和物理证据，21 CFR 第 1270 部分还规定了所有组织供体的筛选及供体资格认定要求。如果供体为活体，还应包括供体回访；如果供体无生命体征，则可根据可靠的信息和有关的供体病史进行一次或多次回访。接受回访的人可能是供体的近亲、亲戚、家庭成员以及与其有姻亲关系的人或其最初的治疗医师。另外，所有可用记录的审查包含捐献者的医疗记录、尸检报告以及包括体检报告、警方记录和其他有效信息在内的所有身体评估报告。

这些记录的审查应由一个经过专业教育和培训，并且熟悉组织用途的负责人进行审查。确定每个供体的可接受性是医疗主任或受托者的责任。该受托者能够依据在标准操作方法、现有医疗水平以及联邦、州或地方法律法规对所有可用的记录进行审查并作出决定。

一些州和地方立法同意法律允许在指定的情况下对角膜取回收集。FDA 21 CFR 1270 中的要求与 1994 年 PHS 指南一致，指出：角膜组织及其随附的捐赠者记录汇总应在立法同意后才能获得，或者在角膜捐赠者病史筛选回访缺失的情况下予以许可。对于在立法同意却没有对捐献者的角膜组织获得进行病史回访的情况，必须进行供体身体性评估和其他可用的信息的审查，从而判断角膜是否适合移植。FDA 建议无论有没有可能，必须施行捐献者的病史筛选回访。

（二）行为及高风险信息

捐献者的病史筛查回访应包括有下列行为和高风险标准，同时如果有明确的证据表明捐献者涉及以下高危险因素，则该供体的组织不应被接受：

● 过去 5 年中与另一男性发生过性关系的男性。

● 过去 5 年中因为非医学原因注射过麻醉剂的个体，包括静脉注射、肌内注射和皮下注射。

● 接受过人源性凝血因子浓缩物的血友病或相关凝血系统失调的个体。

● 过去 5 年中以换取金钱或者毒品而进行性行为的个体。

● 过去 12 个月内与具备以上 4 项描述的任何一项或者与被怀疑携带有艾滋病毒、乙型肝炎病毒或丙型肝炎病毒的个体发生过性行为的个体。

● 在过去 12 个月内与已知或被怀疑有 HIV、HBV 或 HCV 血液注射的个体存在接触的个体，其可能经皮下注射或经裸露的非完整的皮肤或黏膜伤口接触。

● 由感染艾滋病毒或有艾滋病毒感染风险的母亲所生的 18 个月以下大小的婴儿以及在过去的 12 个月内忽视艾滋病毒而通过母乳喂养的婴儿。

注：由感染艾滋病毒或有艾滋病毒感染风险的母亲所生的超过 18 个月大的婴儿；在过去的 12 个月未通过母乳喂养的婴儿以及艾滋病病毒抗体测试、体检和医疗记录审查能够证明 HIV 感染不存在的个体可以作为组织捐献者。

● 当前监管系统在押人员（包括监狱和拘留所）和在过去 12 个月内被监禁超过连续的 72 小时的个体。

● 12 个月前曾与另一个有病毒性肝炎进行亲密接触的个体。

● 曾经有过梅毒或者已经治疗好的个体。

● 在 12 个月内与他人共享纹身、耳朵穿孔仪器的个体。

注：虽然目前未囊括在 21 CFR 1270 的范围内，但 FDA 已经意识到克雅病暴露的风险，其是由如美国细胞组织库协会和美国眼库协会的自愿标准所推荐的。

相关因素有：

● 诊断出具有克雅病或家族病史（血缘）的个体。
● 曾接受人垂体源性生长激素注射的个体。

● 已接受硬脑膜移植的个体。

（三）临床证据

除了 21 CFR 1270 部分要求的内容，捐献者 HIV、HBV 及 HCV 的 FDA 筛查检测结果应是阴性且发现没有相关危险因素；同时捐献者也不应具备艾滋病毒和肝炎的临床症状和体征。从捐赠者的病史、体检、病历、尸检报告、实验室检查结果等有效信息的基础上来看，组织供体应避免以下影响：

● HIV 感染或获得性免疫缺陷综合征（AIDS），其中包括临床体征和症状，如不明原因的体重减轻、原因不明的夜间盗汗、蓝色或紫色斑点的皮肤、黏膜上典型的卡波西肉瘤、弥漫性淋巴结肿大的时间超过一个月、不明原因的温度超过 100.5F（38.6℃）10 天以上、原因不明的持续性咳嗽或呼吸急促、机会性感染以及持续性腹泻。

● 乙型或丙型肝炎病毒感染，其中可能包括不明原因黄疸型肝炎或肝肿大的临床症状和体征（实验室数据记录如，丙氨酸转化酶酶（ALT）、门冬氨酸转氨酶（AST）、胆红素以及凝血酶原可能有助于供休适当性的测定）。

（四）机（身）体性证据

所有供体组织的身体性评估有助于对其适宜合理性进行测定，因为它针感染 HIV 或肝炎的高风险行为性或临床证据提供了更高水平评估。21 CFR 1270 将机体评估作为供体有限的尸检或生前及死后的体检，期以来评估任何感染 HIV 或肝炎的高风险行为和迹象。如果在机体评估中有下列任何一种迹象，则均认为是感染 HIV 或肝炎的高风险行为和迹象，因此其组织捐赠也应被拒绝。

所有捐献者应由下列有限的尸检或生前及死后的体检来确定，如果在其他任何可用的记录中进行报告，则也需要指出：

● 有关性传播疾病的风险，如生殖器溃疡性疾病、单纯疱疹、梅毒、软下疳。

● 包括肛周湿疣在内的肛交。

● 非经皮用药如针迹。

● 弥漫性淋巴结肿大。

● 鹅口疮。

● 与卡波西肉瘤一样的蓝色或紫色皮肤斑点。

● 针迹，包括纹身针迹的检查。

● 不明原因的黄疸、肝肿大、黄疸。

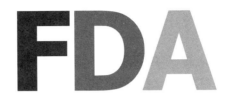

第五章
疫苗与相关生物制品指南
（Vaccine and Related Biological Product Guidances）

■ 第一节　支持大流行性流感疫苗许可的临床数据需要
■ 第二节　支持季节性灭活流感疫苗许可的临床数据需要
■ 第三节　供儿童使用的预防性 HIV 疫苗的进展
■ 第四节　针对传染病适应证的预防和治疗疫苗的发育性毒性研究的思考
■ 第五节　疫苗标签要求中与警告、使用说明以及预防信息相关的
　　　　　FDA 审查指南
■ 第六节　疫苗或相关产品的化学、制造、控制及描述信息的内容和格式
■ 第七节　针对可预防疾病的联合疫苗的评价指南：生产、测试和临床研究

第一节 | 支持大流行性流感疫苗许可的临床数据需要

Clinical Data Needed to Support the Licensure of Pandemic Influenza Vaccines

一、介绍

本文件旨在向公众以及大流行性流感疫苗研发者提供相关临床研发方法的指导，期以加速其审批。本指南中的方法适用于基于血凝素的不含佐剂和含佐剂的季节性疫苗，包括"裂解病毒"、亚基、在鸡胚或细胞培养的全病毒灭活疫苗、基于血凝素的重组蛋白疫苗以及表达血凝素的 DNA 疫苗。该指南不针对活减毒流感疫苗以及不依赖免疫血凝素组分的流感疫苗。

该文件不针对临床研究性疫苗的非临床或早期临床研发。成功的非临床和早期临床研发评估是进行额外临床研发之前的至关重要的一步。同时，该文件也不针对生产所需设备的化学、生产、控制或检查的许可。这些方面的审批程序参见名为《行业指南：化学、生产和控制信息的内容和格式以及针对疫苗或其相关产品所建立的描述信息》的指导文件。申请人应与生物制品评价和研究中心（CBER）在疫苗研发所需的额外信息方面取得联系。

二、背景

包膜核糖核酸病毒的流感病毒属于正黏病毒科家族，基于内部结构蛋白的抗原差异其分为三种不同的类型。甲和乙型两种流感类型导致每年人类呼吸道疾病的流行暴发，其进一步的分类是基于两个主要的外部糖蛋白结构，血凝素（HA）和神经氨酸酶（NA）。主要局限于人类宿主的乙型病毒只有 HA 和 NA 亚型。相比之下，甲型流感亚型已确定具有无数的血凝素和神经氨酸酶。甲型菌株会感染各种各样的鸟类和哺乳动物。

抗原的频繁变化出现了甲和乙型流感病毒变异株，主要因为血凝素和神经氨酸酶糖蛋白的突变。这些变异菌株的形成通过以下两种机制：病毒基因组中进行的选择性点突变或两共流行菌株的重组。

自 1977 年以来，甲型流感病毒亚型 H_1N_1 和 H_3N_2 以及乙型流感病毒已在全球范围内传播。当前美国批准的灭活三价疫苗用于防止由这些流感病毒引起的流感疾病。

新的 A 型血凝素亚型的出现会导致大流行性流感疾病在未受到感染或未免疫过的人群中爆发。20 世纪爆发了三种流感病毒。大流行性流感菌株可通过两个共流行性病毒的基因重组进行演变，其中一种源于动物宿主，另一种源于人体。这样的重组形成了 1957 年 H_2N_2 亚型流感病毒株和 1968 年的 H_3N_2 亚型流感病毒株。最近的研究表明：1918～1919 年的 H_1N_1 亚型流感病毒株可能由于多基因禽源流感病毒株的一系列基因突变而造成的。这些突变似乎已使病毒具备适应人体以及在人类之间传播的能力。1918～1919 年（20世纪最危险的时期）甲型 H_1N_1 流感菌株导致全球约 50 万人死亡。基因测序、系统发育分析以及 1918～1919 年的 H_1N_1 流感病毒菌株的重组向流感病毒致病因子提供了深入的见解。

近年来，感染人体的禽流感病毒提高了人们对一个或多个禽流感病毒株的认识，因为其可能演变成在人类中传播的大流行性病毒株。几个禽流感的亚型病毒已经从患病人群中修复。H_7N_7、H_9N_2 和 H_5N_1 亚型流感病毒菌株在人类中已经引起疾病。其中，H_5N_1 毒株引起了特别关注。这种亚型菌株在临床确诊中的死亡率约为 50%。第一个有记载的人类感染 H_5N_1 禽流感事件发生于 1997 年的香港。有 18 人受到感染，其中 6 人死亡。至今，虽然人人传播发生较为罕见，但感染人数仍持续增加，同时，从分离出的最近感染人类的 H_5N_1 菌株的分析可以发现，病毒不断变异且出现了新的变种。另外值得关注的是在动物模型中，最新的 H_5N_1 菌株更具有杀伤力，其宿主范围已扩大到以前认为是耐禽流感病毒菌株的哺乳动物物种中。这些事件凸显出迫切的需求，提高标准以评估潜在大流行毒株的流感疫苗的安全性和有效性。

三、支持大流行性流感疫苗审批的临床数据

大流行性流感疫苗的生物制剂许可申请（BLA）审批可以按照 21 CFR 601.2 或 21 CFR 601.2 中的 E 部分的加速批准规定来进行。本节提供支持大流行性流感疫苗审批的临床数据。CBER 已经准备好类似的季节性流感灭活疫苗的指导，如《行业指南：支持季节性流感疫苗审批的临床数据》。

生物制品的审批要依据 PHS Act（42 U.S.C. 262）第 351 条来获得许可。根据第 351 条的要求，只有在能证明产品"安全、纯净、有效"的情况下才能通过生物制剂许可申请，同时，生产商的设备应该满足设计标准以保证生物制品能够"稳定的保证安全、纯净和有

效"在 1998 年 5 月发表的《行业指南：针对人用药和生物制品的有效性提供临床证据》中，FDA 表示："效价"一词一直被解释为有效性（21 CFR 600.3（s））。1972 年，FDA 对所有获批的生物制剂的安全性和有效性进行审查。随后其指出：有效性证明包含针对新药的充分和控制良好研究条款（21 CFR 314.126）中被定义为控制性的临床调查，除非有替代方法能够充分证实其有效性，才能够对生物制品的适用性或必要的有效性不进行研究（21 CFR 601.25（d）（2））。

（一）针对在美国获批的季节性灭活流感疫苗生产商的大流行性流感疫苗的审批（获批的季节性灭活流感疫苗与大流行性流感疫苗的工艺过程一致的情况）

依据 21 CFR 601.2 中的规定或加速审批规定，如果生产商持有相关季节性灭活流感疫苗的获批的 BLA 许可证，且疫苗的临床效益已经在上市后研究中证实，同时用于大流行性流感疫苗生产过程的工艺与获批产品一致，则需要通过临床免疫原性试验来确定大流行性流感疫苗受试者的适当剂量和疗程。这些试验还应包括安全性评估。FDA 将参与计划以收集疫苗所使用的额外的有效性和安全性信息。

针对大流行流感疫苗原始审批的所有提交资料都应像递交 BLAs 一样予以提供，这将作为具体某个大流行性流感疫苗商品的名称和标签。如果希望使用与已获批的季节性灭活流感疫苗相同的生产工艺，则其 BLA 应参引原始 BLA 数据，包括非临床数据以及化学、制造和控制（CMC）数据。

1. 免疫原性

支持选用剂量和疗程的数据应基于疫苗引发的免疫反应评价。血凝抑制（HI）抗体测定已被用于疫苗活性的评估以及可能适用于大流行流感疫苗的评价。恰当的终点包括：①受试者获得的 HI 抗体滴度 ≥ 1 ∶ 40 的比例，和②血清转化率，定义研究对象与其接种前 HI 效价的比例 <1 ∶ 10，与其接种后 HI 效价的比例 > 40 或者与其接种前 HI 效价的比例 ≥ 1 ∶ 10，与其接种后 HI 效价相比最低增加 4 倍以上。大流行前的环境下，大多数受试者很可能不会暴露在大流行性流感病毒的抗原之下，因此接种对象有可能达到建议的终点。这些评价的点估计和双侧 95％置信区间（CI）应在 BLA 中提供。同时，接种前后的几何平均滴度（GMT）也应包括在内。

鉴于众多的影响因素，用于 HI 抗体测定的实验室检测存在巨大的差异，包括在病毒株和红血细胞类型以及在测定培养基中非特异性抑制剂存在的差异。因此，适当的控制和检测验证对 HI 抗体结果的解释非常重要。此外，如果需要，还建议采集并存储足够量的血清样品体积以供日后在验证或比较试验研究中使用。

诸如微量测定等的其他终点和相应的免疫测定化验也可作为大流行性流感疫苗 BLA 审批的支持性数据。

2. 安全性

局部和全身不良反应事件应在疫苗批准使用的所有年龄组中予以良好的定义。描述不良事件严重程度的适当评价尺度应包括在研究协议中。所有受试者在研究期间的严重不良事件都必须予以监控和收集（21 CFR 312.23，312.32，312.56，312.60 和 312.62）。协议应保证在至少接种后 6 个月内有门诊服务或电话联系，期以确保在此期间可能发生额外的严重不良反应事件和新慢性疾病的发作。接种后 6 个月的评估中所收集到的安全数据必须提交给

FDA（21 CFR 312.32 和 312.33），其可能会在 BLA 提交和批准后进行。建议尽早与 CBER 交流并对用于支持产品审批的安全数据库的大小达成一致。

3. 儿科学

可以预期，在成人和儿童群体中收集的数据将逐步地呈上升趋势。假设批准了其在包括老年人在内的成人群体中使用，则其审批应与原始申请相符合。针对支持在儿童群体中使用的某个大流行性流感疫苗审批所需的数据的量取决于获批的季节性流感疫苗的临床数据。允许在儿童群体中进行临床研究的时机应与 CBER 进行讨论。

4. 上市信息

大流行性流感疫苗的研发者寻求与 FDA 或其他政府机构合作，期以当疫苗使用时能够收集更多的安全性和有效性数据，如流行病学研究。研发者可以在其 BLA 的上市后监测计划中予以说明。

（二）针对在美国获批的季节性减毒活性流感疫苗生产商的大流行性流感疫苗的审批（获批的季节性减毒活性流感疫苗与大流行性流感疫苗的工艺过程一致的情况）

对于灭活流感疫苗，确定活减毒流感疫苗所需的适当剂量和治疗方案的临床试验应包括免疫原性和安全性的评估。研发者希望能够与 FDA 合作，期以收集更多的安全性和有效性数据。

获批的季节性活减毒流感疫苗倘若需要利用与大流行性流感疫苗相同的工艺流程，则应提交一份新的 BLA，这将作为具体某个大流行性流感疫苗商品的名称和标签。新的 BLA 应参引季节性流感疫苗，包括其原始 BLA 中的非临床数据以及化学、制造和控制

（CMC）数据。

1. 免疫原性

支持选用剂量和疗程的数据应基于疫苗引发的免疫反应评价。活减毒流感疫苗可能引起各种免疫反应，HI 抗体反应可以对新的大流行流感疫苗株进行适当的评价。然而，活减毒流感疫苗可以通过免疫机制诱导针对疾病的保护。因此，研发者考虑并提出了可替代性的终点。对于 HI 抗体检测推荐以下终点：①受试者获得的 HI 抗体滴度≥1：40 的比例，和②血清转化率，定义研究对象与其接种前 HI 效价的比例<1：10，与其接种后 HI 效价的比例>40 或者与其接种前 HI 效价的比例≥1：10，与其接种后 HI 效价相比最低增加 4 倍以上。大流行前的环境下，大多数受试者很可能不会暴露在大流行性流感病毒的抗原之下，因此接种对象有可能达到建议的终点。这些评价的点估计和双侧 95% 置信区间（CI）应在 BLA 中提供。同时，接种前后的几何平均滴度（GMT）也应包括在内。

2. 安全

在大流行流感疫情爆发前应进行活减毒流感大流行性疫苗的临床研究。因此，建议应尽早和 CBER 对有关产品审批安全性数据库的内容进行商量并达成一致。

受试者应当在研究期间予以隔离，尽量减少潜在流感疫苗病毒株的传播，应对疫苗流泻的量和时期很好地表征。针对研究受试者及研究人员的接触预防措施要到位。研究人员应对可能发生的流感疾病和流感疫苗株的传播进行监控。

局部和全身不良反应事件应在疫苗批准使用的所有年龄组中予以

良好的定义。描述不良事件严重程度的合适评价尺度应包括在研究协议中。所有受试者在研究期间的严重不良事件都必须予以监控和收集（21 CFR 312.23，312.32，312.56，312.60 和 312.62）。协议应保证在至少接种后 6 个月内有门诊服务或电话联系，期以确保在此期间可能发生额外的严重不良反应事件和新慢性疾病的发作。接种后 6 个月的评估中所收集到的。

安全数据必须提交给 FDA（21 CFR 312.32 和 312.33），其可能会在 BLA 提交和批准后进行。

鉴于活减毒流感疫苗株和其他流行性流感毒株之间重组的问题，活减毒流感大流行疫苗可能仅在流感爆发后使用。研发这类产品（潜在能够用于大流行前）的任何计划，特别是用于支持产品审批的安全数据库的大小，应与 CBER 讨论。

3. 上市信息

大流行性流感疫苗的研发者寻求与 FDA 或其他政府机构合作，期以当疫苗使用时能够收集更多的安全性和有效性数据，如流行病学研究。研发者可以在其 BLA 的上市后监测计划中予以说明。

（三）针对美国未获批工艺所生产的大流行性流感疫苗的加速审批

加速审批可应用于某些生物制品中，对某些治疗严重或危及生命的疾病以及能够提供超越现有治疗方式的有意义的治疗价值的生物制品的安全性和有效性的研究可能会采取加速审批的方法。对于大流行性流感疫苗，至少要等到这些疫苗的供应充足才能提供加速审批的途径。

这样的批准基于充分且控制良好的临床试验的建立，根据流行病学、治疗学、病理生理学或其他证据，生物制品在替代终点方面具有影响，期以用来预测临床收益（21 CFR 601.41）。本部分的批准要求研发者对生物制品进一步研究，核实并描述其临床利益以及与替代终点临床效益相关的不确定性（21 CFR 601.41）。上市后研究也必须充分且良好控制，同时应进行尽职调查（21 CFR 601.41）。这些研究的协议应与原始 BLA 一齐提交。依据这些法规，生物制品的上市审批可以撤回。例如，如果上市后临床研究不能对临床效益予以验证或研发者没有履行要求的上市后研究尽职调查（21 CFR 601.43（a）（1）和（2））。

流感疫苗的接种后的免疫反应可作为也许能够预测临床效益的替代指标，也就是说流感疾病及其并发症的预防。存在于病毒表面的流感病毒血凝素对细胞受体的结合至关重要。利用血清 HI 抗体的存在检测到的血凝素免疫反应是接种或感染后的一个重要保护组分。

迄今为止，用来评估流感疫苗有效性的前瞻性设计研究还没有对具体的 HI 抗体效价以及阻止确认流感疾病繁殖的保护予以确定。包括接种后的人类挑战性研究在内的流感研究表明：从 1 ∶ 15 到 1 ∶ 65 的 HI 抗体滴度可能与存在于 50% 受试者身上的疾病以及高滴度条件下疾病增加的防止相关。血清转化率和 GMT 作为疫苗活性的检测方法而被使用。

为了加速灭活流感疫苗的审批，HI 抗体反应或许可以作为一个可接受的能够合理预测临床益处的活性替代指标。目前，获得的减毒活流感疫苗的免疫反应数据十分有限。新减毒活流感疫苗的加速审批将取决于免疫替代的鉴定，其很有可能用于临床效益的预测。

至于加速审批，大流行灭活流感疫苗的 BLA 应包括一个或多个控制良好的研究结果，该研究设计旨在满足免疫原性终点以及在接下来的流感季节期间进行预防流感方面的临床有效性的验证性上市后研究。此外，大流行性流感疫苗的研发者寻求与 FDA 或其他政府机构合作，期以当疫苗使用时能够收集更多的安全性和有效性数据，如流行病学研究。由于每个待批疫苗都不同（例如具体产品特性、生产过程等），因此建议在研发早期与 CBER 就生产方法、产品检测的充分性以及针对待批疫苗临床数据的需要范围方面进行讨论。

1. 有效性

本部分对基于免疫反应建立的有效性的可能方法进行描述。因为对各种可能的大流行毒株的免疫反应的认识是不断发展的，下面陈述的有效性标准仅是目前所推荐的。广泛的参考其他研究设计、合理预测效益的替代指标以及以下推荐描述的替代指标或其他替代指标的性能。

（1）安慰剂对照的免疫原性试验中针对新疫苗的 HI 抗体反应进行评估可能会支持其加速审批，前提是研究应充分对主要疗效终点予以评估：①血清转换率，和②受试者 HI 抗体滴度达到 ≥ 1 : 40 的比例。大流行前的环境下，大多数受试者很可能不会暴露在大流行性流感病毒的抗原之下，因此接种对象有可能达到建议的终点。

例如,依据欧洲药品管理局（EMA）人用医药产品委员会（CHMP）最新批准的指南进行修改后的下述建议可能有助于加速审批。

针对 65 岁以下成人和儿童群体：

● 实现 HI 抗体血清转化的受试者百分比的双侧 95% 置信区间的下限应该达到或超过 40%。

● 实现 HI 抗体效价 ≥ 1 ∶ 40 的受试者百分比的双侧 95% 置信区间的下限应该达到或超过 70%。

针对 65 岁以上成人：

● 实现 HI 抗体血清转化的受试者百分比的双侧 95% 置信区间的下限应该达到或超过 30%。

● 实现 HI 抗体效价 ≥ 1 ∶ 40 的受试者百分比的双侧 95% 置信区间的下限应该达到或超过 60%。

（2）与在美国获批的大流行性流感疫苗相比，针对新疫苗 HI 抗体反应的非劣效性免疫原性试验能帮助其加速审批。研究应充分对疫苗中包含的各病毒株的 HI 抗体的主要疗效终点予以评估：① GMT 和②血清转化速率。主要疗效终点的建议包括以下几点：

● GMTs（GMT 美国获批疫苗 / GMT 新疫苗）比率的双侧 95% 置信区间的上限不应超过 1.5。对不同 GMT 率的使用应该基于评估抗体反应试验的特点。

● 不同血清转化率之间（血清转化美国获批疫苗 / 血清转化新疫苗）的双侧 95% 置信区间的上限不应超过 10%。

（3）评估不同指标或其他免疫反应的替代性研究设计将由 CBER 进行审查，并可能会允许加速审批。CBER 需要确定研究设计的恰当性以及所建议的替代指标在预测临床效益时的合理性。

2. 安全性

安全性数据必须收集自审批前临床试验中的受试者，其目的是为了帮助新季节性灭活流感疫苗的加速审批（21 CFR 312.23，312.32，312.56，312.60 和 312.62）。接种后 6 个月所收集的数据评价应在提交 BLA 时一并提交给 FDA。此外，包括血液学和临床化学评价在内的安全性实验室检测应当至少在一期临床研究中接种前和后获得，其可能在其他研究中需要，这取决于原始临床研究和临床前数据。当研发者拥有与美国以外获批的季节性流感疫苗相同生产过程以及足够的市场和安全经验，并且同时使其存在于 BLA 中时，则大到足以排除严重不良事件（发生频率 1/300）发生的总体安全性数据库就可以胜任了。例如对于严重不良事件率来说，当通过精确置信区间法在临床试验中接种疫苗的 1150 名受试者中没有观察到严重不良反应事件时，其双侧 95% 置信区间的真正上限的是 0.0032（<1/300）。然而审批前安全性数据库的大小，尤其是在生产季节性流感疫苗时使用了新的工艺过程如细胞培养以及添加佐剂等，都会受到新的生产工艺的性质以及可用的临床前和临床数据等因素的影响，同时也应与 CBER 进行讨论。

此外，如果在大约 1000 名受试者大的安全性数据库中存在严重不良反应事件，则需要考虑它是否与疫苗有关并需要额外的安全性数据。支持在儿童群体中使用的安全性数据也需要，并且也应该作为 BLA 的一部分或者后续作为临床疗效补充予以提交。

3. 上市验证性研究

还有其他的方法能够进行上市后的确证研究，建议研发者与 CBER 进行讨论。

（1）研发者需要美国季节性疫苗批准的验证性研究。

谋求大流行性流感疫苗株审批的研发者也可以选择制造工艺与大流行性流感疫苗相同的季节性流感疫苗的研发和批准。不是通过加速审批的季节性疫苗的批准可以帮助实现上市后的要求，其能够验证大流行性流感疫苗的临床效益。

（2）研发者不需要美国季节性疫苗批准的验证性研究。

对于存在的且研发者希望发展的其他可能证明临床效益的方法，则应尽快与 CBER 讨论。

4. 上市信息
大流行性流感疫苗的研发者寻求与 FDA 或其他政府机构合作，期以当疫苗使用时能够收集更多的安全性和有效性数据，如流行病学研究。研发者可以在其 BLA 的上市后监测计划中予以说明。

（四）额外注意事项

1. 大流行性流感疫苗的类型
当前有助于审批的临床有效性和安全性数据的建议适用于不含佐剂以及添加佐剂的基于血凝素的季节性疫苗，包括"裂解病毒"亚基、在鸡胚或细胞培养中传播的全病毒灭活疫苗、重组血凝素蛋白以及表达血凝素的 DNA 疫苗。无论其源自哪里，所有的新疫苗都需要产品特点和生产流程的详细信息。

2. 临床批次一致性
临床批次的一致性研究目的旨在对生产以及最终产品性能的一致

性予以展现，其利用三个连续生产批次的疫苗诱导的等效免疫反应进行证明。HI 抗体检测可用于免疫反应的评估。建议对作为恰当主要终点的三个疫苗批次所包含的各病毒株进行 GMTs 比率上的 95% 置信区间的成对比较。GMTs 比率双侧 95% 置信区间应整体处在 0.67 和 1.5 间。疫苗所包含的各病毒株的 HI 抗体反应的血清转化率应作为二次终点予以评估。批次一致性的评估可能会纳入新流感疫苗加速审批的研究。

在案例的基础上，批次一致性需要纳入上市后保证研究并予以评估。这个决定会受到像大流行性流感疫苗的生产工艺以及生产适用性和临床经验等因素的影响。

3. 含佐剂的大流行性流感疫苗

灭活无佐剂流感疫苗的些许研究表明：与单剂量的每年季节性灭活流感疫苗所诱发的免疫反应相比，每剂和多剂疫苗可能需要更多的抗原来诱导免疫反应。有效的佐剂会减少用来诱导保护性免疫反应的抗原数量以及其他所期望的属性，如防止流感病毒株传播的交叉保护以及在大流行前就行使功能的免疫系统。支持含佐剂疫苗配方的安全性数据以及与不含佐剂疫苗相比其额外的优势都必须在 BLA 中提交（42 U.S.C.262（a）（2）（C）（i）；21 CFR 601.2）。在研发的早期阶段需要提供其比不含佐剂疫苗具备的额外优势的临床数据，如增强了免疫反应、抗原节约型效果或其他优势，该数据有助于佐剂本身剂量的选择。BLA 中的安全信息包括国内外试验中的安全经验。其他疫苗抗原中相同佐剂的安全经验同样有助于佐剂的安全性评价。预计支持佐剂安全性的非临床和临床信息应在研发早期进行讨论。最后，为了对含佐剂疫苗的安全性附加信息进行描述，可以与进行某些研究的研发者寻求一致性建议。

（1）剂量与配方的选择

假设疫苗是基于血凝素的产品，则 HI 抗体检测可以对免疫应答恰当的评估。

（2）对于初始剂量与配方的选择，包含相同抗原数量的添加佐剂与不添加佐剂疫苗的比较性临床研究中，对添加佐剂的抗原诱导的免疫反应优于单独相同抗原的应予以说明。针对 HI 抗体效价和血清转化率的差异，合适的终点评估的置信下限或许足以对佐剂的附加值予以说明。

比较性研究要能够阐明由包含抗原量低于不添加佐剂疫苗的最优剂量的添加佐剂疫苗诱导的非劣效性免疫反应。用于证明佐剂值的其他的方法，如当于不含佐剂疫苗相比时，佐剂疫苗诱导抗体的能力更为强大，其能够与更为广泛的各种亚型、株系或分支进行交叉反应。建议研发者与 CBER 进行讨论。

合适剂量与配方的选择也应遵循正在进行研究的方案以及处方的安全性协议。

4. 可选择的给药途径
可选择的流感疫苗的给药途径正向着既能够诱发免疫反应又可以减少抗原用量的方向发展，因此，其既能防止流感疾病又有助于接种。这种策略能够扩大现有疫苗的供应并加快大规模免疫程序的便捷度与速度。在没有提出新的方法（如针对肌内注射的大流行性流感疫苗批准的皮内给药）之前或疫苗组分的量和质保持不变的情况下，基于临床免疫原性和有限的安全性数据，其批准可以作为临床疗效的补充。其他情况下，如果不确定所需数据是否能够支持疫苗使用新方法通过审批时，应当与 CBER 在研发早期进行咨询。

5. 儿科研究平等法案

2003 年，《儿科研究平等法》（PREA）（21 U.S.C.355c 联邦食品、药品和化妆品法案，505 b）用于解决儿科用药物和生物制品的研发。所有研发者需要对 PREA 中描述的儿科群体予以研究。依据 PREA，对于新活性成分、新适应证、新药物剂量、新剂型或新给药途径，所有按照联邦食品、药品和化妆品法案 505 条（the Act）（21 U.S.C.355）或公共卫生服务法案 351 条（PHS Act）（42 U.S.C. 262）提交的申请（或临床疗效补充）都要包含儿科评估（儿科临床数据），除非研发者获得了 FDA 的免除或延期允许（21 U.S.C. 355c）。PREA 实施的指南草案由 FDA 在 2005 年 9 月版本。如本文件所述，FDA 鼓励就疫苗研发过程尽早向其提交儿科研发计划，这能够增加在儿科群体中对免疫原性，剂量和安全信息的理解。大流行期间使用的大流行性流感疫苗应与儿科群体相关。

6. 上市评估

（1）有效性

正如先前的讨论，大流行性流感疫苗的审批可能基础免疫原性数据。大流行性流感疫苗的研发者寻求与 FDA 或其他政府机构合作，期以当疫苗使用时能够收集更多的安全性和有效性数据，如流行病学研究。研发者可以在其 BLA 的上市后监测计划中予以说明。附加的数据可允许更好地了解疫苗和临床疗效的免疫原性之间的关系。为加速审批大流行性流感疫苗，开发者还需进行上市后的确证研究，期以验证临床效益，应包括研究计划及其申请。

（2）安全性

在 BLA 中，应包括按照国际协调会议的人用药品（ICH E2E 指导）申请注册的药物安全监视计划。由于新的生产工艺或新型佐剂出现的问题，在安全性方法需要特别关注。FDA 和实施的美国疾病控制和预防计划在疫苗使用早期、大流行前和大流行期间，很好地帮助其进行安全监管。FDA 建议开发者与其共同开发安全监测策略，期以在大流行期间能够最好地服务于公众健康，这包括上市后大流行监测数据的采集、交流和报告的开发和检测。

第二节 | **支持季节性灭活流感疫苗许可的临床数据需要**

Clinical Data Needed to Support the Licensure of Seasonal Inactivated Influenza Vaccines

一、介绍

本文件旨在向公众以及季节性灭活流感疫苗研发者提供相关临床研发方法的指导，以期完善生物制品审批程序（BLA）。本指南中的方法适用于基于血凝素的季节性疫苗，包括不含佐剂和添加佐剂的，包括"裂解病毒"、亚基、在鸡胚或细胞培养的全病毒灭活疫苗、基于血凝素的重组蛋白疫苗以及表达血凝素的 DNA 疫苗。该指南不针对活减毒流感疫苗以及不依赖免疫血凝素组分的流感疫苗。

FDA 认为：在过去，针对季节性流感仅仅有单价和双价灭活流感疫苗。为了满足灵活的不断变化的公共卫生需求，对于开发疫苗包括多于或少于三个抗原的疫苗，本指南统一使用了术语"季节性灭活流感疫苗"。

该文件不针对临床研究性疫苗的非临床或早期临床研发。成功的非临床和早期临床研发评估是进行额外临床研发之前的至关重要的一步。同时，该文件也不针对生产所需设备的化学、生产、控制或检查的许可。这些方面的审批程序参见名为《行业指南：化学、生产和控制信息的内容和格式以及针对疫苗或其相关产品所建立的描述信息》的指导文件。申请人应与生物制品评价和研究中心（CBER）在疫苗研发所需的额外信息方面取得联系。

二、背景

包膜核糖核酸病毒的流感病毒属于正黏病毒科家族，基于内部结构蛋白的抗原差异其分为三种不同的类型。甲和乙型两种流感类型导致每年人类呼吸道疾病的流行爆发，其进一步的分类是基于两个主要的外部糖蛋白结构，血凝素（HA）和神经氨酸酶（NA）。主要局限于人类宿主的乙型病毒只有一个 HA 和 NA 亚型。相比之下，甲型流感亚型已确定具有无数的血凝素和神经氨酸酶。甲型菌株会感染各种各样的鸟类和哺乳动物。

抗原的频繁变化出现了甲和乙型流感病毒变异株，主要因为血凝素和神经氨酸酶糖蛋白的突变。这些变异菌株的形成通过以下两种机制：病毒基因组中进行的选择性点突变或两共流行菌株的重组。

自 1977 年以来，甲型流感病毒亚型 H_1N_1 和 H_3N_2 以及乙型流感病毒已在全球范围内传播。当前美国批准的灭活三价疫苗用于防止由这些流感病毒引起的流感疾病。因为新流感病毒变异株的频繁出现，流感疫苗的抗原成分需要每年评估且三价灭活流感疫苗几乎每年都需要更新配方。之前接种疫苗引发的免疫反应可能无法预防新的变种。

疾病控制和预防中心（CDC）的免疫接种咨询委员会（ACIP）扩

大了对流感疫苗接种的建议，包括越来越大的危险人群的范围，目前进包括孕妇、50 岁及以上的人以及 6~59 个月大的儿童。有关流感疫苗的需求增加，包括因愈加扩大化的建议导致一些流感疫苗生产商退出美国市场，以及在过去几个流行季由生产问题使疫苗生产间歇性减少，而引起的可用性流感疫苗的短缺或延迟。这些短缺突出了生产过程的复杂性以及多个增加流感疫苗生产商的必要性。目前，即使是全面投产，生产能力也不能满足目前推荐的用于接种的这些季节性流感疫苗的需求。最后，多家生产商获批的季节性灭活流感疫苗充分供应的适用性将在应对新流感病毒株出现方面体现出其价值。

三、支持季节性灭活流感疫苗许可的临床数据

季节性灭活流感疫苗的审批需要通过传统或加速的途径提交申请。本部分针对支持新季节性灭活流感疫苗传统和加速审批的临床数据提供建议。CBER 针对大规模流行性流感疫苗制定了相似的指南：《行业指南：支持大规模流行性流感疫苗审批的临床数据的需要》。

（一）针对新的季节性灭活流感疫苗的 BLA 传统审批

生物制品的审批要按照公共卫生服务法案（PHS Act）（42 U.S.C. 262）第 351 条的责权。依据其条例，BLAs 的批准仅仅表现出产品是"安全、纯净和富有疗效的"，同时符合标准的生产设备旨在确保生物制品"仍然是安全、纯净和富有疗效的"。此前于 1998 年 5 月（II.A.）发布的指南《行业指南：人用药物和生物制品需要提供的有效临床证明》中，FDA 陈述：效价一直被认作有效性（21 CFR 600.3（s））。1972 年，FDA 对所有以前获批的生物制剂的安全性和有效性进行审查回顾。之后 FDA 认为：证明有效

性将包括受控的临床调查，是条款中对于新药的"充分和良好的对照研究"的定义。（21 CFR 314.126）除非有替代方法能够充分证实其有效性，才能够免于对生物制品的适用性或必要的有效性进行研究（21 CFR 601.25（d）（2））。

1. 有效性

如上面所讨论的，针对流感疾病的充分和控制良好的临床研究的有效性的证明能够支持新季节性灭活流感疫苗的审批。在该本文件中，临床指标疗效研究指的是对流感疾病作为主要指标进行评估的临床试验。研究设计应考虑以下因素：

● 应仔细考虑研究群体。在没有增加流感并发症风险的群体中进行的安慰剂对照临床疗效研究，允许进行对流感疾病临床有效性的精确评估（绝对疗效）。通常 ACIP 至少每年会列出这些被认为会增加流感并发症风险的人。另外，增加患流感疾病并发症风险的人群同样要进行研究，但是用于证明在美国获批的非劣效性的新疫苗的临床疗效，应有足够的研究样本量。

● 应对流感疾病的诊断标准进行前瞻性的定义。培养确认、病毒种类以及抗原特性增加了其特异性，这使得疫苗的有效性能进行更精确的评估，并可能会减少评估有效性所需的样本容量。此外，培养确认将有利于对传播的流感毒株与疫苗抗原组分不一致的研究结果予以解释。确定是否因疫苗诱导的免疫反应的分析与流感疾病的预防依赖于具体诊断标准的使用（如流感对培养确认）。

● 研究样本大小的计算应基于对疫苗有效性和流感发作率的估计。这项研究应该提供疫苗有效性双侧 95% 置信区间（CI）下限的评估，其预期要显著高于零（如在 40%~45% 的范围内）。

●大量研究受试者免疫原性的评估是研究设计中至关重要的元素。在临床终点疗效研究中，如果接种的免疫反应能够比得上观察到的临床终点疗效研究，则可能会将接种后诱导的免疫反应特征的有效性外推至其他群体。此外，在前瞻性设计的临床终点疗效研究期间收集的免疫反应数据可能会导致免疫相关保护的建立，这种关联极大地促进未来流感疫苗的发展。

2. 人群中（不包含临床疗效研究）支持疫苗有效性的额外研究

鉴于进行比较性疗效研究中的风险，一些增加患流感疫苗并发症风险的群体（如 6~59 个月年龄的儿童和 65 岁及以上的老人）可能未被包括在临床指标疗效的研究中。这些群体中的有效性研究应基于适当的免疫原性终点。

（1）免疫原性衔接研究的进行可以对比在临床指标疗效的研究中观察到的免疫反应。适当的指标可能是针对疫苗中各病毒株的血凝抑制（HI）抗体反应。对此，研究应充分评估以下协同的主要疗效指标：①几何平均效价（GMT）②血清转化率，定义研究对象与其接种前 HI 效价的比例 <1 ： 10，与其接种后 HI 效价的比例 >40 或者与其接种前 HI 效价的比例 ≥ 1 ： 10，与其接种后 HI 效价相比最低增加 4 倍以上。（参见 III.B.1.a 章节中对这些指标建议的概述）。指标评估以及双边 95% 置信区间评估应在 BLA 中提供。虽然这种方法可以扩大新疫苗在其他群体中的使用，但要着重考虑的是在年幼或年老的群体中的免疫反应，其发生率可能低于在安慰剂对照临床指标疗效研究中健康成年人身上所观察到的。此外，每年变更的疫苗处方会使得这种研究设计复杂化。在临床指标疗效研究期间，免疫相关保护的识别可能会促进这种衔接研究的设计和解释。

（2）此外，相比在美国获批的新季节性流感疫苗，非劣效性免疫原性研究可能支持新疫苗在人群中的使用，但并不包括在临床指标疗效研究。当比较疫苗能够表示研究群体且具备临床有效性数据时其可以被承认（即对非美国批准的季节性灭活疫苗及其临床效益等待确认的加速审批）。针对疫苗中包含的各病毒株 HI 抗体，研究应充分评估协调疗效终点：① GMT 和②血清转化率（如 III. B.1.a 章节中列出的）。

3. 安全性

新疫苗的安全性应在审批前的临床试验中予以表明。局部和全身不良反应事件应在疫苗批准使用的所有年龄组中有良好的定义。描述不良事件严重程度的合适评价尺度应包括在研究协议中。所有受试者在研究期间的严重不良事件都必须予以监控和收集（21 CFR 312.23，312.32，312.56，312.60 和 312.62）。协议应保证在至少接种后 6 个月内有门诊服务或电话联系，以确保在此期间可能发生的额外的严重不良反应事件和新慢性疾病。

对于疫苗使用的新生产工艺或佐剂，以及包括血液和临床化学评估在内的实验室安全测试，都需要进行接种前与接种后的首次临床研究。根据这些结果和临床前数据，可能在后来的研究中还需要增加额外的临床实验室检测。

在某种程度上，安全数据库的总体大小取决于临床前和早期临床研究的年龄指数范围，同时如果流感疫苗包含特定的生产过程和佐剂，则临床经验总数应与其相关联。预计在成人和儿童群体中收集的数据将以分布的方式进行。假设批准适用于成年人，则包括老年群体在内的群体就需要进行最初申请。建议对接种上述对照临床试验疫苗的几千名受试者中临床实验疫苗的安全性进行评估，同时尽早与 CBER 交流并对用于支持产品审批的安全数据库的大小的观点达成一致。

4. 儿科学

针对用于儿童群体的临床研发时间和安全数据库大小的授权应与 CBER 进行讨论。

（二）针对新的季节性灭活流感疫苗的 BLA 快速审批

对某些治疗严重或危及生命的疾病以及能够提供超越现有治疗方式的有意义的生物制品，其安全性和有效性的研究可能会采取加速审批的方法（见关于严重或危及生命疾病的生物制品的加速审批（21 CFR 601 E））。

这样的批准基于充分且控制良好的临床试验的建立，根据流行病学、治疗学、病理生理学或其他证据，生物制品在替代终点方面具有影响，期以用来预测临床效益（21 CFR 601.41）。本部分要求研发者对生物制品进一步研究，核实并描述其临床利益以及与替代终点临床效益相关的不确定性（21 CFR 601.41）。上市后研究也必须充分且良好控制，同时应进行尽职调查（21 CFR 601.41）。这些研究的协议应与原始 BLA 一齐提交。

依据这些法规，生物制品的上市审批可以撤回。例如，如果上市后临床研究不能对临床效益予以验证，或研发者没有履行要求的上市后研究调查（21 CFR 601.43（a）（1）和（2））。

如果新疫苗审批时美国市场流感疫苗存在短缺，则季节性灭活流感疫苗选择加速审批路径对研究者来说也是适用的。对于（21 CFR 601.40）流感疫苗短缺期间可以进行的加速审批的原因是，流感是一种非常严重的、有时可以致命的疾病。当每年流感疫苗的供应不能满足向 CDC 建议的需要接种的人提供时，才能认识到存在的疫苗短缺。CDC 估计：在美国推荐每年进行流感疫苗接种的人有 1.85 亿。

流感疫苗的接种后的免疫反应可作为能够预测临床效益的替代指标，也就是说流感疾病及其并发症的预防。存在于病毒表面的流感病毒血凝素对细胞受体的结合至关重要。利用血清 HI 抗体的存在检测到的血凝素免疫反应是接种或感染后的一个重要保护组分。然而鉴于许多影响因素，包括不同的病毒株和血红细胞类型以及试验介质中非特异性抑制剂的存在，巨大的差异也许会引入到用来测量 HI 抗体的实验室检测中。因此，合理的控制和试验验证对说明 HI 抗体的结果非常重要。

迄今为止，用来评估流感疫苗有效性的前瞻性设计研究还没有对具体的 HI 抗体效价以及阻止流感疾病繁殖予以确定。包括接种后的人类的风险研究在内的流感研究表明：从 1：15 到 1：65 的 HI 抗体滴度可能与保护 50% 受试者不得疾病以及防止高滴度条件下疾病的增加相关。血清转化率和 GMT 作为疫苗活性的检测方法而被使用。

为了加速季节性灭活流感疫苗的审批，HI 抗体反应或许可以作为一个可接受的、能够合理预测临床收益的活性替代指标。

至于加速审批，新季节性灭活流感疫苗的 BLA 应包括一个或多个控制良好的研究结果，该研究设计旨在满足免疫原性终点，以及在接下来的流感季节期间预防流感方面的临床有效性的上市后验证性研究。由于每个待批疫苗都不同（例如具体产品特性、生产过程等），因此建议在研发早期与 CBER 就生产方法、产品检测的充分性以及针对待批疫苗临床数据的需要范围方面进行讨论。

1. 有效性

在加速审批过程中，本部分对基于免疫反应建立的有效性的可能方法进行描述。广泛的参考其他研究设计、合理预测效益的替代指标以及以下推荐描述的替代指标或其他替代指标的性能。

（1）与在美国获批的季节性灭活流感疫苗（除了那些获得加速审批许可的临床效益有待确认的疫苗）相比，针对新疫苗 HI 抗体反应的非劣效性免疫原性试验能帮助其加速审批。研究应充分对疫苗中包含的各病毒株的 HI 抗体的主要疗效终点予以评估：① GMT 和②血清转化速率。主要疗效终点的建议包括以下几点：

● GMTs（GMT 美国获批疫苗 / GMT 新疫苗）比率的双侧 95% 置信区间的上限不应超过 1.5。对不同 GMT 率的使用应该基于评估抗体反应试验的特点。

●不同血清转化率之间（血清转化美国获批疫苗 / 血清转化新疫苗）的双侧 95% 置信区间的上限不应超过 10%。

（2）另外，在新疫苗 HI 抗体反应中的安慰剂对照组免疫原性试验的评估可能有利于加速审批。如果这项研究充分评估了疫苗中包含的各病毒株的 HI 抗体的主要疗效终点：①血清转化率和② HI 抗体效价 ≥ 1：40 的受试者的百分比。如果研究群体不是因流感疾病或并发症风险增加而被 ACIP 推荐为需要接种季节性流感疫苗的群体，或是在淡季进行的研究，则安慰剂组或许是合理的对照；如果研究只是在流感季节前的患流感疾病高风险的群体中进行，则使用美国获批的流感疫苗控制作为对照也是合理的。无论是安慰剂组或是美国获批的流感疫苗，在这种研究设计类型的中对照组的目的主要是提供一个相对的安全性评估以及新疫苗免疫原性反应的通用保证。

例如,依据欧洲药品管理局（EMA）人用医药产品委员会（CHMP）最新批准的指南修改，下述建议可能有助于加速审批。

针对 65 岁以下成人和儿童群体：

● 实现 HI 抗体血清转化的受试者百分比的双侧 95% 置信区间的下限应该达到或超过 40%。

● 实现 HI 抗体效价 ≥ 1 ： 40 的受试者百分比的双侧 95% 置信区间的下限应该达到或超过 70%。

针对 65 岁以上成人：

● 实现 HI 抗体血清转化的受试者百分比的双侧 95% 置信区间的下限应该达到或超过 30%。

● 实现 HI 抗体效价 ≥ 1 ： 40 的受试者百分比的双侧 95% 置信区间的下限应该达到或超过 60%。

（3）评估不同指标或其他免疫反应的替代性研究设计将由 CBER 进行审查，并可能会允许加速审批。CBER 需要确定研究设计的恰当性以及所建议的替代指标在预测临床收益时的合理性。

2. 安全性

安全性数据必须收集自审批前临床试验中的受试者，其目的是为了帮助新季节性灭活流感疫苗的加速审批（21 CFR 312.23，312.32，312.56，312.60 和 312.62）。这些受试者的监控应遵循章节 III.A.3 中对安全性评估的大致描述。当研发者拥有与美国以外获批的季节性流感疫苗相同生产过程以及足够的市场和安全经验，并且同时使其存在于 BLA 中时，总体安全性研究的数据库大到足以排除严重不良事件（发生频率 1/300）发生的情况即可。例如对于严重不良事件率来说，当通过精确置信区间法，在临床试验中接种疫苗的 1150 名受试者中没有观察到严重不良反应事件时，其双侧 95% 置信区间的真正上限的是 0.0032（<1/300）。然而审批前安全性数据库的大小，尤其是在生产季节性流感疫苗时使用了新的工艺过程如细胞培养以及添加佐剂等，都会受到新的生产工艺的性质以及可用的临床前和临床数据等因素的影响，同时也应与 CBER 进行讨论。

此外，如果在大约 1000 名受试者大的安全性数据库中存在严重不良反应事件，则需要考虑它是否与疫苗有关并需要提交额外的安全性数据。在儿童群体中使用的安全性数据也需要，并且也应该作为 BLA 的一部分或者后续临床疗效补充予以提交。

3. 上市后的验证性研究

至于上市后研究设计，研发者应参考章节 III.A.1 中关于有效性数据的描述，其有助于新季节性灭活流感疫苗的传统审批。

（三）额外注意事项

1. 流感疫苗的类型

美国获批的季节性灭活流感疫苗包括那些在鸡胚中传播的，同时在生产"裂解病毒"灭活疫苗的过程中病毒被裂解。当前有助于审批的临床有效性和安全性数据的指南适用于不含佐剂以及添加佐剂的基于血凝素的季节性疫苗，包括"裂解病毒"亚基、在鸡胚或细胞培养中传播的全病毒灭活疫苗、重组血凝素蛋白以及表达血凝素的 DNA 疫苗。值得注意的是，不同于目前在美国批准的疫苗的生产过程可能需要不同的临床前评价。无论其源自哪里，所有的新疫苗都需要提交产品特点和生产流程的详细信息。

2. 临床批次的一致性

临床批次的一致性研究目的旨在对生产以及最终产品性能的一致性予以展现，并利用三个连续生产批次的疫苗诱导的等效免疫反应进行证明。HI 抗体检测可用于免疫反应的评估。建议对作为主要终点的三个疫苗批次所包含的各病毒株进行 GMTs 比率上的 95% 置信区间的成对比较。GMTs 比率双侧 95% 置信区间应整体处在 0.67 和 1.5 间。疫苗所包含的各病毒株的 HI 抗体反应的血清转化率应作为二次终点予以评估。批次一致性的评估可能会纳入新流感疫苗加速审批的研究。

在案例的基础上，批次一致性需要纳入上市后研究并予以评估。这个决定会受到像新流感疫苗的生产工艺以及生产适用性和临床经验等因素的影响。

3. 含佐剂的季节性灭活流感疫苗

有效的佐剂会减少用来诱导保护性免疫反应的抗原数量以及其他

所期望的性质，如防止流感病毒株传播的交叉保护。然而含有佐剂的疫苗配方可能会带来额外的安全风险。

支持含佐剂疫苗配方的安全性数据以及与不含佐剂疫苗相比其额外的优势都必须在 BLA 中提交（42 U.S.C.262（a）（2）（C）（i）；21 CFR 601.2）。在研发的早期阶段需要提供其比不含佐剂疫苗具备的额外优势的临床数据，如增强了免疫反应、抗原节约型效果或其他优势，该数据有助于剂佐剂本身剂量的选择。BLA 中的安全信息包括国内外试验中的安全经验。其他疫苗抗原中相同佐剂的安全经验同样有助于佐剂的安全性评价。预计支持佐剂安全性的非临床和临床信息应在研发早期进行讨论。最后，为了对含佐剂疫苗的安全性附加信息进行描述，可以与进行某些研究的研发者寻求一致性建议。

（1）剂量与配方的选择

假设疫苗是基于血凝素的产品，则 HI 抗体检测可以对免疫应答恰当的评估。

对于初始剂量与配方的选择，包含相同抗原数量的添加佐剂与不添加佐剂疫苗的比较性临床研究，应对添加佐剂的抗原诱导的免疫反应优于单独相同抗原的情况予以说明。针对 HI 抗体效价和血清转化率的差异，合适的终点评估的置信下限或许足以对佐剂的附加值予以说明。

至于第二部分定义的季节性流感疫苗的短缺，佐剂的使用则需要比较性研究数据的支持，该比较性研究要能够阐明：由包含抗原量低于不添加佐剂疫苗的最优剂量的添加佐剂疫苗诱导的非劣效性免疫反应。其他可能的方法建议与 FDA 进行讨论。

合适剂量与配方的选择也应遵循正在进行研究的方案以及处方的安全性协议。

（2）向已获批的季节性流感疫苗中添加佐剂。

如果对抗原没有影响的佐剂添加到已获批的季节性流感疫苗中（即抗原的数量不变），则在研究群体中，由含佐剂疫苗诱导的免疫反应应大大优于那些未添加佐剂的疫苗。在免疫原性终点加速审批前，应首先进行比较性临床试验，接着在研究群体中进行上市后的疗效比较的研究确认。至于加速审批，则在添加与未添加佐剂处方间的 HI 抗体效价和血清转化率的"有意义的"差异应予以具体化和确认，"有意义的"差异还包括阻止变种菌株交叉反应性的说明。对于上市后研究的验证，临床终点上有意义的差异也应予以具体化和确认。

4. 儿科研究平等法

2003 年，《儿科研究平等法》（PREA）（21 U.S.C.355c 联邦食品、药品和化妆品法案，505 b）用于解决儿科用药物和生物制品的研发。所有研发者需要对 PREA 中描述的儿科群体予以研究。依据 PREA，对于新活性成分、新适应证、新药物剂量、新剂型或新给药途径，所有按照联邦食品、药品和化妆品法案 505 条（the Act）（21 U.S.C.355）或公共卫生服务法案 351 条（PHS Act）（42 U.S.C. 262）提交的申请（或临床疗效补充），都要包含儿科评估（儿科临床数据），除非研发者获得了 FDA 的免除或延期许可（21 U.S.C. 355c）。PREA 实施的指南草案由 FDA 在 2005 年 9 月版本。如本指南所述，FDA 鼓励就疫苗研发过程尽早向其提交儿科研发计划。

5. 上市后评价

在 BLA 中，应包括药物安全监视计划，尤其是疫苗包含了新的生产工艺或新佐剂。这些应按照 ICH E2E 指导原则的要求提交格式。此外，常规药物安全监视计划按照 21 CFR 600d，应包括疫苗不良反应事件报告系统中不良反应事件报告的提交。同时还要对不良反应事件报告的加速报告和疫苗剂量分布数据予以考虑。

第三节 | 供儿童使用的预防性 HIV 疫苗的进展

Development of Preventive HIV Vaccines for Use in Pediatric Populations

一、介绍

本指南中，FDA 根据相关数据对以下内容给出建议：①依据美国试验性新药应用程序（IND）启动的儿童预防性 HIV 疫苗研究；②供儿童使用的预防性 HIV 疫苗的审批。同时还给研究儿科的调查人员和机构审查委员会（IRBs）提供建议。

二、范围

本指南就针对描述与儿童临床研究相关的特殊注意事项的法规、规章与指导原则方面对发起者和调查人员予以指导。其适用供儿童使用的预防性 HIV 疫苗的发展和审批。

本指南具体解决用于美国健康的儿童预防性 HIV 疫苗发展的问题。因为在儿童中 HIV 感染的流行率较低，因此在儿童受试者身上，研究呈现的风险相对较低。由于 HIV 在美国人口中通过垂直传递和母乳传播率较低，因此其垂直传递的预防以及其通过母乳喂养在新生儿和婴儿中传播的研究（在全球公共卫生中扮演重要角色）在美国将很难进行。

在美国，安全有效的 HIV 疫苗很可能用于阻止通过性行为或血液传播的 HIV；因此儿童人群中最危险的将属于青少年。故支持在美国进行临床研究可能会针对儿童年龄组，这同时也是本指南的重点。

三、背景

在美国，疫苗的研发通常表现为从成人到儿童的一个逐步过度的方式。在过去的十年中，这种发展途径使许多儿童疫苗获批，包括针对百日咳、水痘、甲型肝炎、肺炎球菌、流感和脑膜炎球菌的新疫苗。同样的发展路径也适用于 HIV 疫苗。然而，为了研发出可用于所有人群（包括儿童）的安全有效的 HIV 疫苗，其最大的挑战在于欠缺额外的科学知识。例如，迄今为止还没有任何 HIV 临床实验疫苗的研究能够表明预防 HIV 感染的方式，同时预防 HIV 病毒感染的相关免疫反应也尚未确定。

联邦法规、FDA 法规和 FDA 指南包含许多有用的信息来指导儿童的科学研究以及包括对人类和对儿童的特殊保护的问题。特别是《儿科研究权益法案，2003》（PREA）是用于解决儿科用药物及生物制品的研发。此外，在儿科药物临床研究指导原则（ICH E11）中也发布了针对促进儿科产品研发的指南。

儿科规定和法规（Pediatric Regulations and Legislation）

依据 PREA，所有针对新活性成分、新适应证、新剂型、新药物剂量或新的给药途径的申请（或补充）都要按照《联邦食品、药品和化妆品法案》（the Act）第 505 条款（21 U.S.C.355）或《公共卫生服务法案》（PHSA）第 351 条款（42 U.S.C. 262），提交一个儿科评估，除非申请人弃权或已从 FDA 获得延期。2005 年 9 月，在 PREA 实施中发布了指南草案。如其所述，FDA 鼓励向其提交儿科药物研发计划并尽可能早的进行疫苗研发。

鉴于目前预防性 HIV 疫苗研发的阶段以及对 HIV 免疫缺乏了解，当考虑到 HIV 疫苗研究的时间安排，设计方案，以及研究的进行是以儿童人群为研究对象，科学性和伦理性问题则是最重要的。在 FDA 和 DHHS 看来，儿童作为研究对象来说是一个需要受到额外保护的脆弱群体。具体地说，当决定对儿童进行临床调查时，21 CFR 50.D 中的《临床调查中对儿童的附加保障》条款为 IRBs 提供了可依据的框架。这些规定包含征求父母或监护人的许可以及参加临床研究必须要获得孩子同意的规定。FDA 儿科伦理工作组总结了 1999 年 11 月 15 日儿科咨询委员会会议上有关健康儿童进行临床研究的伦理问题的讨论。结果参见 http：//www.fda.gov.cder/pediatric/ethics-statement.htm。

申请人和调查人员要熟悉 PREA 要求、上述规定适用于在儿童群体中进行的研究以及解决儿童用药物和生物制剂的研发问题的 FDA 指南。

四、支持临床研究预防性 HIV 疫苗的儿科研究数据

（一）临床前和非临床研究

根据生殖毒性，基因毒性以及致癌性研究的要求，启动相关儿科研究时这些研究的时间关系应该根据以前的对动物和人类的临床

疫苗的研究提供的数据，视具体情况而定。鼓励申请人在早期 IND 会议或其他早期合适的关于非临床研究的交流会上向 FDA 寻求支持儿科研究的指导意见。

（二）成人数据的数量和类型

支持儿科研究启动的所需成人数据的数量和类型取决于：

● 成人安全性和生成的免疫原性数据的强度。

● 所研究的疫苗与其性状良好的疫苗或新的载体或生产方法的关系是已知的。

● 记录的保护性免疫反应的关系。

在 HIV 疫苗儿科临床研究开始之前，成人安全性和活性数据是非常重要的。这些成人数据将为儿童选择一个合适的起始剂量和进度提供数据基础。成人安全性数据应从预先指定的安全性评估中仔细监测研究获取。申请人应在开始儿科研究之前获得至少在一个成人研究中评估的临床化学和血液学参数。该疫苗的安全性，佐剂的使用，以及目标年龄组免疫反应的成熟度是影响儿童群体使用时免疫反应的最佳剂量和时间安排的重要因素。其应包括可用的成人数据以及包括儿科协议在内的任何 IND 提案。

（三）额外注意事项

1. 儿童年龄群的选择

在选择用于研究的儿童年龄组时，申请者应考虑 HIV 的传播模式以及感染的风险，同时应在 IND 提案中提供说明选择该年龄组的理由。当申请人希望以年龄为界限划分青少年需要对其划分界限做出解释，同时考虑到可能影响青春期的多种因素。出于对人类受试者的保护，从老到小的逐步式评价是意料之中的。

2. 安全性数据

儿科研究安全性数据应严格收集，使用适合年龄段的预先指定的不良事件（AE）分级尺度。局部和全身性副作用或其他不良反应应在各研究中予以评估，包括 21 CFR 312.32 中定义的严重的和意外的药品不良反应。前瞻性收集的安全性数据种类应基于所研究疫苗的特点（如 DNA 疫苗、病毒活载体疫苗、含佐剂疫苗）以及对成人研究中确定的不良反应进行具体地评估。为了针对严重和意外的不良反应的发生以及新出现的医学重大疾病，参与疫苗研究的儿童受试者需紧密关注。通常在最后一剂至少 6 个月之后才可以开始以上研究。

3. 血液采样 / 化验

建议用于安全实验室评估的血样采集以及免疫原性评估尽可能减少静脉穿刺的痛苦。测定 HIV 疫苗的免疫反应的试验，应该在用于评估儿童免疫反应之前应先在成人中进行，针对少量测试血样的情况试验可能需要修改。

4. 特别注意

成年人群中进行的 HIV 疫苗研究引起了人们的关注，比如危险性行为增加的可能性和假阳性 HIV 检测结果。成人中，与假阳性 HIV 测试相关的可能的忧虑包括工作场所和其他环境的歧视或不能献血。为了解决诸如此类的问题，成年人群中的研究应纳入减少性风险的教育以及用于保护接种孕妇的有效避孕措施的说明文件。

针对儿童受试者假阳性 HIV 检测的潜在影响，建议对准入和全程研究进行适龄讨论，同时应兼顾家长 / 监护人。申请人、调查人员以及 IRBs 应在儿科临床研究的研发、评估和实施方面考虑这些问题。

为了解决在儿童群体中诸如此类的问题，针对成年人的预防性 HIV 疫苗研究的知情同意表和流程可以作为初始模板。建议具有青少年行为和发展相关专业知识的临床医生参与到试验设计以及行为研究上来。

五、支持供儿童使用的预防性 HIV 疫苗的许可性数据

如果有供成人使用的获批的 HIV 疫苗，则针对儿童使用的预防性 HIV 疫苗的审批可能需要像 BLA 一样或补充类似的文件。申请人应提供足够的安全性和有效性数据的 BLA 或补充。1998 年 5 月，FDA 的《指导指南：提供人用药物和生物制品相关的有效性临床验证》包含了针对 BLA 或补充文件中应提供的有效性证明的建议。

（一）使用成人疗效数据

当针对成人和儿童治疗的疾病和反应相似时，成人疗效数据可类推到儿童人群中。成人数据的类推可能适合于防止通过性传播或血液接触（如静脉注射毒品）的预防性 HIV 疫苗的评估。这种情况下，预防儿童免疫原性和安全性数据所支持的新的 HIV 感染预防的有效性可能足以支持儿科使用预防性 HIV 疫苗。免疫应答的鉴定结果所预测的保护性免疫反应的识别将促进从成人到儿童的疗效的类推。

（二）儿童疗效研究的临床结果

儿科疗效的研究与临床结果，如 HIV 感染记录，也可为审批提供有效性数据。由于在美国儿童群体中 HIV 感染发生率较低，这样的研究可能会在美国以外的高 HIV 感染率的地区中进行。用于通过美国审批的国外研究应按照 GCP 执行。GCP 是一个针对人类受试者临床研究的实施、记录和报告的国际伦理和科学质量标准。如果在那些患病率低且通常的传播方式不同于非美国儿童人群的国家进行了研究，则建议与 FDA 进行早期交流讨论，确保这些外国数据可以支持疫苗在美国儿童群体中使用。

申请人想要提交给 FDA 的从外国人群中获得的儿科疗效数据也应进行临床衔接研究，期以能够外推到美国人群中。在衔接研究中，预测的保护性免疫反应的识别将促进疗效从一个群体到另一个群体的外推。跨地区流行的类型和亚型 HIV 的数据外推也需要加以解决。

第四节 | 针对传染病适应证的预防和治疗疫苗的发育性毒性研究的思考

Considerations for Developmental Toxicity Studies for Preventive and Therapeutic Vaccines for Infectious Disease Indications

一、介绍

本指南旨在向公众和担保人就临床实验性预防和治疗疫苗传染病迹象中的发育性毒性研究的实施提供建议。针对出现在育龄和怀孕妇女身上的传染病，本文件中提出的建议适用于预防性和治疗性疫苗潜在的发育性毒性的评估。本指南前瞻性地适用于临床试验疫苗，即疫苗试验性新药临床研究申请（IND）和疫苗的生物制剂许可申请（BLA）。除了受额外 INDs 限制的疫苗，这些建议并不适用于已经获批的疫苗。在 2000 年 8 月，本指导文件最终确认了名为《行业指南：针对预防性和治疗性疫苗传染病迹象的发育性毒性研究的思考》的草案（65 FR 54534；2000 年 9 月 8 日）。

二、背景

生物制品评价和研究中心（CBER）对用于传染病预防和治疗以及青少年和成年人免疫接种的临床试验疫苗申请的广谱性予以评

论回顾。因此，疫苗的目标人群通常含有拥有生育能力以及可能在疫苗接种期间怀孕的女性。许多专门针对妇女免疫适应证的临床开发疫苗都旨在防止孕妇或新生儿传染病通过被动抗体从母亲转移至胎儿。除非疫苗专门用于母体免疫，否则在产品获批之前没有任何研究可以确定孕妇接种疫苗的安全性。大多数疫苗在临床开发过程中并没有专门致力于在妇女在怀孕期间的使用研究，并且孕妇也不被允许参加临床试验。如果在试验研究期间怀孕，处理方式通常为终止试验并且该孕妇不可以接受额外的免疫接种。因此，在产品获批时，对于孕妇或潜在生育的母体，很少有临床数据可以解决疫苗的发育性毒性问题。

随着越来越多具有潜在生育能力的妇女参与临床试验以及针对青少年和成年人的预防性和治疗性疫苗的开发，在与疫苗的利害关系相关的信息确定之前，人们更加关注疫苗可能对胎儿的无意接触所导致的伤害。同时在获批后，一些没有被指导说明可以用于怀孕期间的疫苗可能被健康政策的制定者推荐用于怀孕妇女。此外，具有生育能力的妇女倘若使用获批疫苗，则可能会导致孕妇和胎儿对疫苗的无意接触。鉴于美国超过一半的怀孕都是意外怀孕，因此在临床鉴定前，这些意外怀孕的情况想要避免接触疫苗显得不太可能。在这种缺乏临床资料的情况下，即使孕妇的免疫接种在所有情况下都合适，职业医生也很难对风险予以确定性评估。

直至今日，也很少有获批的疫苗在用于人类之前完成其在动物身上的发育性毒性检测。然而针对上述原因，FDA 建议：在 IND 研究期间，通过发育性毒性研究的动物模型研究，解决对孕妇或具有潜在生育妇女能力实施免疫方案的风险与收益间的风险评估问题。涉及产前免疫方案的潜在风险包括由疫苗抗原的内在生物活性以及疫苗产品成分（如佐剂、防腐剂、稳定剂）导致的发育性不良反应。此外，怀孕时或胚胎/胎儿发育时的潜在不良反应可能是由于母体免疫调节引起的。

由于孕妇通常不参与临床试验，因此从动物模型中获取的发育性毒性研究数据为潜在发育性危害的审查提供了一种方法。在动物模型研究中，对频繁表现的单一的关于发育性风险的信息应按照21 CFR 201.57（f）（6）的要求应该包括在产品标签中。因为事实上，在疫苗产品的动物发育性毒性检测上几乎没有相关科学文献。本指南将对发育性毒性评估的一般及具体建议予以概述。

三、临床前发育性毒性研究的疫苗目标人群和时机

疫苗是一种异类的预防措施，通过某些情况下的治疗及药物作用旨在引起免疫反应以预防或减少一种或多种传染性疾病的严重程度。疫苗可由减毒活细菌和病毒制备，也可能是寄生虫、整个灭活（死亡）的有机体、活性辐照细胞、天然组分或纯化免疫原，包括那些来自宿主细胞的重组脱氧核糖核酸（DNA）、通过共价键形成的偶联物成分、合成抗原、多聚核苷酸（如质粒 DNA 疫苗）、表达特定外源免疫原的活性载体细胞以及免疫脉冲细胞，也可能是上面列出的疫苗的组合。抗原可以单独采用或与其他抗原、佐剂、添加剂和其他辅料结合来呈现。本指南不包含非传染性疾病治疗疫苗和作为免疫原的单克隆抗体。

发育性毒性研究对于儿童免疫疫苗通常是没有必要的。然而，对于青少年和成年疫苗以及孕妇和潜在生育妇女的免疫疫苗仍然建议进行发育性毒性研究。

在做发育性毒性研究时，在怀孕个体还是潜在生育妇女中进行临

床试验目前仍有较大争议。

母体免疫（Maternal immunization）：专门用于孕妇免疫接种的产品，建议非临床发育性毒性研究数据获得可用数据的时间要早于任何孕妇参与的临床试验启动之前。

潜在生育妇女（Females of childbearing potential）：针对潜在生育妇女的疫苗，对不含非临床发育性毒性研究的临床试验中的受试者，在某些试验中需要提供适当的预防措施以避免其在接种疫苗期间受孕，例如妊娠试验和避孕措施的使用。对于这些疫苗产品，无论此类研究是否已经报送，建议发育性毒性研究数据与原始BLA提交书都要早于IND。

男性（Males）：目前，在非临床男性生育力研究缺乏情况下，男性可能要参与临床一、二、三期试验，尽管这些研究在未来的疫苗产品中可能被推荐。

四、发育性毒性研究的设计

（一）一般注意事项和建议

是否需要进行发育性毒性研究的决定应基于对具体案例情况的考虑，包括历史使用情况、产品特性、预期目标人群以及预期临床应用等等。建议设计发育性毒性研究试验来检测潜在的发育性不良反应，包括疫苗制剂成分。然而，尽管努力使发育性毒性研究的预测价值最大化，但仍在潜在风险评监测以及减少风险的不确定性方面存在局限性，同时在对动物发育性毒性研究中，动物胚胎/胎儿发育的不良反应未发生并不一定意味着人类胚胎/胎儿发育的不良反应风险的减少。可能制约风险预测准确性的因素包括（但不限于）：免疫反应的种属特异性差异、发育时间不同以及胎盘形成的差异。然而，在动物模型中发育性毒性的研究仍是目前最好的适用性非临床工具，其可以对人用产品的不良发育性反应予以筛查。采集自动物数据的发育性风险信息在产品获批时通常是唯一可用的信息。21 CFR 58 中的良好实验室规范规定适用于非临床实验研究。

1. 先前临床经验

所有关于孕妇的可用临床经验在动物发育性毒性研究试验的设计时都应该慎重考虑到其潜在应用。来自孕妇免疫接种的临床经验可能有助于对胎儿发育相关不良反应的潜在评估。这些信息还可以帮助设计和监测试验以使其适用于非临床研究以及有助于产品标签的编写。然而，从少量孕妇参加的非 IND 研究中获得的临床数据如：免疫疫苗或相关产品，通常不会在动物发育性毒性研究中用到。

2. 先前非临床经验

建议对先前的急性或重复剂量的非临床毒性研究的所有数据予以评价回顾，其可能有助于对在发育性毒性研究过程中任何不良发育性反应进行解释。此外，之前的非临床研究数据为动物模型以及用于发育性毒性研究的疫苗剂量的选择奠定了基础。

3. 疫苗配方

建议进行与提出的临床试验相匹配的非临床动物发育性毒性研究。如果不可行，则建议将非临床批次与临床批次疫苗的理化数据，稳定性以及配方进行比较，并按照适用的 cGMP 标准进行生产。此外，即使经常采用最终配方进行关键性临床研究，也需要在产品营销之前对配方进行优化。在这种情况下，我们需要针对具体情况，评估对采用早期临床试验疫苗配方的非临床试验与疫苗商业配方的适应性。至于专门用于母体免疫的产品，在招收孕妇参与临床试验研究之前，建议先进行非临床发育性毒性研究。鉴于这些情况，为了避免研发过程中进行多个发育性毒性研究，在非受孕受试者中进行一、二期研究是比较好的。这些研究结果可以作为孕妇参与研究的基础。

4. 疫苗产品的种类

很多临床研发中的疫苗有与其相同或者类似的，有的在研究中而有的已获批的产品种类，其发育性毒性研究可能已经进行了。这些情况下，针对具体案例情况，只需要对产品额外的发育性毒性研究予以检测即可。至于临床研发的联合疫苗，对获批的已完成的发育性毒性评估的单个疫苗，不建议对其进一步的发育性毒性进行评估。然而一旦联合疫苗中添加了新的佐剂、防腐剂或者个别产品或其制造过程发生了重大变更，以至于可能会增加已获批疫苗成分的潜在毒性，则建议进行额外的发育性毒性研究；如果已获批疫苗成分或未经授权疫苗成分没有进行过发育性毒性研究，则同样建议进行发育性毒性研究。某些情况下，临床和流行病学数据文件，例如传染性病原体的接触与使用的相关规范，怀孕期间被许可使用的疫苗种类，可以被提供用来作为临床研究的风险评估依据，也可以提供给 FDA 由其考虑决定使用在动物发育性毒性试验中的必要性。在这些情况下，建议联系 FDA 达成协议，以确定是否需要在特定的产品中进行额外的发育性毒性研究。

5.ICH 指导原则 S5A 的应用

题为《医药产品生殖毒性的检测》的 ICH S5A 指南解决了主要针对生殖毒性检测的动物研究的设计问题，其将生殖周期划分为不同阶段，分别定义为 A ~ F 阶段。ICH S5A 指南建议，针对不同的生殖周期阶段应当进行不同的研究。对于传染病预防性和治疗性疫苗，主要关心点在于胚胎和胎儿生长发育过程中试验样品的潜在副作用。因此，主要焦点集中于对以下群体不良反应进行检测的发育性毒性研究，包括孕妇/哺乳妇女、胚胎/胎儿的生长以及从着床到最终怀孕期间接种过疫苗的子代。在 ICH S5A 中这些阶段分别被定义为阶段 C、D 和 E。在具体产品和个案的基础上，仍需要更多的相关研究来应对生殖周期的其他阶段。

在发育性毒性研究进行总体设计和总结评估时，建议将 ICH S5A 指南作为一般性参考以获得帮助。不过需要强调的是于疫苗有关的可辨认因素。区分疫苗和其他医药产品的最重要的特征是可预期的疫苗诱导产生的免疫反应。同时疫苗的接种常常会有限制，各剂量之间接种间隔为几个月甚至几年。疫苗包括的产品类别范围广阔，如减毒活疫苗、灭活疫苗、重组疫苗、多聚核苷酸疫苗、多糖疫苗、蛋白质抗原疫苗、载体疫苗和偶合疫苗等等，其可能是添加佐剂的疫苗或由不同的疫苗抗原结合形成。因此，考虑到这些问题的复杂性，ICH S5A 指南中列出的非临床测试策略或许并不能直接应用于疫苗的非临床测试中；同时其列出的研究设计策略可能需要在针对具体的疫苗产品，考虑进行相关方案的调整。以下是特殊注意事项，建议在设计疫苗的发育性毒性研究时予以考虑。此外，进行研究之前，建议与 CBER 建立早期交流沟通，以期对包括最终研究目标在内的相关具体协议达成一致。

（二）特殊注意事项

1. 动物模型

建议在 IND 提交书中提供选择该种动物模型用于发育性毒性研究的理由。包括该物种能够对疫苗抗原发生免疫反应的说明，即使两物种间的免疫反应可能有量和质的差异。按照背景资料和历史经验的有效性，实验室物种里最常用于发育性毒性研究的是大鼠、家兔和小鼠。大多数人用疫苗会在啮齿动物或家兔中产生免疫原性。某些情况下，只有非人类灵长类动物才能表现出足够的免疫反应。然而，鉴于发育性毒性研究中使用非人类灵长类动物的技术和后勤困难，如果没有可用的替代模型则建议只考虑这些动物。除了对孕妇中的免疫反应予以说明外，还建议对接触母体抗体的胎儿进行验证。因此，鉴于灵长类动物、非啮齿类动物和啮齿类动物之间在母体抗体转移至后代时间方面的不同，建议对后代在产前和产后接触母体抗体进行评估，使其作为标准来选择最合适的试验模型。此外，所选择的物种应该适应胎儿以及产后检查。

在缺乏合适的动物模型的情况下，会阻碍对于免疫反应的评估，发育性毒性研究可能仍然提供了关于潜在疫苗成分对于胚胎/胎儿的毒性作用以及怀孕动物使用疫苗的安全性的相关重要信息。大多数情况下，仅利用一个物种进行发育性毒性研究就足够了；因此，没有必要使用两个物种，例如啮齿动物和非啮齿动物。

每组动物的数量应该保证可以充分地对数据予以有意义的解释。例如，使用大鼠或家兔进行发育性毒性研究的过程中，为了能够进行合理评估，建议每组安排足够数量的动物（至少40只）。这些动物各20只一组共两组，然后进一步分配到剖腹产小组和产仔小组。

2. 药效学

建议在试验研究过程中获取抗体应答起始和持续时间的相关数据信息，因为这些数据可以帮助选择合适的物种、研究设计以及剂量表。原始的数据信息可能来自未受孕的动物。然而，在怀孕小组进行这些试验研究也是十分必要的，如果有证据表明怀孕和未受孕动物的抗体形成可能不同，则可以对试验样品暴露至胚胎 / 胎儿以及胎盘抗体转移至胎儿相关的抗体形成过程予以评估。

抗体诱导仅仅是由疫苗诱发的全部免疫反应中表现出的一个方面，其他免疫因素如细胞因子、诱导毒性 T 细胞等也同样重要的。然而，由于对于其他诱导因素的评估缺乏相应的验证试验，因此在相关研究中采用抗体评估来作为目前对疫苗诱导效应的标记。当然并不排除针对具体个案基础上，对其他免疫因素的评价。例如，如果有数据可以表明疫苗抗原能够诱发特定细胞因子反应，则在疫苗的反应研究过程中应包括各细胞因子的检测，尤其是可能影响怀孕的细胞因子。

3. 实验过程

为了对怀孕 / 哺乳期雌性动物以及胚胎 / 胎儿生长和发育过程中的不良反应进行监测，建议对胚胎 / 胎儿处于着床到硬腭关闭的间隔期以及怀孕后期的女性接种疫苗。应对后代断乳，并观察其生长和发育情况是否正常。建议提交一组关于剖腹产组在妊娠末期进行常规子宫和胎儿检查的数据，并且将另一个顺产产仔小组所生产的后代抚养至断乳以此来监控其后代的生长发育情况。

4. 剂量

建议对在动物模型中能诱导免疫反应的剂量水平进行评估。在可能的情况下，无论体重有多重，都建议给动物接种最大人用剂量（如 1 人用剂量 = 1 家兔用剂量）。如果无法实现（如接种总量的限制；诱导影响怀孕的局部毒性剂量限制），则建议在 mg/kg 的基础上（仍然能在动物体内诱导免疫反应）接种超过人用的剂量。

5. 给药频率和途径

建议疫苗接种方案对整个胚胎、胎儿和产后早期时期的母体抗体滴度进行优化。接种的时间和数量取决于具体疫苗免疫反应的发生和持续时间。鉴于每天的给药方案可能使机体对疫苗抗原过度接触而导致免疫耐受，因此建议对怀孕动物要按情况接种而不是每日接种，按照情况接种的方式更合理，因为它能更好地模拟出临床提出的针对大多数传染病适应证的预防和治疗疫苗的免疫程序。考虑到最常用动物物种拥有较短的妊娠期，则有必要在交配数天或数周之前就给予动物诱发剂量，其目的是在妊娠的关键阶段（即器官形成时期）使其体内抗体水平达到峰值。

在接种之前，可能会观察到动物产生应激反应，由此影响到妊娠状态。因此，需要对试验用动物交配/受精之前加以治疗，也许需要更多的试验用动物，以此来确保有足够量的怀孕动物来进行评估。

建议在器官形成期间（即从着床到硬腭关闭）接种一或多种剂量来评估疫苗配方组成成分对于胚胎产生的直接的或者潜在的毒副作用，并在妊娠的其余阶段在试验用动物体内保持较高的抗体水平。某些情况下，考虑到试验过程中很难对疫苗接种时间和妊娠各阶段进行协调，如果某特定时间点接种的动物组检测到了选择性毒物，则需要对其进行评估。建议在研究过程中的接种方式采用模拟临床给药的方式。

6. 对照组

在同一时间，以与实验组动物相同的接种频率给对照组接种安慰剂。由于疫苗配方中存在的各组成成分的潜在毒性需要评估，因此如果疫苗配方中包含的非疫苗抗原组分（例如赋形剂、防腐剂）

对受试物的活性造成影响，则建议考虑添加额外组。此外，如果
疫苗中含有佐剂，则建议考虑采用单佐剂试验的方式，尤其当此
佐剂是一种全新的品种时。

7. 总结

总体而言，研究的最终目标应该包括如 ICH S5A 指南中所描述的
母体功能在内的影响以及产前产后的影响的相关建议内容。当决
定评估最终目标时，建议针对具体情况来考虑疫苗的具体性质以
及与产品相关的一些特殊问题。以下列出的因素旨在提供一个基
本的评估最终目标的方案（但并不意味着囊括所有项目）。

（1）交配前 / 受精前时期

应该每周进行临床观察来获取试验用动物的一般外在表现以及体
重数据，并且做好每日的试验用动物的管理。

（2）妊娠期

建议观察研究期间母体动物的发病率和死亡率，并记录临床观察
到的相关一般状况和行为。建议对母体动物的体重及其变化、局
部毒性的潜在迹象、饮食状况以及怀孕、流产、早产和分娩期（母
体动物未经过剖腹产）等情况进行评估。

（3）剖腹产组

1）母体观察

在剖腹产组的总结性评价中，建议进行尸检（宏观检验）并保存

母体组织的宏观检验结果来作为组织学评估依据是有必要的。例如，如果观察器官对体重比率的影响，组织学评估可以予以指导，作为评价依据。建议对黄体的数量和分布、着床部位、胎儿的存活可能性、妊娠的早期和晚期的再吸收情况、胎盘的总体评价情况进行记录。

2）胎儿检查

建议获取各活体胎儿的体重并对其总体外表、内脏和骨骼改变进行检查，晚期再吸收的或者死胎也需要对其总体外表进行检查。所有胎儿都应进行内部检查来决定其性别。

（4）自然分娩组

1）母体观察

除了在 IV.B.7.b（妊娠期）中列出的因素，建议对妊娠期中像生育指数、妊娠指数和活产指数等因素予以确定。产仔的母体在断乳结束前应该被处死，并建议进行胸、腹部和盆腔脏器总体尸检，并记录着床部位的数量和分布情况，以及任何观察到的异常情况。由于濒死、流产或早产而死亡的动物，应检查其死因和怀孕状态记录，同时建议尽可能对流产的胎儿或幼崽进行相关检查。

2）F1 代

建议从出生到断乳期间，针对采用随访的方式来评估其正常生长，体重增加以及以正常发育为标准的护理情况。同时建议将检测神经发育情况纳入研究测试的过程中来，例如听觉和视觉功能测试。

确定其生存能力和哺乳指数并且记录个体性别。在最终处死时，建议进行尸检并记录任何异常以及保留明显病变组织用以进行组织学检查。建议对幼崽出生时出生状态进行检测之前先进行死亡幼体的评估，并对其总体损伤和死亡原因进行检查。

8. 免疫学终点

除了对怀孕动物的潜在发育性不良反应和副作用进行评估之外，还建议评估疫苗诱导抗体应答反应来验证母体和胚胎/胎儿之间的接触反应。在接种前以及接种后的特定时间点收集母体动物的血清标本来评估抗体的形成。通常在测试样品接种之前、剖腹产当天（如果合适）和断乳期结束时进行血清标本抽样。

此外，建议获取脐带血血样来对剖腹产小组动物的母体抗体胎盘转移情况予以评估，同时也对断乳期结束时足够数量幼崽的抗体水平进行评估，其可以验证新生儿对母体抗体的接触反应。发育性毒性研究中的抗体评估，旨在验证试验品种的疫苗潜在的对于免疫系统的影响。针对具体案例的具体情况，也可以评估其他免疫因素。例如，如果有证据表明某个疫苗抗原或其他疫苗组分可以触发可能会影响怀孕的特定细胞因子的释放，则需要将其包括在各自的评估之中。

9. 额外评估

在怀孕和哺乳期的动物、胚胎/胎儿发育或后代生长过程中，非临床发育性毒性研究倘若揭示了由疫苗诱导的不良反应，则建议进行进一步的动物实验去研究各反应的原因，包括更广泛的免疫学验证评估，如抗体沉淀物组织的化学分析和神经系统评估等。

第五节 | **疫苗标签要求中与警告、使用说明以及预防信息相关的 FDA 审查指南**

FDA Review of Vaccine Labeling Requirements for Warnings, Use Instructions, and Precautionary Information

一、目的

本文件的目的旨在告知公众、疫苗生产商、医疗从业者和消费者 FDA 需要审查的相关数据类型，即进行疫苗标签检察时，通过对提供的疫苗标签评估过程的概述来决定其疫苗一号标签是否内容充足时所需要的数据类型，同时 FDA 基于《国家儿童疫苗伤害法案》（NCVIA）第 314 条的规定对其儿童疫苗做出相应评估。在这方面所述的程序代表当前 FDA 的执行方式，不代表对现有标签法规、规章制度或指导的任何新的解释。

二、介绍

针对获批疫苗，FDA 对警告信息、使用说明和预防信息提供定期评估。基于其不良事件监测报告和其他数据来源，需要对疫苗标签合理的充分性予以审查，如有必要，还要将结果传达给生产商。本指导文件提供了 FDA 目前关于其对疫苗标签监测和审查的思路。

FDA 进行疫苗标签的审查需要依照 NCVIA 第 314 条中所描述的一些可用方案，其可用作关于疫苗说明书中的警告信息、使用说明和预防信息是否充足合理的评估依据。当 NCVIA 通过时，NCVIA 第 314 条要求 FDA 对公共卫生服务法案（PHS Act）第 2114 条列出的所有疫苗的警告信息、使用说明以及预防信息进行评估审查，此外该法案还要求 FDA 确定：针对由此种疫苗带来的危险的性质和程度，确定该类警告、指示和相关信息是否可以充分地向医护人员提出警示。一旦发现这些信息存在不足，NCVIA 第 314 条明确规定：生产商需要尽快地对警告信息、使用说明和预防信息予以修改和重新发布。

FDA 对所有疫苗标签进行持续性在线审查以及个案审查，同时针对个别疫苗在使用时，其疫苗标签不足以警告医护人员其风险的情况，FDA 对其标签的修订予以常规性要求。

三、FDA 疫苗标签审查程序

生物制品的标签要求在《联邦食品、药物和化妆品法案》（FDCA）和 PHS Act 中也有相关要求，包括 FDCA 第 201、502 和 503 条以及 PHS Act 第 351 条。除了法定条款，FDA 对标签要求的规定还包括疫苗标签的内容和格式要求（主要在 21 CFR Parts 的 201 和 601 条中）。

根据 21 CFR 201.57（d）所述，标签必须对禁忌证（由于药物使用的风险明显大于所有可能的好处，因此此种情况下不应该用药）进行说明。除此之外，201.57（e）中对标签警告部分要求进行下述说明：严重不良反应、潜在的安全隐患、在发生严重不良反应和潜在安全隐患时应采取的步骤，以及使用过程中由此产生的限制。

（一）标签的批准前审查

依据 21 CFR 601.2（a），生产商必须向 FDA 提交所推荐的疫苗标签作为生物许可申请（BLA）的一部分。此外，改变现有疫苗标签时需要 FDA 按 21 CFR 601.12（f）所述规定进行审查。大多数变更要求进行 BLA 补充（BLS）并以 FDA 2567 格式来提交。审查中，FDA 要判断标签的信息是否科学准确、是否符合 21 CFR 201.56 和 201.57 所提出的监管要求，如果有问题则责令其修改。

疫苗标签的一个重要部分是包装说明书。FDA 通过审查整个说明书文件来确定相关信息是否充足。一旦发现说明书没有包括充分合理的警告、使用说明和预防信息的结论，则需要尽快和生产商进行沟通；如果 FDA 认为其对疫苗所带来的危险的性质和程度等信息已经进行了充足的审核并通过，则 FDA 依据 21 CFR 601.2 和 601.12（f）对最终草案标签予以正式批准。

（二）获批后监测

在审核和检测疫苗标签所要求的警告、使用说明和预防信息时，FDA 考虑了各种相关信息的来源，包括：

● 列入 21 CFR 201.56 和 201.57 中现有的标签要求；

● 由疾病控制和预防中心（CDC）发表的《发病率和死亡率周报（MMWR）》中所包含的流行病学信息；

● 医学文献的报道；

●疫苗不良事件报告系统（VAERS）中的总结。

当包含疫苗安全性和有效性的最新信息获得许可后，FDA 将对数据进行审核并决定其说明书和其他标签是否应该重新修改以此来囊括该最新信息。因为最新信息的补充，如果当前的疫苗说明书不能够或不足够说明当前情况下所需要的疫苗有关警告、使用说明和预防信息，则 FDA 应通知该生产商。这种情况下，FDA 通常也会建议其进行适当和必要修改。

四、FDA 国家儿童疫苗伤害法案（NCVIA）疫苗标签审查

（一）立法背景

根据 NCVIA 第 314 条，FDA 需要确定所列举的儿童疫苗标签上的警告、使用说明和预防信息是否能够在医护人员判断风险的性质和程度方面上给予足够的警示。

NCVIA 对 PHS Act 第 2114 条建立的疫苗伤害表（VIT）中所列出的儿童疫苗进行限制要求。一旦 FDA 认为警告、使用说明和预防信息不充分，则生产商需要尽快地对警告、使用说明和预防信息予以修改和重新发布。

1988 年 6 月 13 日，卫生部长授予卫生部助理部长（ASH）实施 NCVIA 第 314 条的权利；1988 年 9 月 16 日，ASH 将其权利授予食品和药品专员。1993 年 4 月 1 日，FDA 将该权利授予生物制品评价和研究中心。

（二）针对实施 NCVIA 标签审查的 FDA 程序

FDA 依据 NCVIA 第 314 条，针对儿童疫苗标签，通过广泛的公众讨论的方式和过程来进行疫苗标签的审查。按照现有的药品标签实施法规（如 21 CFR 201.56 和 201.57），标签应由生产商提供；同样基于对医护人员的调查，FDA 对 VIT 第 2114 条中列出了各种可用疫苗的重要信息总结（SII），并建立了草案，并且在 1992 年 3 月 3 日将其分配给适当的生产商。

1992 年 7 月 31 日，FDA 宣布了公开法案并且举行了公开会议来征求生产商的意见，以期根据相关意见和建议对 FDA 提出的推荐说明书（已供公众查阅）进行修改。当时，FDA 也通过了最近被批准的各个疫苗生产商建议的说明书修改稿以及 FDA 建议在说明书中插入的内容。FDA 建立了关于审查完结以及回应公众评论的时间框架。随后，FDA 审查了每个生产商所建议的标签变更；同时，考虑了公共评论意见后，FDA 对上市的儿童疫苗批准了其标签变更，从而能够确保修改后的标签可以给医护人员在由疫苗带来的风险的性质和程度方面以足够的警示。

在审查过程中，FDA 向儿童疫苗顾问委员会（ACCV）咨询了有关适用于儿童疫苗所发布的警告、使用说明和预警信息的相关评估方法。NCVIA 委托 ACCV 向卫生部长提供相关的专家建议以及法规的实施。ACCV 也针对 VIT 的更改和调查有关儿童疫苗相关危害的联邦、州和地方信息方面提出了建议。FDA 代表出席了ACCV 会议并且简单介绍了 ACCV 关于标签的审查。

1. 准备重要信息的总结

正如上面所讨论的，FDA 为每个列入 VIT 的疫苗准备了一份 SII 草案作为修改说明书时的生产商指南。SII 草案的创建也有助于不同生产商生产相似疫苗时疫苗说明书编写的相互协调。在 SII 草案中，FDA 针对具体说明书的位置和内容以及附属条款和一些实例提出了建议并给出了准确的规定。

1992 年 3 月 3 日，对 VIT 中所列的每个疫苗，FDA 发送给各儿童疫苗生产商 SIIs 草案的副本，并在 1992 年 9 月 18 日通知生产商各车间，要求其向 FDA 提交其所建议的 SIIs 修订草案。FDA 对公共审查提出的 SIIs 修订草案早于生产商车间提出的，其接受意见提交卷案号为 No. 91N–0494，其中包括：①最近获得 FDA 批准的说明书；②如果到 1992 年 7 月仍未获批，则还需要生产商的说明书草案以及 FDA 的评论；③如果修改后的草稿到 1992 年 7 月仍未接受，则还需要最近获得 FDA 批准的说明书及其评论以及；④ SII 的副本。

以这些 SII 草案为基础，FDA 使用 21 CFR 201.56 和 201.57 文件，免疫接种咨询委员会（ACIP）的《建议和报告》文件，以及获批的说明书中列出的标签要求。FDA 同时也参考了细菌疫苗和类毒素评审委员会、病毒疫苗和立克次体评审委员会所做的报告，以及来自 MMWR 的流行病学信息、文献引用和 VAERS 总结方面的信息。

2. 公众参与

如前所述，在儿童标签的 FDA 审查过程中考虑了一些公共评论的意见和观点。细菌疫苗和类毒素评审委员会以及病毒和立克次体疫苗评审委员会关于细菌疫苗、标准效价的类毒素、抗毒素、免疫球蛋白以及病毒和立克次体疫苗的安全性、疗效和标签分别进行了各自的评论。各评审组的审查结果按推荐顺序发表在《联邦公报》上，其建议说明书中的信息应以一个清晰、明确和准确的方式予以呈现，评审小组同时还回顾了 FDA 对说明书的要求以及建议应该包括的信息类型。FDA 仔细思考了两组评审委员会的建议并将许多信息加入到了相关的 SIIs 中。

在 1992 年 9 月的公开研讨会中，FDA 描述其标签审查过程并呈现了其依照 NCVIA 第 314 条对各儿童疫苗实行的审查过程。一些组织提出了许多评论和意见，包括：如国家卫生研究院和疾病预防控制中心的政府机构；咨询组织（包括 ACIP ACCV，美国儿科学会和美国国家疫苗咨询委员会）；疫苗和相关生物制品顾问委员会；制造商以及感兴趣的公众。FDA 仔细考虑了研讨会期间这些提交上来的来自生产商以及感兴趣的公众的意见和建议。针对 VIT 列出的疫苗，FDA 对其修改后的儿童疫苗标签予以审查并确定其包含了足够的警告信息。

五、结论

鉴于用于 NCVIA 314 执行的公开进程，FDA 认为：PHS Act 2114 条中设立的各疫苗的警告、使用说明和预防信息在疫苗带来的危险的性质和程度等方面足以给医护人员引起警示。FDA 审查了最初列于 VIT 中的所有疫苗标签并在随后添加到表中。

FDA 对标签的警告、预防措施和使用说明的持续性审查有助于确保标签能够充分告知医护人员疫苗的风险。FDA 继续审查疫苗标签的过程中，对 ACIP 建议和报告以及来自 MMWR 的流行病学信息、文献引用和 VAERS 总结相关信息及时的予以了考虑。

第六节 | 疫苗或相关产品的化学、制造、控制及描述信息的内容和格式

Content and Format of Chemistry, Manufacturing and Controls Information and Establishment Description Information for a Vaccine or Related Product

一般信息

一、背景

1997 年 7 月 8 日的《联邦公报》中，FDA 宣布了 FDA 356 h 修订版《市场销售人用新药、生物制剂或抗生素的申请》文件的有效性。本文件在化学、生产和控制（CMC）的内容和格式以及疫苗或相关产品许可申请的描述建立部分提供了指导。体外诊断试剂的使用超出了本文件的范围。

二、定义

疫苗及其相关产品（Vaccine or Vaccine Related Product）

疫苗是一种免疫原，给药的目的是刺激免疫系统从而对疾病或感染予以预防、改善或治疗。疫苗可能是细菌、病毒或寄生虫，灭

活（死亡）的整个有机体，活体辐射细胞，天然分离部分或纯化免疫原的活性减毒制剂，包括来自宿主细胞的重组 DNA，共价连接形成的共价组分，合成抗原，多聚核苷酸（如质粒 DNA 疫苗），表达特定异源性免疫原的活载体细胞以及免疫原细胞脉冲等。也可能是上面列出疫苗的组合。《美国联邦法规》第 21 篇 601.2（21 CFR 601.2）中指出：预防性疫苗并不是目前公认的特殊生物技术产品。

疫苗相关产品包括体内诊断抗原，其他微生物蛋白质（如天冬酰胺酶或如肉毒杆菌毒素等毒素）。诊断抗原是隔绝微生物繁殖的天然或纯化组分，用于检测体内存在的特异性免疫反应，通常借助于皮内或经皮测试，如荚膜组织胞浆菌素或球孢菌素等。

药物（Drug Substance）

药物是没有确定活性（免疫原性）的物质，借助于赋形剂继而确定活性或免疫原性，其可能是整个细菌细胞、病毒或寄生虫（活或死亡）；从死或活细胞中分离的天然或纯化抗原；活细胞分泌的天然或纯化抗原；重组或合成的碳水化合物、蛋白质或肽抗原；多聚核苷酸（如质粒 DNA 疫苗）以及复合物。对于联合疫苗，其中参与合并以及抗原结合的每个活性物质都需要被说明。

药品（Drug Product）

药品是产品的最终剂型，在最终完成的市售剂型中含有其他与其配合的药物成分，其中包括活性或非活性成分，可能包括佐剂、防腐剂、稳定剂或赋形剂。对于整个疫苗制剂来说，药物（drug substance）成分需要稀释、吸附、与佐剂或添加剂混合或冻干后才能成为药品（drug product）。

第 1 部分 – 化学、生产和控制部分

一、药物

无论是通过发酵、培养、分离还是合成，药物的生产通常是从原材料开始的。后续程序步骤中包括中间体的制备、鉴定以及纯化来形成最终的药物。其质量和纯度不能仅通过后续测试来保证，同时也取决于制造与合成过程中的适当控制。适当的控制和达到最低级别的杂质程度取决于：

● 原材料，包括生物种子、试剂的合适质量和纯度。
● 中间体中间控制过程的建立和使用。
● 验证过程程序的始终维持。
● 充足的药物最终（放行）控制测试。

（一）类型和特征

这部分应对最终药品中的每种药物成分完成鉴定。至于联合疫苗则可以参考被批准的准许申请。

1. 类型

这部分应对药物进行清晰地描述说明。需要提供生物名称（包括品种或克隆名称）或化学名称，包括任何 USAN 中存在的名称。此外还应有细胞的来源，包括提供了药物来源的微生物、细胞组分或纯化抗原的活性成分以及合成药物的理化性质。药物的任何化学性质改变或结合均应该进行详细描述。同时也应提供在药物中可能出现的任何活性物质的清单。

2. 特征

这部分应该包含所有分析测试的描述说明，确定与药物相关的身份、纯度、效价和稳定性。测试结果应包括如数据表格、清晰的色谱图或光谱图副本、凝胶或免疫印迹照片、流式分析的实际直方图以及其他适当格式在内的实际数据。为了使获取数据更加方便，要对数据进行良好的管理和并建立完全索引目录。作为定量分析结果的实际数据通常不可以用"通过"或"失败"来描述。下面列出的一些测试项目可能并不适用于所有药物。

（1）物理化学特性

一般来说包括（但不限于）以下方面：

● 紫外光／可见光或质谱分析。
● 氨基酸分析。
● 氨基酸或核酸测序。
● 碳水化合物分析和测序（如果需要）。
● 肽图。
● 二硫键的确定。
● SDS-PAGE。
● 等电点聚焦（一维或二维）。
● 各种色谱方法，如高效液相色谱法（HPLC）、气相色谱法（GC）、液相色谱法（LC）或薄层色谱法。
● 核磁共振。
● 相关蛋白质的化验检测，包括脱酰胺基、氧化、加成以及其他聚合形式和变体，如氨基酸替换和加合物／衍生物，以及其他过程污染物，如巯基试剂、尿素、残留宿主蛋白、残留 DNA 以及内毒素等。

修饰药物如配合物、多聚抗原肽（MAP）以及接受进一步化学或酶修饰的药物需要进行额外的物理化学特征描述说明，其信息应包括衍生化或共轭的程度、未修饰组分的量、无关材料（如毒素、连接基团等）的移除以及修饰后物质的稳定性等数据。

（2）生物活性

疫苗进一步的特性描述可能包括（但不限于）以下：

● 具体的鉴别试验，如 Western blot 或 ELISA。
● 流式分析。
● 神经毒性测试（如果需要）。
● 血清学分型。
● 电泳类型。
● 失活研究。
● 中和试验。
● 滴定。

应提供所有依照生产商参考标准或其他相关标准的有关体内、外生物试验（生物检定）的描述及结果，以此来对药物的效价和活性予以说明。本部分内容包括用于各生物测定协议的完整描述、所用的控制标准、试验固有变异性的验证、各试验的验收范围以及用于免疫化学或血清学检测的具体抗体的特性。

（二）生产商

1. 鉴定

对于生产商所负责的药物生产或检测操作的各个部分，其申请应包括名称、地址、FDA 注册号以及其他相关的组织信息，其中应该包括独立的承包商或其他服务于承包商的附属公司以及其他由申请人拥有和经营的位置 / 地点。同时本部分内容还应该包括关于各当事人对于执行操作的情况以及申请人委派给各当事人的责任情况的相关论述。

2. 楼层示意图

对于任意生产厂区，都应该包括一个涵盖所有药物生产过程的设施的一般布局的简单示意图。并不需要详细的工程示意图或蓝图，仅仅需要一个简单示意图，用来描述各生产区、房间以及其他空间位置关系的图纸。对于不在申请限制的邻近地区也应该包括在内。图纸应该足够清晰，确保生产流程的可视化，并需要表示出临近区域可能会产生特殊问题的操作，例如灭活的中间体或成品中的活病毒繁殖、动物隔离设施等。房间号或者其他的特殊标识应该注明清楚。

3. 其他产品的生产

用于生产申请许可的药物的，在同一区域生产或者进行相关操作的所有附加产品的综合列表应该予以提供。本部分应该包括对附加药物 / 产品的类型和状态进行一个简短的描述，同时应该指出引入其他产品所在区域，以及将要在多用途区域进行的生产流程。申请人也应表明其他产品的生产是否需要使用相同的接触产品的设备，如果需要，则需要对不同产品生产操作间如何对设备进行清洁和验证予以说明。

应该将验证和清洁数据在合适的部分提供。

4.污染预防措施

对于细胞房和产品生产制备的执行操作区域，包括在生产中使用的动物处理区域，应提供以下有关预防措施的相关信息来防止污染或交叉污染：

● 在执行操作的房间或区域内，验证和测量出的操作过程中的空气质量等级。

● 针对污染控制、交叉污染以及隔离（气压、操作和产品的隔离等）的操作或设施设计特性的简要描述。

● 一般设备设计描述，如对设计一个开放或封闭系统的描述或对无菌 / 有菌操作予以描述。

● 用以防止或识别污染或交叉污染的中控过程的描述。应对在单一区域中不止一个细胞系的操作或多个细胞系的设备使用进行说明，并对确保防止交叉污染的方法进行讨论。

（三）制造方法

这部分应提供生产和控制的详细描述，以此来证明可以达到合适的质量控制及可以预防偶然病原体所引起的污染。尽管不需要SOP 的实际副本，但建议应该包含所有相关标准操作规程的列表。

1.原材料

用于药物生产的所有材料列表（培养基、缓冲液、多肽合成树脂、化学物质、塔器等）及其检测与规格或官方纲要的引用均需要提供。同时，仍需提供所购买材料的供应商所提供的典型测试分析证书以及生产商的验收标准。如果供应商的测试方法获得了采购厂家的批准，则其无需再进行多余的测定。用于药物的纯化或生产的定制试剂，如单克隆抗体、酶、其他蛋白、不常见氨基酸及其衍生物、糖脂应详细描述，包括其供应商 / 供应者、特异性以及包括生产计划在内的起始（如果适用）的鉴定信息。提供用于繁殖的原材料如血清、胰蛋白酶的不定期检测结果。工艺气体（压缩空气、二氧化碳、氮气）和水也应视为原材料。该材料列表应该参考申请表中要求提供的各组成成分的详细描述。

2. 流程图

本节中，应该为每种药物分别提供完整的可视化生产流程图。针对来自单品种的多药物制备方案，需要形成通过传播和获取操作且具有处理分支的共同流程图。其该流程图应显示制造的每个流程，包括设备及所用的材料以及操作的产房车间（可以参照申请部分的其他图表）化，以及过程控制和产品测试各个阶段的完整目录。制作过程中的时间和温度控制量也应包含在内。化学合成流程图应包括一般合成周期与特殊操作的所有步骤，如片段缩合或肽键切割。此外还应该包括步骤之间产品的传送方式相关信息（或者附上一个描述性的叙述），如在层流流动单元下的开放式传输，其应对设备、区域、房间、建筑及位置之间的药物转移加以描述。计算机控制的生产过程同样需要进行确认。更加详细的信息可以参考申请的其他部分。如果设备专用于特定领域或产品，则其需要确认。

3. 详细描述

（1）动物来源（包括鸟类受精卵）

可用于微生物增殖或用作疫苗使用的重组蛋白生产的任何动物的

详细信息应该包括，但不限于以下：

●动物的种类和年龄。

●动物的健康状况，如排除特定病原体。

●外源因子审查的结果。

●动物养殖程序，如用来确保动物可用性的检疫程序。

●用来确保动物可用性的兽医和实验室监测。

●动物接种的描述。

●组织获取及其方法的描述。

（2）病毒来源

本节应包括用于疫苗生产的病毒种子的详细描述。提交信息包括，但不限于：

●原病毒的最初来源。

●病毒株的传代史。

●种批系统的详细资料。

●病毒种子维护的繁殖技术。

（3）细胞来源

本部分中，细胞基质是指微生物细胞、细胞或动物（昆虫、人和其他哺乳动物）原性细胞系。细胞种批系统往往都采用细胞或细胞系来作为病毒增殖的细胞基质、DNA 重组产品或多聚核苷酸疫苗结构，无论其是否用作为疫苗组分（整个细胞或亚基）。

种批系统的详细资料应作为本部分中关于静脉注射的解释来提

交。同时应提供细胞株培养历史和一般特性的相关信息。所有用于生成细胞基质的具体程序都应有据可查，并且在本部分齐全地列出，其中应该包括如细胞融合、选择、转染、菌落分离、克隆、基因扩增以及特殊培养环境或媒介的适应等先关信息。需要提交从原始细胞库到生产结束时细胞的细胞系生长模式和外观形态以及对任何细胞基质外源因子的详细描述。

1）微生物细胞

这部分应该包含对物种、品系以及供药物来源的微生物的已知基因型和表型特征的描述。用作疫苗药物的微生物细胞及其衍生物，其中包括完整的细胞疫苗（活或死的）、天然裂解物或纯化的免疫原、DNA 重组物、复合物以及质粒 DNA 疫苗。

应提供用于产品生产的所有细胞株的培养历史和特征以及其完整的描述，包括：

● 各自的起源。
● 物种。
● 生物化学过程（发酵文件等）。
● 品种的标识符及其特殊识别特征（血清型等）。
● 毒性（衰减方法，如果需要的话）。
● 遗传特性，如果已知（标记、插入、缺失等）。
● 质粒。
● 遗传稳定性。

2）动物细胞

以动物为来源的细胞可能作为传染性病原体的寄生体，如果控制不当会对人类构成较大的潜在风险。因此对存在于细胞基质中的任何病原体，采取的移除、灭活或防止产品污染的措施应该进行描述。

原代细胞（Primary Cells）

此类别一般包括原代细胞以及原始组织形成后的第一代细胞。因此原代细胞可能不适合细胞库的建立。应该提供原代细胞使用理由的详细叙述。使用的各个原代细胞系所需要呈交的信息包括，但不限于：

● 动物的种类和年龄以及细胞来源的源组织。
● 动物的健康状态，例如排除特定病原体。
● 动物养殖程序，例如用来确保动物可用性的检疫程序。
● 用来确保动物可用性的兽医和实验室监测。
● 原代细胞基质的制备过程的描述。
● 用来证明中间检测过程中不存在病原体的解释及其检测结果。

细胞系（Cell Lines）

生产基质由一个连续的细胞系或来自人类或者动物的二倍体细胞组成。对于人类细胞基质，细胞来源应清楚地描述，包括使用的材料和方法、组织或器官来源、种族和地理来源、年龄、性别以及一般生理状况。如果已知捐献者的健康史或病史，则应与任何致病病原体的检测结果一起提供。对于动物细胞系，相关的来源描述包括物种、品系、饲养条件、组织或器官来源、地理来源、年龄、性别以及来源动物的一般生理条件。对于可能存在于细胞中的病原体，也应考虑进行侦测。所有测试的结果均应包括在内。

3）基因结构和重组细胞系

对于 DNA 重组（rDNA）得来的产品和 rDNA 修饰的细胞基质，相关宿主细胞、重组基因结构组成部分的来源和功能都应予以详细描述，包括：

宿主细胞（Host Cells）
应该提供关于宿主细胞来源、相关表型，以及基因型的描述用来构建生物生产系统。宿主细胞表型和基因型标记特性的结果应该包括被监控细胞的稳定性、纯度及其选择。

基因构造（Gene Construct）
引入宿主细胞的基因的详细描述，包括源材料的细胞类型和起源在内的相关信息均应提供。同时应包含用于基因构造的建立方法和酶切图谱的构造方法描述；包括注释指定的所有重要序列特征，如编码区完整的核苷酸序列和载体构建的调控因子（伴随翻译的氨基酸序列）。

载体（Vector）
应提供有关载体和遗传因子的详细信息，包括载体组成部分的来源及其功能的描述，如复制的起源、抗生素抗性基因、启动子、增强子。应该提供表明载体构建所使用的位点的酶切图谱。同时应表明生产细胞的遗传标记特性。

最终基因构建（Final Gene Construct）
应提供构建最终基因采用的克隆过程的详细描述。其包括对基因片段和载体或搭建最终基因的其他遗传因子的组装的进行逐步描述。应该提供表明载体构建所使用的位点的酶切图谱。

重组细胞系的克隆和建立（Cloning and Establishment of the Recombinant Cell Lines）

最终基因的构建或单独基因片段转入其宿主内的方法，转移的机制，拷贝的数量以及宿主细胞内最终构建的物理状态应该给予提供。

此外，如果合适的话，基因结构的扩增、重组细胞克隆的选择以及种子的建立应进行全面描述。

4）细胞库系统

应提供所使用的细胞库程序的描述，包括：

● 细胞库系统的使用。
● 大小。
● 使用的容器和封闭系统。
● 细胞库建立所使用的方法、试剂和媒介的详细描述。
● 用于低温贮藏和存储的条件。
● 中间控制。
● 存储条件。

对于存在于设备上的其他细胞类型所带来的微生物污染和交叉污染，应该提供避免其产生污染的使用程序以及关于细胞库中的可追溯细胞程序的描述。防止产生导致细胞库无法使用的灾难性事件以及如何确保疫苗连续生产的预防措施的详细描述也应该包括其中。

细胞库系统通常包括两个层次：主细胞库（MCB）和为疫苗生产

而从 MCB 产生的工作细胞库（WCB）。某些情况下，在一系列低温贮藏的原代细胞用于疫苗生产之前，建立"原始细胞库"可使生产商对其进行广泛的测试。

主细胞库（Master Cell Bank）

组成 MCB 的细胞应进行鉴定，对于合适的细胞应提供其 MCB 系统渊源及特性：

- 获得细胞库的生物或化学方法。
- 生物化学（细胞表面标记、同工酶分析、特定蛋白或 mRNA 等）。
- 具体的识别特征（形态、血清型等）。
- 细胞核学和致瘤性。
- 毒性标记。
- 遗传标记。
- 培养纯度。
- 媒介和组分（如血清）。

对于重组物，用于建立 MCB 的细胞基质属于转基因细胞，其包含了从单个祖细胞克隆得到的人类所期望的基因结构。对于非重组物，其细胞基质属于从亲代细胞系选择出来的细胞，并没有进一步的修饰。

工作细胞库（Working Cell Bank）

这部分应该包含从 MCB 演变到 WCB 的过程的描述，这包括用于 WCB 的识别系统以及 WCB 存储和编目的程序。用于各新的 WCB 资格鉴定和特性的检测应该包括其 WCB 目前使用的检测结果。如果可以的话，也应该提供动物传达方面的描述。同时此部分也应包含用于保证培养纯度和成分鉴定的方法和程序的描述。

最终生产细胞（End of Production Cells（EPC））

对于 r-DNA 衍生药物，需要提供表明生物生产系统与生产期一致
的 EPC 特征的详细描述。同时应包括用来确认成分鉴定和纯度的
表型和基因型标记的 EPC 分析结果，说明 EPC 未收到病原体污
染的测试结果，EPC 中基因结构的限制酶分析结果。进一步的指
导可从 ICH 指导文件《用于 R-DNA 衍生蛋白制品生产的细胞表
达构建的分析》获取。

细胞库的描述和检测

需要提交关于细胞库描述和检测的详细信息，包括用于成分鉴定、
纯度确认、确定供生产用细胞基质适用性的测试结果。在申请文
件中，相关信息需要被描述。一般来说，在 I.A.2.a 章节中描述的
测试方法对于成分鉴定和纯度的确认来说是足够的了。针对后生
动物细胞，对生物负载（细菌和真菌）和支原体存在与否的检测
结果要向 MCB 和 WCB 提交。后生动物细胞机制病毒检测的检测
结果也应该提交，

其用于检测病毒广谱的合理筛选试验以及基于细胞系培养史的相
关具体测试。进一步指导可从《对用于生产生物制品的细胞株特
性的考虑，1993》获取。

5）细胞生长和收集

这部分应包含下述各生产过程的合理描述，包括确保药物生产一
致性的诸多细节支持。据悉，下面列出的所有流程可能并不是每
种药物都需经历的过程或者都必须按序完成。批数的分配以及每
批需要包含多少药物的稳定中间体，以及如何与其组分产量及各

药物批次相联系的描述也应包括在内。

传递（Propagation）
这部分描述应包含：

- 从 WCB 提取到培养收获（生长阶段）的每一个传递阶段。
- 每步所使用的媒介（包括水质）以及制备和灭菌的细节。
- 一级和二级培养物的接种和生长，包括发酵的体积、时间和温度。
- 如何完成传递。
- 所采取的控制污染的预防措施。
- 决定主要培养系统的接种的中间检测。
- 确保避免病原体污染的中间检测，包括培养细胞方面的检测，如果适用。
- 主要培养系统的性质，包括操作条件和控制参数（如发酵温度、静态还是动态发酵、有氧还是厌氧发酵、培养容器还是发酵罐、发酵罐的体积或培养容器的数量和体积）。
- 细胞培养的并行控制，如果适用，包括培养容器的数量和体积。
- 抗原的诱导，如果适用。
- 中间体中抗生素的使用，如果适用。

应提供所有监控工艺参数和典型生长曲线或生长描述（见工艺验证，I.D.2.）的简要描述。流程图（I.C.2.部分）和批记录（I.C.4.部分）中应该包括针对纯度、活力、抗原产量和表型确认的中间控制和检测列表，以及进行检测的时间点。提供控制污染所采取的预防措施的描述，例如：在样本移动和转移过程，以及是否是"关闭"或"开放"程序。

产量（Harvest）

应提供对来自传输系统（沉淀、离心、过滤等）的药物粗品的分离方法的描述。需要如下简要的描述：

● 工艺参数监控。
● 产量标准。
● 产量的确定。
● 多个产量的合并标准，如果适用。

本部分包括产量"批"的定义，同时应对在收获产量期间，维持无菌条件以及防止污染所采取的预防措施给予描述，包括用于监测微生物污染水平（含验收范围）或无菌的程序。如果获得的药物粗品在进一步处理之前需要被暂时存储，则应对存储条件和时间限制进行描述。

（4）纯化和下游加工

这部分应该包含生产过程中从细胞、溶媒、溶剂或溶液中分离和浓缩得到的药物的中间形式以及最终量所采用的方法和材料的描述。纯化过程的每一步描述都应该附加由生产商建立或采用的用来体现

成分鉴定、纯度、浓度以及与生产相关或无关的杂质水平的分析测试描述。如果后续材料被确定为毒素、致癌物质、致畸剂或过敏原，这种情况下，则上述描述显得极其重要。繁殖培养过程中，最终疫苗产品中既不要求也没有专门加入的所使用的抗生素和其他组分（如生长因子、抗体）应在使用前去除。同时应提供预防和防范污染或交叉污染的相关程序。

1）失活（如需要）

描述应提供：

● 失活前如何对纯度进行验证。
● 失活所用的方法和试剂。
● 防止灭活制剂聚合以及保证其均匀度可及性所采用的方法。
● 生产阶段中的失活或灭菌操作。
● 监控的参数。

应提供由失活或灭菌方法获得的充分验证和安全警戒（见 I.D.2. 工艺验证）。

2）纯化（如需要）

本部分应该包括针对从粗产物中获得的抗原组份进行纯化的纯化目标及原理的解释，应该提供：

● 使用的方法，包括专门的设备（如塔器）、超速离心、超滤以及定制试剂如单克隆抗体。
● 监控的工艺参数。
● 产量的确定。
● 中间控制（如 ELISA 的敏感性和特异性）。
● 多个产量的合并标准，如果适用。
● 无菌或微生物污染水平监测以及纯化过程中防止污染所采取的预防措施。
● 塔器和吸附剂的重新利用和再生。

●残余杂质和可滤取试剂的监测。

中间控制以及纯度测试，鉴定以及生物活性的检测需要列为清单给予提供。检测时间应该包括在流程图（I.C.2. 部分）和批记录（I.C.4. 部分）中。纯化的药物的最终验收标准也应该提供。如果获得的纯化药物在进一步处理之前需要被暂时存储，则应该对存储条件和时间限制进行描述。同时也应该包括纯化物质稳定性的验证描述（见 I.D.2 部分，工艺验证）。

3）稳定性处理

应该提供纯化后用于生产稳定中间体的任何后续步骤的描述（如吸附、稳定剂和防腐剂的添加、冻干法（成批）、干燥）以及其过程的目标和原理。同时应对其后续步骤过程中如何监测微生物污染水平以及如何防止污染所采取的措施给予描述。如果获得的稳定中间体在进一步处理之前需要被暂时存储，则应对存储条件和时间限制进行描述。一定条件下药物稳定性的描述也应提供（见 I.D.2，工艺验证）。

4）解毒

类毒素或含类毒素疫苗，对有毒组分的解毒作用过程应当详细描述：

●用于解毒的方法和试剂。
●生产过程中的解毒阶段。
●监控的参数。

应该提供解毒方法可靠性的具体验证方法（见 I.D.2，工艺验证）。

（5）合成药物

本指南中合成药物包括：线性或复合合成肽、修饰合成或半合成免疫原如脂肽、肽载体蛋白质或多糖载体蛋白偶联。

1）合成肽

应提供《行业指南：合成肽物质需呈交的化学、生产和控制信息》中所概括的包括纯化过程在内的多肽合成的细节。

2）偶合与修饰药物

本部分指导针对通过化学或酶修饰手段来对来自另一种药物或中间体提取的药物发生作用，例如免疫原与载体分子偶合、酶或化学裂解、毒素的无毒亚基纯化及其衍生作用。修饰可能会改变药物的基本免疫原性、毒性、稳定性以及药物代谢动力学。衍生的药物可能包括偶联部位和新抗原表位。

制造方法（Manufacturing Methods）
本节应提供的详细描述：

● 保证偶合或修饰的适当性的验收标准与规范。
● 用于生产半合成偶合分子、衍生分子或亚基的所有反应或合成条件，包括反应物和药物的中间体形式、监控和中间控制的工艺参数、鉴别和生物活性试验以及产生稳定的衍生药物的纯化后步骤。

申请书应该包括从偶合物、衍生物或亚基中分离未反应的原料和试剂的方法和设备，以及为何选择该方法的理由的描述。

规范（specifications）

均需为各被修饰药物提供规范，包括成分鉴定、纯度、效价、物理－化学检测以及稳定性检测。如果药品最终放行时需要将衍生物的测试结果予以报告，则验证报告中的内容，包括可变性和上、下限的评估应为各规范所提供。规范中应该包括未反应起始原料和过程试剂的数量，除非已经验证了他们已经被清除。

4. 批记录

应提供药物的一个完整的（生效的）代表性批生产记录。

（四）过程控制

1. 中间控制

对于流程图中表示的所有中间检测，都需要对抽样程序和检测方法进行简要描述。在生产的重要阶段内完成的检测，应指定接受或拒绝此批处理的标准。

2. 工艺验证

包括协议和结果在内的总结报告应提供影响药物性能规范的各关键工艺或因素的有效性研究等，即接受或拒绝一批次药物的决定（具体见《1987 年指导工艺验证的一般原则》和参考文献 2，3，7，12，14，16，17）。精确统计的有效性研究报告应对影响最终规格和质量的各工艺的差异性进行记录。

（1）增殖

应提供基于特定条件下的历史性能，并代表各生长阶段的生长特性的生长曲线或表格。数据应包括抗原诱导效率的说明（如适用）以及增殖条件下遗传标记稳定性的阐释（如适用）。

（2）产量

对于各单个或组合的方法，根据历史性能应提供关于粗产品产量、纯度以及可行性（如适用）的表格。

（3）失活

根据历史性能应提供代表失活或死亡的曲线或表格。同时也应提供用来检测活菌剂残余量的滴定法的验证，包括灭活制剂背景下的灵敏度。

（4）纯化

对于各单个或组合的方法，应提供有关产量、纯度以及生物活性的表格。与产品相关和无关的杂质的清洁或稀释确认应包括在内，如处理试剂、内毒素、污染的细胞蛋白或核酸以及其他残余污染物。采用一个标准的分母（如国际单位）可以帮助加工、集中或稀释过程的比对。

（5）微生物学

在释放到环境之前，应提供用于媒介杀菌、防腐剂有效性、去污、灭活细胞（如需要）等的任何过程中有效性研究的描述和文件。如果药物是无菌的，则应提交《关于提交人用药和兽用药申请中灭菌工艺验证文件的行业指南》中描述的信息。

3. 微生物控制

对于并不要求无菌的各工艺，应由制表生物负荷的过程测试来提供外来微生物控制的文件（微生物污染水平控制技术的验证可能在申请中的第 15 条中描述）。对于无菌工艺过程，在《由无菌工艺生产的无菌药品指南》中有进一步的指导。

（五）生产的一致性

各疫苗组分生产工艺过程的一致性应通过至少、最好是连续生产的三批药物来证明。应建立和使用参考标准，以确保产品特性的一致性。

1. 参考标准

对于最初的参考标准以及运行中的参考标准，其准备、特征以及稳定性的描述应予以提供，包括用于证明新参考标准和验收标准合格的工艺过程的详细描述。

2. 放行检测

每批的放行检测（验收标准）结果和其他（仅供参考）特征数据（如分析报告证书）应予以提交。

（六）原料药规格

1. 规格

这部分应包含各原料药的规范和检测，包括成分鉴定、纯度、效价（生物效应）、预测效价的物理化学测量以及稳定性措施试验（如适用）。对于高纯度物质，提交的纯度应参照理论组成。某些情况下，最终放行的药品中应包含抗原的稳定中间体的检测结果。针对各规格，应提供其有效性研究结果，包括可变性和上、下限的评估。如需要，提交的效力应相对于各自的美国 21 CFR 610.20 参考标准中所定义的。

2. 杂质描述

本部分包括药物中的杂质的讨论。应呈递其鉴定和数量，连同支持杂质描述的分析数据（凝胶、洗脱曲线、印迹等）。表征和量化的杂质应包括：

● 产品相关杂质（加工或仓储中发生的抗原变异或改变）。

● 过程相关杂质
– 媒介组分；
– 细胞蛋白质或核酸；
– 没有经过纯化工艺去除的加工试剂（见 I.D.，过程控制）。

（七）再加工

这部分应包括各原料药可能采取的任何再加工的详细信息。各再加工过程提供的信息包括：

● 表明需要再加工的条件或标准的描述，其可依据工艺过程控制或规范决定。
● 再加工步骤的描述。
● 该步骤的标准操作规程。
● 再加工步骤的监控应该包含任何额外或修改的过程控制或规格

说明。

●批数量变更以及批生产记录（BPR）中再加工文件的描述。

●再加工批次需要保存的可以确保其成分鉴定、纯度、效价以及稳定性的有效性研究证据。

（八）容器和密闭系统

应对容器和密闭系统及其与药物相容性的描述予以提交，包括有关供应商、地址以及相容性、毒性和生物检测结果的详细信息。另外，这些信息可能要参考引用药物主文件（DMF）。如果药物是无菌的，则也应提供在建议的有效期限内，容器和密闭系统的完整性证据。

（九）原料药的稳定性

此部分包含了各步骤中原料药和中间物质的稳定性信息，其应按照《1993 年 10 月 27 日新药和药品的稳定性测试》《1995 年 11 月 30 日生物技术制品的质量：生物技术 / 生物制品的稳定性测试》和《1987 年人用药以及生物制剂的稳定性文件递交指南》进行概述。

二、药品

这部分包含了最终药品及其所有药物和辅料的信息。如果任何中成药制剂或混合物作为组分所使用，则提供的信息应包括一份关于药物组分的完整说明以及其他能够很好地描述和鉴别这些材料的信息。对于人或动物源所有的组成成分，则应提供说明其不受外来制剂影响的检测结果或分析证书。针对以下药物，适当的信息也可以相互参考。

（一）组成和特性

1. 组成

应提一份含有所有药品组分的清单列表，包括原料药和其他组分以及其单位剂量和具体的批数量。对于某些活性成分，其含量可用百分数或物质的量浓度表示。

（1）原料药

提供含各原料药的列表清单。

（2）辅料

这部分包含所有活性组分的列表清单以及其存在于终产品中的基本原理。所提供的内容包括分析证明、分析检测结果及描述或鉴别各辅料的其他信息。如果使用的是法定/药典规定的辅料，引文可能包括在替代分析测试中。辅料包括（但不限于）：

● 稀释剂（物质的量浓度、pH 等）。
● 填充剂。
● 吸附剂（佐剂除外）。
● 稳定剂（如糖、润湿剂）。

（3）佐剂

这部分包含一系列化学式和单位剂量中佐剂的准确数量。无论佐剂的数量是通过检测还是计算确定，其使用的方法和含量都应予以标明。

（4）防腐剂

各防腐剂及其商品名或引用药典的名称都需要通过化学方法予以鉴定。应为单剂量药物中防腐剂的添加提供理论依据。防腐剂的有效性研究结果或引用于其他文件的结果也应包括在内。

2. 药品成分的规格和分析方法

如果未指定药物具体部分，则这部分包含所有药物成分的检测和规格的描述。

（1）规格

应提供药品及其他组分的物理状态（冻干固体、粉末、液体）、颜色和澄明度的定性描述。

（2）鉴别

用于药品鉴定的试验应予以描述，包括其特异性和敏感性的评价。

（3）纯度和杂质

本部分应提供成品纯度的信息，包括杂质的鉴别和定量及其固有的最终剂型的降解产物。如果在药品的生产过程中引入或形成的杂质已知，则在规范中应确定其可接受的范围。

（4）效价

应提供药品效价试验的描述，包括试验的敏感性、特异性和可变性。其数据可来自为试验设置验收范围的准备临床或临床前材料。

（二）厂房和设施

应提交涉及药物的生产和检测的所有厂商和承包商的名称、地址及各自的责任描述。相同区域生产的所有其他产品（研发的、临床的或批准的）的列表也应提供。详细指导请参阅本文件第1部分。

（三）制造方法

本部分对配方批量和成品药的生产工艺流程予以详细描述，包括灭菌操作、无菌处理程序、冻干和包装。提供的流程图应可以阐明所使用的生产步骤、设备和材料；生产操作的房间或区域（引用简单的楼层平面图）以及生产各步中的中间控制和检测的列表。药品的主生产记录（MPR）需要包括吸附（如适用）、调配、灌装、贴签和包装的完整说明。引用于其他部分的内容更应详细说明。包括佐剂或防腐剂（如适用）在内的组分相容性实验的研究结果当予以提供。也需要证明药品批与批之间的一致性。

（四）药品规格

1. 抽样过程

需要提供监测一批次成品的抽样程序。

2. 规范和方法

针对确保成分鉴定、纯度、活力或效价以及药品批与批之间的一致性和终产品的规范，应提供其所选择的所有检测方法的描述。同时应提供至少三个连续批次的分析证明和结果。

3. 验证结果

应提供用于验证放行检测的各方法的特异性、敏感性和可变性的研究结果，包括参考标准和其验证的描述。对引自药典的分析方法也应进行说明。

（五）容器和密闭系统

应提交容器和密闭系统及其与药品相容性的描述，包括有关供应商、地址以及兼容性、毒性和生物检测结果的详细信息。此外，这些信息也可以参考 DMF。对于无菌产品，还应提供建议的容器和密闭系统的有效期。

（六）微生物学

应提交《提交关于人用药和兽用药申请中灭菌工艺验证文件的行业指南》中所描述的信息。

（七）冻干

药品冻干的验证总结包括：

● 验证（或协议）的叙述性描述。
● 完成 IQ 和 OQ 的证明。
● 验证数据总结。
● 所有偏离或不合格的解释。
● 所有偏离或不合格的偏差报告和调查结果。

（八）药品稳定性

这部分应说明建议的药品有效期以及推荐的储存条件。自药品的有效期开始，应定义确定生产日期的标准。对于冻干产品，复水后的保质期也应提出。详细的稳定性指导可参见《1993 年 10 月 27 日新药物和药品的稳定性测试》《1995 年 11 月 30 日生物技术制品的质量：生物技术 / 生物制品的稳定性测试》《1987 年人用药以及生物制剂的稳定性文件递交指南》和《1998 年 6 月行业指南：药物和药品的稳定性测试》。

1. 稳定性协议
稳定性研究协议包括（但不限于）以下检测：

● 效价。
● 标明效价的物理化学方法。
● 水分，如冻干。
● pH，如需要。
● 无菌或生物负载的控制。
● 细胞的活性，如冷冻或解冻。
● 热源。
● 普遍安全性。

2. 稳定性数据
在推荐的条件下，在最终容器和封闭系统中，应提供支持所建议的药品有效期的总结。分别记录各剂型的稳定性。也应包括冻干产品复水后的保质期。如果药品需要冷冻，则同样需要提供利用反复冻融的规定次数支持稳定性的数据。

3. 稳定性程序
应提供一个持续稳定性程序计划，包括所使用的协议、每年稳定性协议中的最后批次的数量以及选择批次的数量。

三、研究性处方

当临床试验材料与药物及药品商业生产批次之间存在任何处方、生产过程的差异时，均应提交相关的讨论。如果有差异，则需要一个对这些差异的完整描述。倘若试验性药物的配方不同于上市前的成品，如有需要则还要递交两个处方之间可比性、生物等效性或药物代谢动力学等价的支持性数据。如果生产过程或环境区域不同，仍需利用适当的检测数据对试验性产品与商业销售产品间的等效性予以评估。

四、环境评估

应按照 21 CFR 第 25 部分中的概述提交环境评估（EA）。如果 EA 包括对重点行动的描述以及对与产品生产和处理相关的所有组分的解决，则符合要求。

五、方法验证

针对药物或药品中施行的放行或接收检测，应递交例如《提交的样品和分析数据的方法验证指南》中描述的信息。

第 2 部分 – 建立描述部分

一、介绍

1997 年 7 月 8 日的《联邦公报》上，FDA 公示了已经过修订的 FDA 356h–《人用上市新药、生物制剂或抗生素的申请》。本部分在相关信息的内容和格式方面提供指导，如疫苗和疫苗相关产品许可申请中第 15 条所载资料的建立描述部分。针对重组 DNA 疫苗或合成肽疫苗，这部分信息不需要提交。

二、一般信息

对于各生产区域应包括说明设施布局的楼层示意图。每个楼层图和（或）伴随的叙述中应提供以下信息：

● 产品、人员、设备、废弃物和空气流动。
● 由各空气处理单元提供洁净空气的区域说明或指示。
● 相邻区域间的压差。

另外，这些信息在化学、生产与控制（CMC）部分的楼层示意图要求中也需要说明。CMC 部分要求的生产流程图也可适当引用。

三、具体系统

（一）水系统

在接触产品的设备以及容器和封闭体系中，供其生产和清洁的水净化系统应提供以下信息。

1. 一般描述

水系统的一般描述包括水源、主要部件以及各阶段工艺用水种类的常规讨论。

2. 验证总结

验证总结包含：

● 包括验收标准在内的验证过程（或协议）的叙述性描述。
● 完成安装确认（IQ）和运行确认（OQ）的证明。
● 验证周期。

●监测参数和执行的测试。

●验证期间各使用点的监测频率。

●验证数据汇总。

●所有偏差或超标的说明，包括偏差报告和调查结果。

3. 常规监控项目

提交的例行监测项目的叙述性描述中应包括：

●执行的检测。

●检测的频率。

●警戒限和行动限。

●超出限制时采取的行动的总结。

（二）空调系统（HVAC）

1. 一般描述

空调系统的一般描述包括：

●空气处理单元 / 机组的数量和隔离装置。

●单向空气还是循环空气。

●截流功能。

●换气次数 / 换气率。

这些特征所需的信息将在下述的污染或交叉污染部分进行更详细地描述。同时也可以参考 CMC 部分的信息。

2. 验证总结

系统的验证总结应提供以下信息，包含：

●包括验收标准在内的验证过程（或协议）的叙述性描述。

●已完成滤器的安装确认（IQ）和运行确认（OQ）的证明。

●验证周期。

●验证数据总结（包括在实际操作过程中性能确认（PQ）数据的收集）。

●所有偏差或超标的说明，包括偏差报告和调查结果。

3. 常规监控项目

常规监控项目的描述包括：

●针对活性颗粒或非活性颗粒监测参数所实施的检测以及检测频率。

●生产操作中各生产区域内活性颗粒或非活性颗粒的警戒限和行动限。

●超出限制时采取的行动的总结。

（三）计算机系统

这部分包含控制关键生产工艺的计算机系统的信息。系统的开发人员，无论是内部或承包商都应该予以确定。提供的信息还应包括一个更改计算机系统程序的简要描述。同时还应提供计算机控制的生产步骤的清单列表以及各系统的验证总结，包括：

●包括验收标准在内的验证过程（或协议）的叙述性描述。

●完成安装确认（IQ）和运行确认（OQ）的证明。

●监测参数和执行检测的说明。

●验证数据总结。

●所有偏差或超标的说明。

●所有的偏差报告和调查结果。

四、污染 / 交叉污染的问题

应提供以下有关防止污染和交叉污染的方法的信息，其可以作为申请中 CMC 部分的补充信息。

（一）清洁程序和验证

1. 专用设备

本部分应提供所使用的清洗程序和试剂的简要描述，包含证明产品残留和完全成功清除清洗剂的清洁验证。

2. 共享设备

这部分包含：

●清洗程序和清洁试剂的简要描述。
●为使残留物得以有效清除，选择某种清洁程序的理由。
●一份描述去除产品残留物和清洁试剂的清洁验证程序的验证报告，其应该确认所采用的采样和分析方法，并处理它们的敏感性和特异性。

（二）隔离功能

这部分包含旨在防止产品污染的隔离和截流程序的描述，涉及生产区域、生产操作、人员、设备和废弃物。用来维持隔离和控制的功能也需要讨论，其包括但不限于：

●相邻生产区域间的压差。

●空气处理单元的隔离。

●送风和回风（循环、直流、HEPA 过滤等）。

●气闸的使用。

可参考 CMC 部分中的信息。

第七节 | 针对可预防疾病的联合疫苗的评价指南: 生产、测试和临床研究

Guidance for Industry for the Evaluation of Combination Vaccines for Preventable Diseases : Production, Testing and Clinical Studies

一、引言

（一）范围

生物制品评估和研究中心（CBER）给出本文件目的是为联合疫苗的生产、测试和临床研究提供进一步的指导及建议。一个独立的章节将处理有关疫苗同步管理的问题。本文件不包括治疗性组合疫苗。本文件提出的所有问题并不一定适合于所有类型的组合疫苗。例如，与活疫苗有关的一些问题可能不适用于灭活疫苗，反之亦然。和其他指导性文件一样，美国食品和药品管理局（FDA）不能苛求该指南十分详尽并囊括一切，相反提示说并非所有的信息都适用于所有的情况。本文件的目的仅仅是提供信息，并没有提出要求。FDA 希望：生产商应建立可替代方法和程序，并与其讨论。本指导文件代表该机构目前正在考虑的有关联合疫苗的问题，它不会创建或授予任何权利给任何人，也不会约束 FDA 或公众。如果这种方法满足相关法律或法规（或两者）的要求，另一种方法可能也会使用。

（二）"联合疫苗"的定义

本文件中，联合疫苗是经两个或两个以上的活的生物体组成，由生产商结合的或在接种前立即混合的灭活的生物体或纯化的抗原，用于：

1. 预防多发性疾病。

2. 预防由不同菌株或相同生物体的血清型造成的疾病。

如果由生物媒介或载体蛋白导致的疾病预防是联合适应证的一种，则载体疫苗和共轭疫苗均视为联合疫苗。

（三）适用原则

在美国联邦法规第 21 规定（21 CFR）的 600-680 部分属于一般生物制品。21 CFR 610.17（准许的组合）尤其重要，其指出：无论是用于治疗、预防还是诊断，许可的产品不得与其他许可或未经许可的产品组合在一起，除非获得组合产品的许可证。21 CFR 601.2（a）描述了产品许可证申请（PLA）所需的信息。当提交 PLA 时，需要提交已完成的表格 FDA3211，3212 或两者的组合。1993 年 7 月 12 日的文件《生物制品评估和研究中心：废止产品许可证申请的文件指导同时建立许可申请》（见 1993 年 7 月 20 日的《联邦公报》（58 FR 38770））阐明了 CBER 如何决定一份 PLA。

此外，某些药物等法规例如 21 CFR 201.56，201.57，210，211 和 312 等适用于组合疫苗。另外，为参与临床试验人员提供保护的 21 CFR 50 和 56 适用于临床试验上联合疫苗的使用。联合疫苗必须符合这些恰当规定中的要求。

（四）引证条款

在个案基础上，CBER 会同意一体化制造信息的要求，通过参阅其提交日期和所有的页面编号，从一个生产商批准的许可申请到相同或相关生产商新的 PLA。该要求应在 PLA 会议前与 CBER 共同写下，还应包括在新的 PLA 中提交的摘要。

在引证条款要求之前，生产商应注意以下几点：

1. 作为新申请的一部分，需要对一体化信息进行再审核。

2. 无论是单独组分的 PLA 还是联合疫苗的 PLA，对交叉引用部分的任何修改都需要补充。

3. 必须为交叉引用部分到 PLA 提交文件，包括进一步加工成组合产品的组分。

（五）合资企业

当两个或更多的厂商希望在联合疫苗的生产上进行合作时，他们应咨询 FDA 的政策声明《许可生物的生产安排》（见 1992 年 11 月 25 日的《联邦公报》（57 FR 55544））。鉴于生产商定义的新变化（见 1996 年 5 月 14 日的《联邦公报》（61 FR 24227），《对指定生物技术和特定合成生物制品的机构许可申请的取消》），对于许可的生物制品，FDA 计划修订有关其合作生产安排的政策声明。

（六）命名

目前，恰当的新组合的名字能将目前许可的各组分疫苗的名字联系起来。例如，白喉破伤风类毒素、吸附百日咳疫苗和 B 型流感嗜血杆菌疫苗（白喉 CRM197 蛋白结合物）。很明显，这样的名字很难放在一个小瓶子的标签上，并且也不方便。尽管 CBER 正在考虑变更其命名方案，但在个案基础上，也仅仅是对其他名称合理建议的审核。供选择的恰当名称应该清楚地传达该产品的身份而不是混淆（见 21 CFR 201.6（b））。

二、联合疫苗的制造问题

（一）处方问题

1. 组分相容性

经验表明：结合单价疫苗可能会导致一个没有期望那么安全、有效的新组分。有时灭活疫苗的组分可能会在一个或多个活性成分上发生不良反应。当百日咳疫苗和脊髓灰质炎灭活疫苗（IPV）的结合时，会发生百日咳疫苗效价下降这么一个情况。

此外，当与活疫苗结合后，疫苗与病毒或病毒亚型之间的免疫干扰已被观察到。因此，与单独病毒相比，结合组分刺激的免疫应答要更弱。活疫苗的重组可能使减毒机体重组为剧毒形式，同时也会观察到其组分的交叉反应。

因此在临床试验开始之前，验证组合成分的兼容性是极其重要的。CBER 建议：通过一连串的物理化学、生物化学和生物试验对产品的特性及组分的完整性进行评估。

为了进一步阐明这些成分的相容性，建议在适当的动物模型中进行临床前研究，以确定对组合物效价和免疫原性的影响（见第三节，临床前研究部分的进一步讨论）。生产商应考虑到产品组分可能会重获毒性或毒力，同时应量化单价与联合疫苗的所有趋势。

同样，结合物的物理特性，包括重悬浮性、容器的适应性以及密封性在内都要进行评估。

如果疫苗成分结合后体积太大以至于难以安全管理，生产商可能会在减少部分或所有成分的剂量方面进行研究。例如，生产商利用浓缩中间体再还原为合适的终体积的方法，获得等同于单组分疫苗的最终浓聚物。临床前应对这种配方变化的影响进行评估（见第二部分 B 小节，生产的一致性说明）。

2. 防腐剂

21 CFR 610.15 描述了对药剂的一般要求，如防腐剂、佐剂和其他在疫苗生产中或生产结束时可以添加的组分。对于联合疫苗来讲，单价疫苗中的防腐剂和稳定剂可以改变其他疫苗的效价。例如，当 IPV 与白喉破伤风类毒素和吸附百日咳菌疫苗结合后，硫柳汞会影响其效价。如果疫苗由单剂量小瓶提供，则可以避免防腐剂的使用。

防腐剂的加入并不能免除对联合疫苗效价以及任何活性成分毒性逆转的评估的需要。此外，生产商应考虑做到以下几条：

（1）保持在成品疫苗中的成分或抗生素标准的量化。

（2）保护终产品不被污染的防腐能力的持续性研究（见《美国药典》（USP）中规定的抗菌防腐剂有效性测试）。

3. 佐剂

21 CFR 610.15 描述了对药剂中增加抗原特异性免疫反应佐剂的一般要求。目前，美国唯一许可的疫苗佐剂是铝化物。除非有充足的证据表明其不会对产品的安全性或效价造成不利影响，否则不得将其引入产品中。在终配方中，与其他组分一样，佐剂应证明与如上所述配方中的所有成分兼容。如果有需要，生产商应说明各组分有多少成分吸附在佐剂上。在研究性新药申请（IND）以及 PLA 中应对以下项目进行描述：

● 制造过程中有关吸附的变化，如先前许可组分发生吸附的阶段。
● 协同吸附的效率和动力学（如适用）。
● 与佐剂或相关组分变化有关的组分的吸附效率和动力学。
● 组分配方后而不是以前出现的吸附的评估。
● 佐剂对检测先前未被吸附组分的能力的影响；同时要做免疫识别测试或热原反应试验。

与单价疫苗比较，生产商应该考虑以下内容是否在安全、纯度和效价上对新组分有影响：

● 非吸附组分是否变为吸附组分。
● 吸附组分的解吸现象是否发生。
● 对于先前获批的疫苗，当吸附发生时改变的生产阶段。
● 不同于先前生产的佐剂和缓冲液的化学形式（例如氢氧化铝和磷酸铝）。
● 多种佐剂混合的效果。
● 时间如何影响抗原对佐剂的吸附（作为联合疫苗稳定性研究的一部分应该被监测）。

4. 非活性成分

在配方形成过程中，生产商应明确使用不同的缓冲液、盐以及其他化学因子在安全性、纯度和效价上对联合疫苗的影响。同样，如果稳定剂（如：乳糖、明胶、山梨糖醇等）发生相互作用，也要查明其对疫苗安全性、纯度或效力的不利影响。

5. 稳定性／有效期

联合疫苗的存储至少分为三个阶段：

（1）同进程组分的存储。

（2）效价测试开始前组合物的储存。

（3）效价测试开始后组合物的储存。

阶段 2 和 3 包括散装或满装容器的储存或两者的组合。生产商应对每个组分和组合物的储存时间和储存条件进行验证（直到效力测试开始），实时数据可以对这些条件限制的合理性提供支持。联合疫苗中各组分有效期开始于首个组分最终有效效价测试，且不会长于最短有效期组分的有效期。在整个保质期内，用于支持储存时间和有效期的数据应保证产品在整个保质期之内的稳定性，即贮存期的最长时间（效价测试之前）加上有效期。

PLA 建议：支持有效期的稳定性数据应从所要求有效期内的终包装产品中获取，且至少三个批次。为了在 PLA 提交时有足够的数据，应在临床过程中开始稳定性研究。CBER 鼓励定期向 IND 提交中期稳定性数据。按照稳定性方案进行研究，其概述了需要进行的测试以及测试进行的时间间隔。需要做的研究在 FDA 文件《人用药品和生物制剂的稳定性需要提交文件（1987）》（见 1987 年 4月 3 日的《联邦公报》（52 FR 10819））中已经指出；也可参见国际协商会议（ICH）指南《生物技术产品的质量要求：生物技术／生物产品的稳定性测试》（见 1996 年 7 月 10 日的《联邦公报》（61

FR 36466))。尽管加速稳定性数据可以作为支撑数据，但它不能用于有效期的确定。

（二）生产的一致性证明

1. 数量和规模的一致性

最终生产工序建立后，应对生产一致性予以证明。其需要通过至少连续三批次的生产。如果无法使用连续的批次，应给予合理的解释。

CBER 建议：当生产设备生产批量的一致性产品时，需要提交相应的机构许可申请（ELA）（或补充申请），试用设备的使用应根据《生物制品评估和研究中心；生物制品的开发与生产中试点生产设施的使用》（见 1995 年 7 月 11 日的《联邦公报》（60 FR 35750））或《FDA 指南关于包括通过生物技术得到的治疗性产品在内的人类生物制品相似性的说明》（见 1996 年 4 月 26 日的《联邦公报》（61 FR 18612））中的指导来实施。理想情况下，其应使用用于整体规模生产的相同设备来生产，但通常情况是不需要全负荷运转的。但是在相似性测试时，如果生产过程中其生产规模可能会影响终产品的安全性、纯度或效价，CBER 会要求至少一批次整体规模的生产。如：吸附性或悬浮性较差的产品，其终产品可能会受吸附或混合效率的影响。

同时，CBER 还建议：至少提交一个批次测定其释放度以及规定时间内分布的合理性。如有需要，可作为一致性评价内容之一。CBER 有可能会要求提供更多的批次。

2. 单价组分的必要组合

每个一致性批次的生产都需要每个活性组分的不同批量。因此，针对存在于联合疫苗中的各免疫原，应至少有三个不同批次的量。然而，如果某组分是已获批的免疫原，则仅需要结合物中少量的组分来代替终产品的三个一致性批次。在此种情况下鼓励生产商向 CBER 咨询。

如果疫苗中含有未获批的中间体，那么建议至少以连续的三个批次来代表大量的该组分，同时提供三批次各中间体的测试结果。当其作为获批疫苗组分时，如果 CBER 或生产商在前 12 个月内已经放行该获批疫苗，则不再需要三连续组分的生产。

不需要明确表达相同批次疫苗中的所有合适的组分。然而，应当说明最终疫苗中存在的每种抗原的生产一致性。因此，考虑到联合疫苗各不同组分，同批产品应符合特定组分的规格。对于某些产品，如多价多糖疫苗，某些情况下每种类型也可以使用少于三个单批次的组合测试，因为对于单批来说，所有合适组分的测试即不可行，也不会为产品的评价做出显著贡献。

解释单价物结合的矩阵表（如下图所示），该表已用于递交给 IND 和 PLA 资料中实验室、临床前和临床试验部分。以下是被 CBER 认可的联合疫苗的一种组合：

X1 + Y1 + Z1……N1 =Final Lot 1
X2 + Y2 + Z2……N2 =Final Lot 1
X3 + Y3 + Z3……N3 =Final Lot 1

制造商可能会提出其他组合。供组合产品挑选的单价体应代表正常的生产批次并应从重要参数的测试结果的正常范围内选择。例如，如果一些批次处在可接受效价的低范围内和高范围内，那么仅从中间范围内的选取将具有代表性。在任何情况下，均建议与 CBER 人员关于初步计划进行早期咨询。

如下的一个随机抽样程序可能会有助于代表性选择的获取。例如，假设有 10 批 X 组分，8 批 Y 组分和各 10 批的 Z……N 组分，使用随机数产生器，从 1 到 10 的随机数会选择第一批 X，1 到 8 的随机数字决定 Y，1 到 10 的随机数选择 Z……N，这样依次进行就可以确定其第一批。重复此过程，直到确定联合疫苗的最终批次所需数量。

（三）测试问题

1. 共性

21 CFR 610.1 要求生产商检查每一批产品是否符合标准。根据这一规定，在所有可能会影响达到标准的生产过程完成后，其检测也必须完成。因此，根据 21 CFR 610.1，生产商必须对联合疫苗进行测试。如果新组分会干扰测试的结果，那么生产商应建立新的证明其满足适用标准的测试。若生产商无法建立令人满意的检测，则需要提交以下内容中的一个：

（1）解释在没有合适测试的情况下如何保证其安全性、纯度和效价。

（2）建议在较早阶段进行测试，同时保留原始测试的客观性并确保产品的安全性、纯度和效价。

2. 效价

21 CFR 600.3（S）定义效价是产品达到预期结果的特殊能力，可以通过适当的实验室测试或已掌握充分的临床数据来表示。对于联合疫苗，应对各组分的效价进行确认。每种组分的效价应符合单价疫苗的效价要求，除非可以确定与组合产品的其他组分相互作用而引起的任何效价的降低不会降低对于人体的功效。当其他处理可以证明对终产品效价没有影响时，征得 CBER 同意后，最终按配方制定的批量疫苗的检测可用在容器内的检测来替代。然而，在某些情况下，如冻干产品，对最终包装产品的效价说明是必需的。效价测试应对可能增强或干扰其他组分的任何成分间相互作用予以检测。

3. 确认检测

在疫苗的最终包装上要对鉴定试验予以贴签呈现。除非可以证明其没有必要，否则均需要对组合物中具备活性的各组分进行说明。测试的目的是确认该产品为标签上所注明的产品，并对来自同一个实验室的其他产品进行区分（21 CFR 610.14）。确认检测的中心应放在对不同终包装产品存在的差异检测上，以确保不发生贴签的错误。

4. 无菌性

配制联合疫苗的所有原料和最终组合产品应符合 21 CFR 610.12 中对无菌要求的概述。鉴于抗生素的残留、向易腐败组分中添加防腐剂以及微粒佐剂的加入，需要在体积和最终容器无菌性测试的性能改变上进行验证。

5. 纯度

联合疫苗的中间组分应符合该组分的纯度性质。例如，即使 B 型流感嗜血杆菌疫苗与像 DTP 一样的已知含有内毒素的疫苗结合，其热原试验也应符合验收标准。在这种情况下，终产品将不进行热原检查。同样，中间组分的纯度可以通过聚丙烯酰氨凝胶电泳（SDS-PAGE）予以证实；然而，这方法不适用于终产品。

三、临床前研究

（一）佐剂

借助铝化合物吸附的疫苗已被广泛应用，尽管这些疫苗会发生局部反应，但其安全性已随着临床的广泛应用得到证实。为开发更有效的免疫制剂，科学工作者对目前为非许可疫苗（称为研究性佐剂）组分的几种佐剂进行了临床前研究和临床研究。由于佐剂抗原结合物被看做成单一产品，因此单独的佐剂不会被视为授权产品。

如果生产商打算将除铝化合物以外的佐剂添加到联合疫苗中来预防传染性病原体，与产品研发有关的相关临床前研究和临床研究应尽早主动与 CBER 讨论。研究性佐剂的潜在安全问题包括注射部位的反应（如疼痛、硬结、红斑、形成肉芽瘤和无菌脓肿）、发热、其他全身性不良反应（如恶心、乏力和头痛）、免疫介导性反应（如过敏、葡萄膜炎或关节炎）、组织或器官的系统化学毒性、致畸性以及致癌性。

如果列入预防性联合疫苗中的佐剂的毒理学数据有限或没有毒理学数据，则建议单独进行佐剂的毒性研究。此外，应进行临床前动物研究以评价佐剂 / 联合疫苗的安全性。建议研究明确佐剂 /抗原结合物、处方及给药途径，鼓励申请者在临床前毒理学研究方案启动前与 CBER 进行讨论。

除了毒性研究，建议临床前研究评估佐剂对免疫反应的影响。这些研究应最大限度的利用好供人体使用的精确佐剂 / 抗原结合物，并包括一个可以接受单独抗原或铝化物协助抗原的对照组，来为研究佐剂能够增加抗原的免疫反应提供依据。

（二）动物免疫原性

如果可行，建议在进行人体临床试验研究之前，对动物模型中适当免疫原性参数的新组合进行研究。应对疫苗中所有的抗原反应及其特性进行评估，包括抗体种类、亲和力、亲合力、半衰期以及功能特性，例如，检测中和靶标药物或毒素的能力。优选与动物中的单个抗原相比来研究新的组合，以确定发生的反应是否增加或减少。在动物免疫原性研究中也可以研究活疫苗菌株之间的干扰。

（三）动物挑战性研究

对于新的疫苗或具有以前没有进行过人体研究的新抗原的联合疫苗，建议使用动物模型进行保护研究。应对疫苗对于保护机体对抗有毒菌株的挑战进行论证。应通过统计学和科学有效的程序对检验结果展开调查和说明。建议在产品开发周期的早期进行此类研究。

四、联合疫苗许可的临床研究支持

本节将讨论临床研究中设计和统计学上的考虑，期以阐明联合疫苗的安全性、免疫原性和有效性，不管其是否由获批或未获批的组分组成。一般来说，研究应：

（1）是随机和对照的。

（2）对于同时施用的单独疫苗与联合疫苗进行安全性和免疫原性的比较。

如果申请人认为此类研究不可行，建议在开始其他类型的研究前与 CBER 进行讨论。每一个新产品都应有具体的数据支持。从非对照性研究中获得的额外数据可能提供有用的补充信息。

（一）安全性研究

通常进行联合疫苗的安全性研究是为了证明其安全性与同时施用的单独疫苗相比没有降低。CBER 将考虑联合疫苗的风险 – 收益评估中的所有数据。用于安全性评价的主要数据集将来自于联合疫苗的临床使用。

理想情况下，安全性研究的比较应该是随机的和受控的。需要进行随机和对照。通常情况下，对照组中的个体接受联合疫苗中所含组分单独疫苗的同步给药（例如，接受研究性 DTaP-Hib 联合疫苗作为实验组与同时接受 DTaP 疫苗和 Hib 疫苗单独注射作为对照组进行比较）。应适合于正在研究的疫苗。应积极跟进安全性评估，并对接种底线及具体疫苗接种次数的评估具有前瞻性计划。评估的具体时间计划应适用于疫苗研究。通常，应积极监测并记录参与者的体温、接种部位及其他具体信息。对于大部分灭活重组疫苗接种后需要检测 1 周；对于大多数活疫苗需要 2 周或更长时间。无论是活疫苗还是灭活疫苗，后续还应通过电话访谈或问卷调查继续至少跟进 30 天。例如，对于特定的灭活疫苗，可能适合在接种后 6~12 小时，及接种后第 1，2，3，7 和 30 天进行监测。

病例报告应能够查询具体事件，也应当包括其他发生在观察期内事件的记录。通常，局部事件的评估包括红斑和硬结的测量、疼痛等级（例如轻度、中度或严重）和压痛（如按压痛）。应记录有关研究性联合疫苗注射部位的信息，以及含有相同组分的同时给药的单独疫苗对照组的注射部位。

局部反应的初步分析通常是使用最具反应原性的个体组分（参见第 IV.D. 节，统计学思考）将联合疫苗与单独组分同时给药进行比较。需系统记录的事件包括发烧以及乏力、头痛、呕吐、长期流泪等不适症状。评估的事件应与疫苗和参与者的年龄相匹配。

常见的局部和全身反应数据要通过一个或多个可行性研究积累；然而对于不常见反应的评估则需要额外且更多的试验样本量。CBER 考虑用简单化试验取代大量试验，目的是对作为认证许可资料中的一部分的罕见严重事件进行评估或鉴定。对于这样的大试验，仅仅评估一些针对更常见事件的受试者可能是合适的。例如，大型安全试验中为了评估与局部注射部位相关的事件，应积极监督，包括记录所有疫苗中方案规定的重大局部情况以及对随机选择的局部注射部位进行详细说明。此外，举一个更加常见的例子，如发热，其以下策略可能是适当的：与对临床怀疑发热的受试者相同，对随机选择的每个受试者体温进行测量。获取高比例严重不良事件的一个有效方法是形成可以与 HMOs 等链接的数据库，在接种疫苗后，其可以监测受试者等级进入医疗护理系统。不受控制的许可前研究也可能提供额外的安全信息。同时，需要进行批准后研究来评估罕见但严重不良反应发生的可能性。

（二）免疫原性
需要对结合物中所有疫苗组分的免疫原性进行研究。其次，在理想情况下，需要对由联合疫苗诱导和由单独疫苗（同时接种）诱导的免疫原性进行比较。如果许可的结合物中包含了该疫苗组分，那么目前获批的配方可用在对照组的免疫原性比较方面（例如见第四部分 A，安全性研究）。应该说明联合疫苗中每个血清型或组分所表现出免疫原性。各个组分保护的免疫学相关信息应在方案中提交。另外，交给 IND 的评估免疫原性的试验信息不应迟于使用这项技术的临床方案。

各组分免疫学参数的评估是非常重要的。应与 CBER 讨论评估标准的选择。一般情况下，认为抗体水平和（或）"血清转化"之外的因素对其保护来说很重要。不单单是抗体数量，对其质量也要予以考虑。例如，在确定抗体反应质量上，亲和力、功能、抗原识别位点以及其他确定参数是非常重要的。

比较免疫原性研究的目的是消除联合疫苗与同时接种单独抗原间的巨大差异。这些研究不是用来显示新疫苗的优越性，而应全力去排除几何平均滴度（GMTs）和（或）血清转换率之间在临床上的重大差异，并考虑在抗体和受试者中的内在变异性。在临床协议中要对任何反应的临床重大差异进行前瞻性定义。被排除的用于计算样本量的差异应在研究假设中明确说明。鉴于临床相关性，应对观察到的任何差异予以评估。个别组分剂量的改变需要临床数据的支持。

为了保证生产的一致性，疫苗组分的物理结合过程会对将成为新的单组分疫苗的物理化学、生物和临床过程予以说明。用于做临床评估的批数量可能比用于做生产一致性的全部批量少很多。然而，在某些情况下需要更多的临床研究，例如，如果产品包含先前未获批的组分，那么 CBER 建议：

1. 将至少一个生产一致性批次纳入临床研究。

2. 制备联合疫苗的生产一致性批次可作为单独接种疫苗的对照批，这能够排除构成免疫原性差异原因的批次间差异。

3. 批次间进行差异分析。

（三）疗效

应在临床研究中对各成分的疗效予以说明。理想情况下，临床试验是可预测的、随机的和对照的。用于评估有效性的终点可以从发病率到充分确立保护相关性。疫苗药效试验中的保护相关性通常是从足够的良好对照试验中显示的与临床疾病保护相关的实验室参数。如果可以清楚地确定定性和定量关系（例如，抗体免疫保护的确定类型和水平），则保护的免疫相关性是最有价值的。在某些情况下，通过免疫人群中的血清学调查已经能够证明免疫保护的存在。但是，这样的调查数据往往难以解释。

对于一些深入研究的疫苗，已有充分的证据表明，特定抗体的应答水平与免疫保护息息相关。占有显著比例的接种目标人群中取得的抗体水平可以作为缺乏额外疗效研究的疫苗批准基础。

如果联合疫苗由已获得基于对保护功效的良好控制研究许可的组分组成，则通过参考支持性信息可以将这些研究合并。在某些情况下，免疫原性数据可能用于连接现有的疗效数据。没有建立良好的相关保护时，CBER 可以接受相当的免疫原性数据，例如，比较新组合疫苗中某组分的免疫反应可以在药效试验配方中观察获取。

如果联合疫苗诱导的抗体水平低于单组分疫苗诱导的抗体水平，则仍然可以获得"保护性"抗体水平。在这种情况下，制造商应提供数据或信息，以支持较低的抗体水平不会影响产品的保护功效这一前提。

有些情况下可以采用病例对照研究，虽然其并不是评估疗效的首选方法。由于这些研究在很多方面存在偏差，研究方案中应尽可能详细描述研究设计和实施的各个方面，包括专门用于减少偏倚的措施。

鉴于确定疫苗针对每种血清型的功效可能是困难的，因此 CBER 会对多种血清型联合疫苗的有效性说明的替代方案予以特殊考虑。旨在证明这些疫苗有效性的研究可以基于目标人群中各血清型的发病率方面的流行病学数据。因此，尽管研究主要终点可能是疫苗中包括的所有血清型疾病的总和，但是研究应该具备足够的规模以支持针对某些血清型的重要亚组分析。对由于同源性病例数量不足而不能证明临床疗效的多血清型疫苗，有时可以从免疫原性数据推断其疗效。如果能够明确血清型的临床疗效与血清学保护的相关性，则可以加强对免疫原性数据的使用。对于较不常见的血清型，其免疫原性支持数据应当与由临床疗效确切的异源血清型引起的临床疗效相当。与多血清型引起的免疫反应相比，功能研究可能非常有用。在这种情况下，CBER 鼓励尽早就此类问题进行咨询。

（四）统计学建议

1. 概述

大多数比较联合疫苗试验将具有单独接种组分或混合组分后给药

组作为活性对照组。受试者随机分配到各组中。通过计算机生成的随机数的组分配是通常采用的典型的随机化程序。由于受试者的个体化（例如，年龄或到达诊所的日期）的分配不是随机的，因此可能在分析中引入偏差。如果其可以通过纳入的标准或已知的疾病危险因素予以验证，则会建议使用分层随机化。

应该对计划的随机程序的有效性评估进行详细地描述。通常方案应中有一到两段来阐述本部分内容。

当 CBER 评价非随机对照试验时，数据评估主要包括估计（点估计和区间估计）。申请人在产品评价中应证明估计的可靠性和有效性。

在数据分析中常采用的统计学方法是用于假设检验或估计。用于每个终点的统计方法应在方案中详细描述。此外，该方案应进行明确的陈述，包括终点分析、零假设、备择假设以及相关的显著性水平检验。

值得注意的是，认为零假设无显著性差异可以接受，并不一定意味着等价。因此，试验结果无显著性差异并不足以证明联合疫苗与单独接种疫苗的相似性。

Blackwelder[《接种联合疫苗及同时接种单独疫苗：当前的问题和观点》，纽约科学学术年报，卷 654：321–328，（1995）] 建议：联合疫苗试验旨在证明设计和分析的等价性来反驳一种不同的假说，而非无差异的零假设。根据提出的试验设计（例如，目标、误差水平、阈值影响等），这种方法是可以接受的。

伴随着正式的假设检验或其本身的初步分析，联合疫苗和单组分之间的置信区间具有差异性。当测试等价性假设时，置信区间显得尤为有效。通常采用单侧检验来证明速率和比例的等效性或相似性，因为对比试验是旨在证明联合疫苗"不显著劣于单组分疫苗"。联合疫苗的优势不会阻碍其获批。

如果希望展示和体现联合疫苗与接种单独疫苗相比的优越性，应设计差异检测试验而非等效性试验。如果申办者希望与单独施用的组分相比证明和要求组合疫苗的优势，则申办者应设计差异检验试验而不是等效试验。这种情况下，CBER 建议申办者采用双侧的方法来检验传统的零假设的无显著性差异。

即使单侧检验可行，也推荐采用双侧检验，因为从整个数据范围获取的差异会带来更多的信息。如果采用单侧检验，置信区间应缩小宽度，并与试验计划中规定的显著性水平一致。 例如，双侧检验 90％的置信区间相当于单侧检验 α =0.05，而双侧 95％置信区间相当于单侧 α =0.025。

2. 免疫反应

疫苗接种后的抗体 GMTs（几何平均滴度）或 GMRs（几何平均值比率）分析通常用于排除联合疫苗和接种单独疫苗之间预先设定的临床巨大差异，阐明其替代水平已达到或超过标准。需要对要求排除任何预先设定的差异的样本大小予以计算。

我们希望看到联合疫苗的免疫反应并没有显著低于单组分疫苗。因此，通过双侧检验分析 GMTs 是有一定优势的，联合疫苗的滴度应既不太低也不太高。

比较血清转化率可伴随滴度分析作为辅助分析。如果血清转化看作主要终点，那么在比较血清转换率中排除的临床显著性差异应在方案中详细说明，并进行必要的样本量计算。如果没有建立保护的相关性，同时考虑两者的影响，那么无论是血清转换率还是GMTs，都将难以评估其差异。

如果建立了免疫替代保护，当评估联合疫苗与单独疫苗之间的任何差异时应对其予以检测。

3. 常见不良反应

联合疫苗和单独疫苗之间关于常见不良事件的比较应当分别评估因注射和因机体引发的发生率。由于无法独立观察同一个体内不同注射的反应，鼓励采用排除个体差异的只考虑注射因素的分析方法。

计算所需样本量应参考所需的受试者数量。被排除的差异应在方案中详细描述并进行适当的样本量计算。

对局部不良反应的比较是存在争议的。首先，联合疫苗研究通常不是双盲的。这对评估局部和全身反应有一定的影响。其次，当比较联合疫苗在一个注射部位的局部反应与同时在多个部位接种的不同组分的单独疫苗注射部位的局部反应时，分析人员必须比较看似不相称的因素，即一个注射部位对比两个或多个的注射部位。

在这种情况下要考虑的局部不良反应的各种分析方法已经在本文中有过介绍。通常采用的方法是将单位点反应与多个注射位点中最差点的反应进行比较。应记录多位点注射的所有反应。有待于进一步提出一种既公平又合理的比较方法。

4. 罕见不良反应

生产商对罕见不良反应的认真监测是非常重要的,尤其是在疫苗广泛接种后。例如,如果不良反应事件发生率在接种单独疫苗人群中为 1%,那么联合疫苗就会增加到 2%。即接种联合疫苗的人相对于接种单独疫苗的人来说,每百万人中将会产生多发生10000 个不良反应事件。这里为说明问题所引用的发生率,仅供参考,并不适用于所有试验。在确定安全研究试验的规模时,应考虑目标人群的数量。

5. 罕见不良事件

样本量应足够多,以便进行充分的安全性评估。然而,即使在大型试验中,疫苗接种带来的罕见不良事件也可能不会被观察到。尽管如此,我们仍然需要一个足够大的样本量,即使没有观察到此类事件,也可以得出结论:在一般人群中该事件发生的可能性很小。

例如,假设在接种联合疫苗组中有 n 名受试者,没有观察到某罕见不良事件的发生。利用"3 法则"(Hanley 和 Lippman-Hand《美国医学会杂志》249 (13):1743-45,1983)该事件发生率在置信区间为 95% 时为(0,3 / n)。接种联合疫苗组的样本量应足够大以提供一个合理的置信上限。在罕见不良事件评价中,CBER考虑批准后罕见不良事件评估的适当使用。同样,在确定事件发生率可接受上限时,应考虑目标人群的规模。

6. 样本大小

该方案应包括每个终点的样本量的计算(包括免疫原性、安全性和有效性,如果适用)。任何终点所需的最大样本量应依据所有试验登记人群来确定。然而,免疫原性的研究通常包括一个子样本，应尽可能从最初的登记人群中随机选择。

样本量的计算应在零假设和备择假设提出后进行确定，并与这些假设一致。如果为计划分析方法，样本量确定还应基于置信区间。

没有适用于所有联合疫苗试验的样品量标准。确定一个试验的样本量通常是基于统计学、临床以及基本的科学判断，并且可以随产品和使用情形的不同而变化。

样本量计算所依据的所有假设以及所使用的任何确定特殊样本量的方法都应在方案中明确说明。 应提供充足的信息以便于 CBER 统计员能够验证样本量估计。

7. 向 CBER 提交的数据

当申请人准备提交 PLA 时，有关提交数据的详细要求需要咨询 CBER。提交给相关机构的数据应以确定的形式存储在电脑磁盘中，以便供统计学分析。磁盘内应附有一份前瞻性方案和详细的统计报告，其中应描述所有数据文件、变量的名称和位置以及执行主要数据分析的计算机程序语句。应提供充足的信息以方便 CBER 统计员可以轻松核实提交者的分析结果并进行适当的分析。

（五）适应证和用法

联合疫苗的发展应以疾病的合理预防为基础。其各适应证的支持数据应与单独疫苗相同。 如果联合疫苗的时间表与以往批准组分有任何不同时，应提交相关资料证明拟议时间表的合理性。

还应考虑联合疫苗作为增效剂使用的问题。如果指示加强使用，应提供安全性和免疫原性数据予以支持。如果联合疫苗作为增强剂使用未被指示或研究，则在标签中应予以说明。

五、与联合疫苗同时接种的疫苗

应在预先批准的研究中获得免疫原性和安全性数据，以支持同时接种的已经获得许可组分的新疫苗，这些疫苗将使用相同（或重叠）的时间表给予相同的目标群体。第 IV.D 节：统计学建议也适用于此。关于免疫原性，应进行评估以显示受试者对联合疫苗与同时接种的单独疫苗均可以获取免疫应答。在一些情况下，研究同时接种的单独疫苗比研究不同时间接种的单独疫苗更有价值。

理想情况下，应在临床开发早期评估所有组分通过同时接种单独疫苗获取的免疫原性，以检测任何可能的免疫干扰。在进行大量研究性疫苗试验之前，免疫干扰的评估是极具价值的，因为试验常会为了确定其他常规适应证而使用疫苗。通常情况下，研究将评估新的联合疫苗及每一类适应证对应的同时接种的单独疫苗的安全性和干扰性，例如，新 DTaP 疫苗，将利用统计学方法对其以及一类同时接种的 B 型流感嗜血杆菌结合疫苗的安全性和干扰性进行评估。

说明书应包括关于使用同时接种获得许可的新疫苗的可用数据的说明和参考。如果没有完成该项研究，则需要包含一个关于无同时接种安全性及免疫原性数据声明。

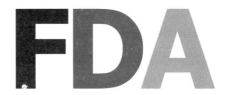

第六章
异种移植指南
（Xenotransplantation
Guidances）

■ 第一节　异种移植物在人体使用过程中所涉及的源动物、成品、
临床前研究以及临床研究
■ 第二节　公共卫生局关于异种移植中传染病问题的指南
■ 第三节　非人类灵长类动物异种移植用于人类所造成的公共卫生问题

第一节 | 异种移植物在人体使用过程中所涉及的源动物、成品、临床前研究以及临床研究

Source Animal, Product, Preclinical, and Clinical Issues Concerning the Use of Xenotransplantation Products in Humans

一、简介

（一）文件的意义

本文件旨在为异种移植物的生产、试验和评估提供指导性意见，它包括了发起人在方案起草和准备上交给 FDA 的定稿期间涉及的一系列科学问题，例如新药研究申请（IND）和生物制品执照申请（BLA）。该指导文件替代了 2001 年 2 月同标题的指南草案。

考虑本文件编纂的目的，异种移植是指涉及以下任何一种（a）来自非人体的动物源活细胞、组织或器官；（b）与非人体的动物细胞、组织或器官有过体外接触的人体体液、细胞、组织或器官，移植、植入或注入人体受体的过程。鉴于此，异种移植物就包括运用到异种移植过程中的活细胞、组织或器官（见 I.C. 节中的定义）。

本文件提出了应考虑的问题，以解决从动物来源获得的可用材料的安全性，并在临床应用于人体。由于人类和动物健康均受到来自人畜共患病原体或其他传染性病原体的潜在威胁，我们需要仔细鉴别细胞，组织和器官的动物来源。本文件提出了诸如动物源的特点、饲养规范，异种移植物的特征，对异种移植物生产设备的考虑，异种移植方案中适用的临床前研究模型以及对异种移植物受体监控等的一系列问题。本文件介绍了具体的实践操作，旨在防止动物源传染源对人体的侵入和在人群中的传播。FDA 希望发起人提出的解决具体问题的新方法能够逻辑严谨，并且有充足的数据支持。

（二）背景

技术及药理学的发展对实现异体移植起着至关重要的作用，当今技术和药理学的发展得出这样的推论：大约在一个世纪之前尝试的异种移植（参考原指南 35）可能会为人类同种异体移植的短缺提供一条解决之路（参考原指南 36）。提出的异种移植方案包括从非人类的动物源植入人类的活器官、组织或细胞，以及递送给人类受体的人体细胞或体液与非人体的活细胞、组织或器官有体外接触的这样一个过程。涉及异种移植物的例子如下：

● 移植异种心脏、肾脏、胰腺组织来治疗器官衰竭。
● 植入神经细胞来改善神经退行性疾病。
● 用非人体动物性的抗原呈递或饲养细胞来体外培养人类细胞。
● 通过完整的动物器官或包含在某一设备中的单独分离的细胞体外输入病人的血液或血液成分来治疗肝脏衰竭。

不同异种移植物的以上用途有可能导致传染性疾病由动物向人体传播。

由使用异种移植物引起的危害公众健康的潜在风险有：

（1）对源动物宿主不致病甚至检测不到、却对人体致病的传染源的传播。

（2）不对正常人体致病却对免疫抑制或免疫功能低下人群致病的生物体的传播。

（3）传染源的重组或重配，特别是病毒和不致病或内源性人体传染源的重组形成了新的致病实体。

同时，因为人与动物的正常接触和受体与异种移植物的接触之间存在重大差异，我们难以仅根据天然存在的人畜共患病的分析来预测可能在异种移植产品的接受者中引起疾病的传染源。例如，由于异种移植物的移植和血管化，或者甚至因为非血管化的细胞、组织的植入，或可以使得异种移植物材料与受体细胞、组织、体液紧密接触的体外操作，受体的物理屏障和生理距离被消除。这里需要特别关注在免疫低下或免疫抑制的宿主内有可能会发生病毒适应，也有可能发生潜在病毒感染的隐形传播。

基于以上原因，在产品开发期间，考虑安全问题是十分重要的，不仅要考虑受体与移植物的接触过程，还要考虑公众安全。对这些问题的公开讨论是有必要的，讨论将通过 FDA 关于异种移植的生物反应调节意见委员会及下属委员会，关于异种移植的健康部门和人类服务秘书意见委员会，和其他一些公众论坛持续进行。

许多与从动物源获得的生物材料的使用有关的问题在 FDA 之前的指导文件中（参见原指南参考文献中的指导文件）有涉及。另外，人用药品注册技术要求国际协调会议（ICH）发布了一系列关于在人体使用异种移植物的文件（参见原指南参考文献中的 ICH 指南）。FDA 采用 ICH 文件作为指导性文件，必要时应该查阅该文件。美国公共卫生局（PHS）之前已经就由人体异种移植所引起的传染性疾病风险提出了建议。1996 年，PHS 发布了了《关于异种移植带来的传染性疾病问题的 PHS 指南草案》（61 FR 49920，1996.9.23）。基于与异种移植相关领域的发展和收到的评论意见，PHS 更新和修订了指导草案（以下简称《PHS 指南》）。该 FDA 指导文件重申了许多 PHS 指南中的概念，但是在异种移植物发展、生产和临床试用的所有方面额外增加了专业意见。该 FDA 指导文件重申了 PHS 指南中的许多概念，另外，其还包括关于异种移植物开发和生产以及异种移植临床试验所有方面的具体建议。

FDA 预测异种移植物治疗疾病的方法将随着异种移植领域科学知识的不断累积而不断进步。因此，与其他指导性文件相同，本文件会随着异种移植相关知识和经验的积累而不断改进。FDA 意识到把指导文件中的每一方面应用到每一种异种移植物中是不可行的。例如，动物饲养方面的一些建议可能就不适用于那些由特征明显、长期建立的动物细胞培养系或与其共同培养的人细胞组形成的异种移植物。

（三）定义和缩写

法案（Act）：联邦食品、药品和化妆品法案（21 U.S.C. 321 et seq.）

AAALAC：国际实验动物饲养评估认证协会。该组织负责调查和认证生物医学动物设施。

关注原（Agents of concern）：出于本文件的目的，关注原是指可能对受体和（或）公众（如能感染、有潜在可能感染或有明确的功能可以感染人体的传染源）造成感染风险的感染源。

ATCC：美国典型培养物保藏中心。

BLA：生物制品执照申请。

BSL：生物安全水平。

CDC：疾病预防和控制中心。

CDRH：器材与辐射保健中心。

cGMP：动态药品生产管理规范。对药品来说（包括生物药），cGMP 规范可以参阅 21CFR Part 210 和 211。对于生物制品，可以参阅 21CFR 600（B）和 610。对于血液制品和血液成分，可以参阅 21CFR Part 606。设备、质量系统的规范参阅 21CFR Part 820。

Closed herd or colony：种群由标准操作规程（SOPs）管理，其详细说明了限制新动物进入的标准，以确保所有引进的动物相对于该种群的本土动物具有同样或者更高的健康标准。

CPE：细胞病变效应，是一种某些只能在显微镜下观察到的病毒对的体外有核细胞的影响。

DPF：指定病原体分离。该术语用来描述动物、动物群或动物设施已经严格记录其不含指定的传染源，且检测指定病原体采用的是已良好定义的试验程序，并对动物群饲养和兽药使用严格的 SOPs 标准和实践来确保没有任何指定病原体。

EM：电子显微镜，用来观察极其微小的物体，比如：亚细胞粒子，或者像病毒这样的传染源。

FDA：美国食品药品管理局。

FSIS：农业部的食品安全和调查服务中心。

Gnotobiotic：一门饲养实验动物的科学，研究其微生物区系和微生物群体。

GVHD：移植物抗宿主病。

HEPA：高效空气过滤器。

IACUC：实验动物管理与使用委员会。这是一个为了监督机构内实施的动物项目、设施和程序而建立的一个当地机构委员会。该委员会每半年进行一次的程序审查和设施检查，并评估所有动物的使用方案，关注动物的健康问题（见《PHS 关于人类健康和实验动物使用政策》，1986 年版，1996 年 3 月再次印刷）。

IBC：生物安全机构委员会。为审查和监督机构中开展的基础实验与临床试验而建立。该委员会负责评估研究的安全性，指出任何危害公众健康或环境的潜在风险（见《关于重组 DNA 分子研究的 NIH 指南》的 IV-B-2 部分，参考原指南参考文献 17）。

ICH：人用药品注册技术要求国际协调会议。

IDE：研究设备免税申请，它包含了在临床人体试验中使用未经批准设备的要求。法定要求请见法案（21 U.S.C. 360（g））第 520（g）部分，补充条例见 21CFR Part 812。

IND：新药研究申请。它适用于对未经批准的药物申请开展临床研究，包括法案（21 U.S.C. 355（i））第 505（i）部分或 PHS 法案（42 U.S.C. 262）第 351 部分的许可条款。法定要求见法案（21 U.S.C. 355（i））第 505（i）部分，IND 条款见 21 CFR Part 312。

IRB：机构审查委员会。这是一个由专门机构建立的委员会，负责对人体有关的生物医学和行为研究进行审查和批准，以此来保护人体的权益和健康（见 21 CFR Part 56，机构审查委员会）。

Lot：在 21 CFR 210.3（b）（10）中定义为批次，或批次的具体指定部分，它们在指定限度内具有统一的特性和质量，在 21 CFR 600.3（x）规定由制造商在单独的容器中完全混合。每批产品放行前需要接受适当的检测以确保符合要求。许可的生物制品可能会如 21 CFR 610.2（a）所述进行批量放行。在异种移植的情况下，通常整个批次用于治疗单个受体。

Master File：主文件需要提交给 FDA，它包含了产品的信息，比如产品的生产厂家或通用的生产过程。主文件包含的程序和信息可以在主文件发起人提出书面申请后在 INDs 和 IDEs 中交叉引用，但主文件中的机密信息会保留（见 21 CFR 314.420.）。

PBMC：外周血单核细胞。

PCR：聚合酶链式反应，一种使用嗜热性酶催化短 DNA 序列合成的酶技术，可以通过扩增特定 DNA 序列来检测核酸。

PERV：猪内源性逆转录病毒

PHS Act：公共健康服务法（42 U.S.C. 201 et seq.）。

PMA：上市前批准申请。这是根据法案 515 部分中针对某些设备提出的市场申请，PMAs 相关的规定见 21 CFR 814。

Recipient：接受或体外接触异种移植物的个体（在异种移植中的定义）。

RT：逆转录酶，尤其是指在逆转录病毒中发现的酶，它可以催化 RNA 向 DNA 转化。

SAF：源动物设施。

Sentinel animal：它们通常和本土动物集群同属一类，与被监控的动物有直接的接触，测试它们的目的是为了检测种群当中的外来物质（包括病毒、真菌、细菌性疾病和体内和体外寄生虫）。

SOP：标准操作规程。

Source animal：异种移植中用到的细胞、组织和（或）器官是从源动物获得的。

TSE：传染性海绵状脑病，是一种对人类或动物致命的亚急性退化性疾病，伴随着神经病理学特征（哺乳动物的大脑中呈现海绵状变化，并出现异常朊蛋白的沉积）。TSEs 被证实是可以通过疾病组织的接种或摄取而传播的，异常朊蛋白被假定为传染源。另外，其他未被证实的辅助因子或至今未被定义的病毒原也可能是导致其传播的必要因素。

USDA：美国农业部。

WFI：注射用水

Xenotransplantation：在本文件中，涉及以下任何一种（a）来自非人体的动物源活细胞、组织或器官；（b）与非人体的动物细胞、组织或器官有过体外接触的人体体液、细胞、组织或器官，移植、植入或注入人体受体的过程为异种移植。

Xenotransplantation product（s）：在本文件中，异种移植物包括应用到异种移植（上述定义）中的活细胞、组织或器官。

Zoonosis：一种在自然条件下由动物传染给人类的疾病（如布鲁菌病，狂犬病）。

Zoonotic）：在人和动物之间通过正常接触，由传染源的转移引起的相关疾病。

二、监管责任

FDA 监管的异种移植物包括来自非人体的活器官、组织或细胞，或者以封装的形式使用的异种移植物材料，或者和人体体液、细胞、组织、器官有过体外接触，随后用于人类受体的非人体的活器官、组织或细胞。如果异种移植物想要运用到临床研究当中，它们需要通过相关的研究申请（例如，21 CFR 312）。FDA 将会将大部分的异种移植物当作生物制品来进行监管。CBER 根据 PHS 法案（42 U.S.C.262）第 351 条和该法（21 U.S.C. 321 et seq.）的规定，管理生物制品（包括细胞治疗）。您将在

《联邦法规第 21 章》（例如，21 CFR Part 312 中对 INDs 的规定，21 CFR Part 812 对 IDEs 的规定，21 CFR Part 601 对生物制品执照的规定）中找到对药品、生物制品和设备的管理条例。设计和监管异种移植临床试验的开展的主要责任在发起人（例如，21 CFR 312.23（a）（6）（iii）（d）和 312.50）。在本文件中"您"特指发起人，临床研究员，或者为了满足需要而指定的任何一方（例如，管理源动物设备工作人员，实验室人员等）。

一些产品可能是由生物制品和设备构成的组合产品，例如，存在于体外血液灌注的装置中的异种细胞。请参阅 21 CFR Part 3 对组合产品上市前审查的监管和分配条款。

三、源动物特征

（一）概述

选择源动物种类时应重点考虑特定动物病原体交叉感染的可能性，同时要重视解剖学和生理学因素。例如，器官是否具备合适的大小，是否能够顺利跨过物种屏障，某些免疫学问题包括当前预防非人体活细胞、组织、器官的排斥反应的方案是否适宜。请注意，您使用的物种（例如，濒临灭绝和受到保护的物种）可能还要符合其他联邦法律和法规（如，16 U.S.C. 1538）。在提交申请之前，您应该查阅 PHS 和 FDA 所有相关的指导文件，尤其在向 FDA 提交涉及使用非人灵长类动物作为异种移植物来源的申请应参考文件《行业指南：人类使用非人灵长类动物异种移植物所造成的公共卫生问题》（见原指南参考文献 2）。（上述参考文献中的术语"xenograft"与当前 DHHS 和本指南中用到的术语"xenotransplantation product"同义。）

因为使用异种移植物可能存在患潜在的传染性疾病的风险，您应该选择符合要求的源动物。这些要求包括群管理，预防和筛查传染源的措施。尽管对最终异种移植物传染源进行检测是至关重要的，但是通过对动物来源及其饲养进行的适当控制，从而达到控制已知的、潜在的甚至未知的病原体的传播，为异种移植物的安全性提供了重要的保证。因此，由发起人提供的针对动物饲养的信息（包括源动物群或个体源动物的栖息、饲养、兽医护理、药物和生物治疗）将对 FDA 评估这些源动物细胞、组织、器官使用的潜在安全性风险产生关键的作用。

SAF、生产过程和记录应依据法案（21 U.S.C. 374）704 部分和 PHS 法案（42 U.S.C. 262（c））351（c）部分，进行 FDA 检查。

（二）动物福利问题

对 SAFs 和异种移植物生产者来说另一需要考虑的方面是源动物的福利问题。动物饲养、组织采集、动物处死等过程都需要经过相关动物保护和使用机构委员会的批准，依照动物健康法案（7 U.S.C. 2131，et seq.）来执行。在由 PHS 提供资金的案例中，这些程序还必须符合"PHS 法案"（42 U.S.C.289（d））第 495 条关于"人性化关爱和使用实验动物"的相关要求。我们建议 SAF 通过 AAALAC 认证。美国国家科学研究委员会《实验动物保护和使用指南》（见原指南参考文献 4）中提供了设备的认证标准，其资金来源于美国国立卫生研究院。

（三）动物源

1. 动物和动物群的准入标准

应从有健康筛查程序记录的封闭动物群中选择源动物。应把从患有指定传染性疾病的个体中培养的一系列病毒、细菌（包括立克次体）、支原体、真菌、传染性海绵状脑病（TSEs）和寄生虫列成清单，对该群体进行筛选，并将其信息作为申请的一部分提供给 FDA（例如，IND）。您应对所有已知能感染源动物的传染源加以思考，在向 FDA 申请用于科研时（例如，IND），对于在筛选中忽略的传染源应进行合理的阐述。例如，动物群的地理位置可以排除某些传染源。对于 TSE 易感种群，您应该从已有文件记录未患 TSE 或与 TSE 相关传染源隔离的封闭群中获取源动物（见 III.C.3.c. 部分）。不应该使用从已有 TSEs 的地域获得的源动物。在上交给 FDA 关于异种移植物使用研究的申请中，应该描述并证明筛选频率、分析方法、鉴别方法和动物样本量。随着安全性数据的累积，可以通过与 FDA 协商修改筛查程序。

2. 动物史

发起人应该记录源动物和动物群的地理起源、物种、品种、血统。记录源动物史的文件应描述可能对受体造成危害的因素，例如，前动物可能与患 TSEs 动物或其他值得注意的外来传染源有过接触（见 I.C. 部分的定义）。源动物应该人工饲养繁殖并来自封闭的畜群。您可以采用人工授精，胚胎移植，克隆或子宫切开术来培养建立具有更少特定病原体的动物群。应特别注意，PHS 指南建议育种过程尽量采用剖腹产得到的动物。您应该在动物史上记录这些过程。

3. 来自国外的源动物

（1）不应该使用来自美国以外的动物或他们后代的第一代作为生产异种移植物的来源，除非它们是美国没有的物种或品系，或者具有特别的品质——可以提供唯一并被科学证实的临床优势，比如转基因动物。

（2）如果使用来自国外的源动物是必要且合理的，应对这些动物采用与在美国饲养的源动物同等看待（例如，见《动物健康和饲养》的 III.D. 部分）。您应该对动物进行广泛的筛查，且有足够长的检疫期，以证明没有感染传染源。在向 FDA 递交的关于异种移植物的研究用途的申请中（例如 IND），应该提供完整的文件来证明源动物来源于封闭群，栖息在适宜的条件下，接受着既定的健康保持程序和筛查，至少两代没有食用过来源于哺乳动物的饲料。应把来自起始国家的地方性传染源也包括在内。在向 FDA 递交的关于异种移植物的研究用途的申请中（例如 IND），应描述进口动物的运输方式和条件。其中描述应该包括在运输过程中的交通方式和饲养方法，包括隔离、笼养、处理、动物治疗及存在的相同或不同物种的其他动物。如果确需来自国外的动物，应把其视为在使用前很长一段时间内具有明显特征的国内动物群的始祖，应有充足的步骤来证明这些动物群作为源动物的可接受性。

（3）不应该从任何一个已知源物种存在 TSEs 的国家或地理区域中进口动物。美国农业部已经确定了限制或禁止反刍动物及反刍动物产品的的国家（ 9 CFR Parts 94 and 96 ）。

（4）应向 USDA，适当时也可以向 FDA 兽医医学中心（CVM）、CDC 咨询关于动物及动物组织进口的要求。

4. 散养动物和野生动物

不应该使用在自由条件下生长的动物作为源动物。这些动物由于和其他动物、鸟类、昆虫的潜在接触或者其他不可控的环境因素，携带传染源的可能性更高。

不应该使用野外捕获的动物作为源动物。

5. 来自屠宰场的源动物

来自屠宰场的动物作为源动物是不安全的，它们没有可靠的记录
和历史追溯，因为这些动物通常从地理位置不同的农场或市场获
得，在运输期间或到达屠宰场以后，是否接触了其他动物或者潜
在传染源是不可知的。因此，不应该把这类动物当作源动物。

6. 捐献精子动物

应该对捐献精子动物和源动物同样看待，无论它们是否为该动物
群中的一员，例如，筛选可能通过精液传播的传染源。

（四）动物健康和饲养

生产动物来源的用于异种移植物的活细胞、组织、器官需要充分
设计设施和与设备操作有关的程序以使动物暴露于传染源最小化。

应从 SAFs 获得源动物。您递交给 FDA 的申请应该包括饲养源动
物的具体计划，这些计划应该包括标准操作规程，详细说明动物
的住宿，饮食，饮水，睡眠，性能，健康筛查监测，动物及其副
产品的分离和处理，以及识别个体动物，记录它们在设施外的行
为。这些措施应酌情考虑源动物物种和异种移植物的种类。

1. 设施

应该将动物饲养在《国际研究委员会对实验动物的保护和使用指
南》中建议的通过 AAALAC 认证设施内。不应将 SAFs 置于接近
制造业或农业活动的地方，防止感染传染源而威胁到设施的生物
安全性。
SAFs 建立标准须符合 21 CFR Part 600，Subpart B 中相关规定，包
括 §§ 600.10 和 600.11 中关于动物和人员的要求。SAFs 在审查

方面依据 21 CFR Part 600，Subpart C。这些设施由临床方案发起人和公共卫生代理人中的指定代表及进行检查。

提交给 FDA 的文件中应该对源动物住所的设施和过程有详细的描述（例如，IND 或者主文件）。提供的信息应包括栖息地、喂养区、清洁区、隔离区、空气处理系统（特别是检疫区）、光照、温度和其他动物环境的物理特性。设施描述还应包括旨在消除或最大程度减少昆虫，鸟类或其他可能向动物源传播疾病的动物威胁的物理屏障和操作措施的信息。您应该记录动物环境的任何生物学或物理学损害以及针对此问题采取的措施。描述还应涵盖动物围栏的清洁和其他日常维护的步骤和时间。你应该采取措施清除动物排泄物。描述中要包含如何安置合格动物源（例如，以批或者个体的形式），还要包含如何清洁源动物居住后的场所。

SAF 员工应该包括专业的治疗传染性疾病及动物源易流行疾病的兽医。如果员工中没有专门治疗传染性疾病的兽医，应在研究申请（例如 IND）中提供相关文件证明有可以进行咨询的专业人员。应该有足够数量的看护人员，他们接受过对所饲养物种的保护和健康关怀培训。

2. 源动物的饲养

（1）概述

应该按照适合物种、异种移植物和预期临床应用的标准操作规程来饲养动物。SOPs 应规定新动物进入 SAF 和源动物池的要求，如何检疫、移除、隔离或消灭患病的动物。应该在申请中把该信息提供给 FDA 用于调查（例如 IND）。不应该重复引进可能因为患病或传染而从源动物群中移除的动物。

应开发程序来识别对动物群健康不利的事件。该信息与每一个异种移植物的安全性审查有关。应将此类信息以及收集信息的程序报告给 FDA，作为研究使用申请（例如 IND）的一部分。

（2）健康筛选

①你应该把源动物饲养在有隔离措施的设备里，使其与指定病原体分离。在本文件中，这样的设备被称作"指定病原体隔离"（DPF），来源于这些设备的动物就叫做"DPF 动物"。最初的筛选和常规的监管对这些设备保持 DPF 状态是重要的。应有监管这些动物群疾病和传染源的方案，并且应当在 FDA 提交的研究使用申请中包括这些 SOPs 的副本或摘要。可以改变测试的频率，因为建立生产系统可靠性所采用的数据来源于更早的筛选。应该咨询相关专家（比如传染病学顾问、病毒学家、微生物学家、口碑良好的微生物实验室和兽医）来为源动物的筛选列出传染源及相关的诊断试验列表。除了筛选一些特定的传染源外，应该使用更普遍的检测方法来鉴定传染源，例如，在常规的基础上应检查源动物群的粪便以此作为判断寄生虫感染的依据。如果在源动物中检测到传染源，包括可能在免疫抑制受体中具有传染性的正常菌群，则应避免使用此类动物。如果考虑使用这些动物，应咨询 CBER（参见第 V.C.4.d. 节）。引入新动物的技术，如人工授精、剖腹产、克隆或新生生物技术，应有详细描述。

②源动物的亚临床感染可能不会立刻反映在非人类的活细胞、组织或器官的采集上，可能过一段时间才会被辨认出来。对来自原始群体的个体动物进行筛选以及使用哨兵动物应该有助于使这个问题最小化，并且可以帮助确认移植后受者是否感染。应考虑建立一种哨兵动物程序，它包括了定期尸检和广泛的组织学、病理

学评估。筛选步骤应当适用于动物的种类、异种移植物的类别和临床应用。具体筛选程序应包括适当的身体检查和实验室检查，并应能够检测已知存在于源动物物种或来源地域的人畜共患病。

③在采集细胞，组织或器官之前，应该检疫和筛选个体源动物，如第 III.D.4.b 节及《PHS 指南》(见原指南参考文献 1) 所述。

（3）卫生保健

动物群的监管系统应该包括源动物接受的所有兽医护理的全面性文件。这就包括所有记载关于疾病、医疗保健、程序、药物管理、疫苗接种、常规身体检查和每只动物接受的任一治疗的文件。应仔细记录使用抗菌剂，因为过敏性受体遇到未处理的非人体活细胞、组织或器官时可能产生风险。应确认之前摄取药物的源动物的细胞、组织或器官内残留的药物水平不会造成影响。在源动物和与其相关的动物群中一般都保证使用专门的灭活疫苗。只有在无可供选择的免疫原，且有科学数据支持来自经疫苗处理的动物的活细胞，组织或器官无对人体受体造成感染的风险的情况下，才可使用活疫苗接种。你应该在给 FDA 提交的申请中描述治疗疾病的步骤或者处理其他影响动物群健康事件的程序。不应该使用那些需要用血液、血液制品或从封闭动物群外的动物身上获得的组织进行治疗的动物作为源动物，你应该把这些动物移除动物群。您应该使用无菌技术和无菌设备用于所有肠胃外干预，包括疫苗接种，用药物或生物制剂治疗，静脉切开术和活检。如果封闭动物群里的动物已经接受生物制品的治疗（比如疫苗、单克隆抗体），您应该在向 FDA 递交的申请中如实记录这些治疗，同时提供说明书或标签的副本。应该用文件记录并保持那些不管出于何种原因用药物治疗动物的记录，包括药物治疗后的戒断期。应有死亡动物的处理程序（见第 III.G. 节）。

（4）饲养

应该在递交给 FDA 的申请中描述饲料、水及其他消费品的储存和运输方式。记录应包括生产厂家、批号和其他相关信息，还应在 SOP 中描述记录保持的程序。应该在个体源动物的记录中记录供给动物源饲料的内容及生产商至少两代，然后才可用于异种移植中使用的活细胞，组织或器官的来源。不应使用含有提炼或回收的哺乳动物的饲料，或对源动物显著的药物污染或农药、除草剂残留的饲料。不应使用天然的、未经灭菌的食物，如干草，以尽量减少接触有害生物或传染源的潜在风险。水的质量应有保障，以此防止动物与传染源或外来物质的接触。您可以在饲料中加入巴氏消毒的乳制品。应该给刚出生的动物喂初乳或者来自于幼崽母亲的奶，但前提是幼崽的母亲已经通过同样的程序检验符合本动物群的要求。

（5）看护人员

应该在递交给 FDA 的申请中提供动物管理人员的 SOPs，还应该包括其进入和退出程序，着装要求及所有与动物的交互，例如，喂养、喂水、训练、接种疫苗和药物等（§ 600.11）。应有按照 cGMP 规则（§ 211.25）中所述的人员培训计划。

应该定期监测与动物接触的人员的健康（见原指南参考文献 5）。应该提前确定和定制对看护人员和其他工作人员的筛选与监管程序，以最大化筛选信息，还应在 SOP 中描述该程序。对与动物接触的人员的健康监测应该包括具有底线的身体检测，并且如果有指示，对与动物源动物频繁和密切接触的个体的血清或血浆进行周期性取样和储存，对偶尔接触的人员可以进行较为宽松的监测。应该对所有看护人员采集原始样本。

3. 通过源动物设施的动物与员工交通

应该为动物的进出制订 SOP，并且应包括动物往返设施的运输方式。应该使所有进入设施的动物有明确的检疫期，以便完成任何筛选程序。用于异体移植物生产的动物的最低检疫期为 7 天（§600.11（f）（2））。但是，对于进入 SAF 的源动物，应有更长的检疫期，使其超出传染性病原体的潜伏期。应该设计一种追踪系统，对设施中的每个动物有唯一的识别功能。应该尽量减少动物和员工的进出，以避免与传染源的接触。鼓励采用"全进 / 全出"或者批处理的方法来转移合格的源动物，这是最小化传染源的感染的方法。

应该在递交给 FDA 的研究申请（例如 IND）中描述人员的交通方式，并应尽量减少传染源的传播。看护人员不应该在多个动物设施或多与一种动物的设施中工作。看护人员在一天内不应该在超过一种的独立动物群中工作，除非临时使用净化和消毒标准操作规程进行操作。

4. 个体源动物条件

（1）传染源检测

应该筛选所有个体源动物以选出在动物群条件筛选中相同的传染源。另外，应对传染源进行进一步的实验室测试，如 section V. 中所述，检测异种移植物（例如病毒共培养试验），选择合适的源动物的血液或组织样品。当新生的动物将被当作源动物时，如果由于技术问题和暂时性的困难导致实验难以实施，应该对其母亲进行试验取代新生动物试验。

如果可行，应该通过组织病理学对活体动物细胞、组织、器官或其他相关组织（如对侧肾肾脏代替肾移植物，胸部组织代替心脏移植物）进行切片检查，并采取适当的方法对传染源进行测验。应该使用严格的无菌技术执行活检，以免引入新的微生物污染物。应该按照第 III.E.3 节所述归档保存切片检查的组织。

应尽可能在一段接近收取活细胞、组织或器官的时间内进行试验，但要在使用之前可获得结果。如果距离最初的试验或源动物的活组织检查超过三个月，则应再次进行试验。

应该考虑对动物群的监测性质、时间和结果，保证个体动物能选择合适的筛选方法。

（2）检疫

在获取源动物的活细胞、组织或器官之前，应将个体源动物至少三周的检疫。依据源动物群的特征和监测、设施设计和临床指示，可适当修改检疫周期。如果检疫期需要缩短，应该在向 FDA 递交的研究申请（例如 IND）中提供证明。在检疫期间，除了对传染源的检测以外，源动物还应接受兽医的身体检查，包括全身血细胞计数、外周血涂片和粪便的寄生虫检查。

（五）获取的非人活细胞、组织或器官在生产异种
移植物中的运用

1. 采集和记录

应该在向 FDA 递交的研究试验申请（例如 IND）中具体描述从源动物获得活细胞、组织、器官的程序及设施。为了避免引入传染源，应采取适当的限定和控制程序。获取条件和筛选程序应该包括有记录的过程演示，有记录结果证明活细胞、组织、器官从源动物的成功获取，满足批放行标准，包括身份、效价（或者活性）、安全性（比如微生物无菌）。源动物麻醉剂不应对人类受体有害。关于源动物的健康记录（例如，健康状况和微生物筛查报告，批放行检测的结果，可能使用的麻醉剂）的总结应该与异种移植物相匹配，并且将其纳入受体的记录中。

SOPs 应能够快速、准确、灵敏的对个体源动物到受体的组织进行追踪。

2. 运输

应当尽可能避免源动物的运输，因为这可能会使它们陷入在封闭动物群中不会遇到的风险。因此建议在可行的情况下，尤其在源动物组织或细胞在使用前进一步加工的时候，应在运输前在动物设施处采集活细胞、组织或器官。在某些情况下，尤其当异种移植物是整个器官并用于即刻的移植时，可能就必须运输活的动物。在不得不运输的情况下，应该在运输途中保持与 SAF 同样或者更有效的隔离，来保证运输途中不会发生源动物污染。运输应该采用专门的交通工具，使源动物避免与其他动物接触，应该在向 FDA 提交的研究试验申请（例如 IND）中记录该方法。如果对关于运输或程序控制的有效性有任何疑问，应采用与新动物进入封

闭群体相当的方式检疫和再次筛选动物。

应制定和完善避免运输错误、避免污染的相关措施，并记录动物材料到病人的转移过程。应该在向 FDA 提交的研究试验申请（例如 IND）中详细描述活动物细胞，组织或器官从获取部位运输至临床异种移植部位的方法。

3. 源动物样品存档

（1）样本采集时间

如果源动物在其活细胞，组织或器官采集后处死，则应进行完整的尸检,包括全身、组织病理学和微生物学评价,应如第 III.E.3.b. 节所述获得包括产品存储部分在内的存档样本。

如果源动物在其细胞，组织或器官采集后没有被处死，则应该将从源动物采集的组织、血浆、白细胞部分存档，并且应当监测源动物的健康。

（2）样本存档和存储的条件

已存档的源动物组织和体液样本。以能够适当的保存样品应该在零下 70℃或者更低的温度下保存，或者您应该在室温下维持样品呈固体状态。《PHS 指南》（原指南参考文献 1）第 3.7.1 节建议您至少冷冻保存 10 个 0.5ml 枸橼酸钠或 EDTA 抗凝血浆的 0.5ml 等分试样至少 5 份等分的活白细胞（1×10^7 / 等分试样，用于随后分离核酸，蛋白质或用作共培养或其他组织培养测定的活细胞来源）。应该选择在低温条件下保存和存储样本，以保持细胞在存储期的生存能力（见第 III.E.3.c. 节）。应从源动物采集适宜的组织样本，用福尔马林定影，嵌入石蜡，活细胞、组织、器官在获取后低温贮藏。采集和低温贮藏的组织样本应为源动物的重要器官组织（例如，脾脏、肝、骨髓、中枢神经系统、肺）。根据异种移植物，您应该在采购产品和（或）尸检时归档其他体液，如脑脊液。如果使用哨兵动物，则还应将尸检获得的组织样本和体液归档。

（3）档案原理、持续时间和责任

《PHS 指南》（原指南参考文献 1）建议采集和低温贮藏足够数量的材料用于以下三种不同用途：

● 供 PHS 专用的样品（原指南参考文献 1）。
● 如有需要，受体在接受诊断和治疗时使用。
● 如果合适，供研发者使用。

在向 FDA 递交研究试验申请（例如，IND）中应就获取、保存存档样本列出具体的计划。《PHS 指南》（原指南参考文献 1）建议样本从获取之日起保存 50 年。应明确存档和获取样本的责任。

（4）动物群记录

应保存有关源动物和设施的记录，且这些记录要接受检查。从采集非人体活细胞、组织、器官用作异种移植物之日起，应保存该记录至少 50 年。

（5）源动物设施关闭的记录处理

如果停止操作 SAF，所有的记录和存档样本应该转移到相应的申请人那里或申请人应知晓的新的存档场所。如果企业停止运营，您应该在所申请的时间范围内保留所有记录。如果申请人为计划停止运营，应向 FDA 咨询关于记录和存档样本的处理。

（六）异基因细胞系的源动物史

可以建立来自动物的细胞系并用于异种移植物的生产。您应该在向 FDA 提交的研究试验申请（例如 IND）中列出细胞系的历史渊源。需注意的是，如果细胞系史很长，不需要总是包括关于上述源动物及源动物设施的所有具体信息。然而，它应至少包括衍生的物种和组织。应该尽可能列出这些信息，比如，源动物的年龄和性别，传代实验室，传代日期以及细胞系的直接供体等信息。如果细胞系史较短（如不到 1 年），则其还应该包括源动物或动物群的饲养及健康状态的描述。细胞系史还应包括用于体内传代的饲养细胞或动物的信息，如果这些技术用于开发细胞系。关于任何在得到或保持细胞系中用到的动物产品的商业来源或原产国信息都应包含在细胞系史当中。您应该按照第 V 部分所述描述和测试终产品。您也可以查阅《细胞系用于生产生物制品的建议》（原指南参考文献 25）来获得在对生产厂家在细胞系生产、识别和描述的相关建议。更多信息见《ICH 指南》（原指南参考文献 32 和 33）中找到。

FDA 从 2001 年 8 月 9 日就已经开始考虑关于如何将本指南与人类胚胎干细胞（hES）细胞系相结合的问题。hES 细胞系利用了小鼠支线层细胞，因此满足本指南与《PHS 指南》中提到的关于异种移植的定义。FDA 已经针对 hES 细胞系中某些衍生物进行了几次会议。FDA 不认为异种移植的相关规定会妨碍 hES 细胞系的应用。对于希望在临床试验中研究来自现有 hES 细胞系的干细胞产物的申请人来说，可能有必要向 FDA 证明，hES 细胞系不含传染源，包括小鼠传染性病原体。鉴于目前的技术，申请人应该能够在没有过多压力的情况下做到这一点。例如，发起人没有必要提供给 FDA 完整的动物饲养信息。如果计划在鼠饲养细胞层上继续扩增，FDA 可能会要求发起人证明获得鼠饲养细胞层的鼠群的安全性（见原指南的第Ⅲ节和《PHS 指南：关于异种移植中的传染病问题》的第 3 节（原指南参考文献 1））。同样的建议适用于其他异种移植物，包括具有与非人动物细胞共培养史的人细胞的其他异种移植物。

（七）动物的处置和副产品的使用

有必要提前规划对源动物的最终处理，包括那些基因信息插入失败的动物和饲养用作生产异种移植物的哨兵动物，尤其是用来生产饲料的动物物种。可依据本条款在饲料中掺入这些动物。通常来说，不应该使用这些动物作为人类食物的来源，比如牛奶、肉或其他动物的食物成分。不应该把这些动物当作宠物或饲养动物，因为它们有可能直接或间接进入食物链。应该按照联邦法、州法和地方要求，采用与医疗废物相同的处理方式处置源动物。

可能存在罕见的情况：来源于异种移植设施的动物在处理后用作人类食用或饲料原料被认为是安全的。希望将动物用作此用途或者具有关于食品安全性问题，应该首先咨询 FDA 的兽药中心。CBER 将食品安全问题从发起人转交 CVM，或者发起人可以直接联系 CVM 通过 Division of Compliance, HFV–235, FDA, Center for Veterinary Medicine, 7500 Standish Place, Rockville, MD 20855, 301–827–0181。

四、异种移植物的特征

（一）概述

一般来说，应该测试异种移植物的安全性、同一性、纯度和效价。21 CFR Part 610 描述了不同种类生物制品许可要求的试验类型。应该在产品开发的研究阶段进行类似的试验。我们将在本文件第 V 节中更详细地讨论关于安全性测试的方法，包括传染源试验、内毒素试验。同一性和效价的试验将取决于于产品自身。纯度试验应该包括内毒素或热原测试，对某些异种移植物来说应包括对异种移植物的细胞计数措施。有关本节的进一步指导，请参见原指南参考文献 6，31，32 和 33。

关于微生物试验的更多信息见本文件的第 V 节。关于微生物测试的其他建议和评论见本文件 section V 。

（二）对异种移植物分类的思考

1. 从源动物采集后立即使用的异种移植物

当异种移植物从源动物采集后立即移植使用时，终产品有可能不会通过所有检测，且在使用之前可能得不到可靠的结果。然而，您应该使用器官的活组织切片或相关的替代品（比如，毗邻的组织或者对侧器官）来对异种移植物进行测试。安全性分析应该包括真菌和细菌的无菌性试验，支原体和病毒试验。您还应该对内毒素和热原进行检测。尽管我们知道到这些试验结果在移植之前可能无法得出，但仍然应该完成试验并记录结果。适当时，您可以使用组织学原理对存档或异种移植物的活检进行记录，以记录产品的身份。

2. 保存或处理异种移植物

对于离体保存、处理或扩增的活异种细胞或组织，除了安全性试验，还应进行额外的试验以检测其同一性，纯度和效价。尽可能在异种移植之前获取这些试验的结果，并用于批放行。您还应该把这些相同的产品的检测步骤应用于那些由与非人来源的细胞或组织进行过体外接触（例如，通过共同培养）的人细胞组成的异种移植物中。

（1）安全性

我们讨论了细菌和真菌的无菌试验，支原体检测试验和病毒检测试验，这些通常都被视作安全性试验，详见本文件 section V。

（2）同一性

应该制定一种来评价异种移植物的活性成分的方法。这可以包括使用免疫学，免疫组织学或生物化学细胞标志物鉴定相关的细胞或组织类型。在某些情况下，可以采用组织学评价。根据生产流程，可能需要进行最终产品的物种验证和血缘认证，例如，当 SAF 处理多于一种动物菌株或物种时。

（3）纯度

如果终产品是异质异种移植物，即同一组织具有几种不同类型的细胞，或者其在含有在组织解剖，细胞加工或离体培养过程中可能不完全去除外来组织或细胞，这时测定细胞的纯度就显得尤其重要。应制定一套定量的方法来评估活性细胞群的存在以及在终产品中的污染细胞数。例如，可以通过形态学、组织学、分子遗传学、生物化学、免疫细胞化学技术来识别污染细胞和（或）其产物。对由与非人来源的细胞、组织有过体外接触的人体细胞构成的异种移植物来说，应该通过定量的试验方法来评估终产品中非人体细胞的存在。应该对纯度试验进行验证。纯度试验对生产产品的一致性来说是重要的。如果可能，应该使用这些测试结果作为批放行标准。在终产品为单一或几种类型的纯化细胞群（例如，建立的细胞系）的情况下，仍要测试产物的纯度，并且制定试验方法来进行细胞同一性测试。

应该测量终产品的内毒素水平，结果符合批放行标准。我们在文中也讨论了传染源的内毒素检测方法（section V.C.3.）

（4）效价

应该制定效价的检测方法，以此来衡量和反映终产品的预期生物活性。例如，效价试验能衡量异种移植物生产的生物活性分子，如细胞因子、激素、神经传导物质。如有需要，效价的测定方法要随着产品的不断开发而制定。此外，您应测定细胞活性，并将结果用于批放行。

五、异种移植物的微生物试验

（一）概述

1. 框架

指导性文件的这一部分为异种移植物的微生物检验提供了一般性的框架。我们对某些特殊情况下的试验和传染源作出建议。然而，我们鼓励发起人考虑所有可用的潜在病原体和检测方法的最新信息，以此来评估其系统，进行实验以鉴定潜在的传染性病原体，其检测方法的提出和验证应与 CBER 讨论。在研究的初始阶段，除了标准无菌试验，所有试验的完整验证可能不是必需的。然而，你应该尽可能对用来检测传染源的所有程序建立评价其特异性、灵敏性和重现性方法。

2. 一般生物制品标准
对生物制品的传染源试验的一般标准见 21 CFR Part 610（原指南参考文献 6，7，25，32 和 33）。

也可以就这些问题查阅其他的指南，在《PHS 指南》section 3.3（原指南参考文献 1）就有提到关于异种移植的问题。

3. 传染源的灭活或清除
在任何可能的时候，只要不影响异种移植物的完整性和有效性，鼓励针对外来病原体、传染源或其他进入生产车间的微生污染物制定和实施已经过验证的程序。

4. 存档
应该按照需要的那样将所有最终异种移植物（如细胞、组织或活检器官）进行低温贮藏和存档，以做进一步试验，不管它们是新鲜获取的还是来自于体外培养。例如，在某些情况下，如果异种移植物是一个完整的器官，存档相关替代样品（如毗邻组织或对侧器官）的做法是可以接受的。如果终产品是由人体细胞组成的，那么应该将与活的非人体细胞、组织、器官有过体外接触的组织、器官存档，如同动物源样本（见 section III.E.3.c.）。应该获取、低温贮藏足够数量的异种移植物及其复制品以用于以下三种不同的用途：

●供 PHS 专用的样品（原指南参考文献 1）。

●如有需要，受体在接受诊断和治疗时使用。

●如果合适，供研发者使用。

应该在向 FDA 提交的研究试验申请（例如，IND）中制定关于如何获取和贮藏存档样本的具体计划。应该从异种移植物生产之日起保存样本 50 年。你应该清楚的描述存档和访问标本的责任。您应该从异种移植产品的制造时间起存储样品 50 年。 应明确存档和获取样本的责任。

5. 如果企业停止运行，申请人应该在所要求的时间内保持所有样本及相关记录。

（二）对异种移植物分类的思考

1. 从源动物采集后立即使用的异种移植物

当异种移植物从源动物采集后立即移植使用时，如：异种移植整个器官，在临床使用之前可能无法获得异种移植物的测试结果。在这种情况下，源动物本身的试验应尽可能全部进行。即使在使用异种移植产品之前不能获得结果，也保证对从异种移植物或相关生物学替代物（例如，毗邻组织或对侧器官）获取的样品进行测试，因为结果可能利于患者管理或发展发展科学数据库（另见section IV.B.1.）。

2. 异种移植物的保存或处理

对于离体保存、处理或扩增的异种细胞或组织，在异种移植之前，应该完成或者至少开展对传染源的试验。如果细胞或组织保持在培养状态，应验证细胞培养过程及所用试剂，以保证能够保持无菌环境，包括异源传染性病原体或其他细胞培养外来因子的检测。应该在培养期间定期的进行检测。每一个时间点并不需要开展所有试验，但是应将其作为申请文件的一部分提供给 FDA，并用科学的基本原理来证明在每一个指定的时间所选择的试验。例如，可以测试样品：

（1）在体外培养的起始时期。

（2）在低温贮藏之前（如果作为生产中需要的话）。

（3）若在培养时期，则尽可能晚些，以保证在产品使用之前能得到可靠的终结果。

（4）在临床使用两到三天前。

（5）在获得终产品时，尽管其结果在临床使用前不是很可靠。

3. 异种移植物 / 设备组合产品

在某些生物 / 设备组合产品中，物理屏障也许可以将异基因成分从体液或人体组织中分离出来，然后阻止或减少某些种类传染源的传播。如果要提出或暗示此类要求，或者如果使用物理屏障来代替某些其他预防措施以降低传播风险，则应将其作为向 FDA 递交的研究试验申请（例如 IND）的一部分，验证结果应能证明可以阻止某些特定传染源的传播，并保持设备 / 隔离的完整性。关于此项研究的设计的具体指导，参见原指南参考文献 33。例如，如果这些要求在患者知情同意文件中予以说明，您应该在向 FDA 递交的申请中提供这些研究的结果；如果声明需要在销售时使用，您应该在申请市场准入时中提供这些数据。这些研究的设计应考虑以下参数：

（1）异种移植物 / 设备组合产品正常生理使用的条件，以及组合在遭受物理、生物应力影响下的条件。

（2）异种移植物中具有代表性的传染源的使用。在选择致病原时要考虑其尺寸及适应性。

（3）可以证明隔离的物理特性（即病毒的渗透性，或其他具有不同特性的粒子，比如尺寸、电性、疏水性、形状等）的致病原的使用。

若没有从这些研究中获得支持数据，则没有理由认为具有物理隔离的异种移植物对人类存在的传染风险比不具有隔离的异种移植物小。

（三）检测传染源的试验设计

1. 概述

试验的选择会根据动物源的变化而改变，包括物种、应变能力、地理起源、组织类型、使用前组织的处理、计划用途或临床指示。您应该特别考虑已知传染源的动物及已知会引起人畜共患病的传染源。应该将列出要进行试验检测的传染源清单，用来确定个体源动物的资格。我们鼓励与 CBER 讨论。你向 FDA 提交的申请中应该包括用以证明检测传染源使用的方法具有特异性、灵敏性、重现性的数据。

2. 细菌、真菌、支原体试验

您可以在 21 CFR Part 610 中找到许可生物制剂中用于检测细菌，真菌和支原体多种方法的标准。你在产品开发期间可以选择替代的方法，但这些方法的敏感性、特异性、重现性应有数据支撑。对于异种移植产品，您应该使用与源动物物种、地理来源及所使用的细胞、组织或器官相适应的传染源来获取此类数据。您应该将这些数据作为 FDA 研究试验申请（例如，IND）的一部分。

除了测试终产品在生物体的可行性，你应该在所有最终的异种移植物中选取合适的样品进行革兰染色。在产品用于人体之前应该获得有效的染色结果，您应将革兰染色阴性作为批放行的标准。

3. 内毒素试验

在产品开发阶段，可以按照授权产品所述用细菌内毒素试验来代替家兔法（§ 610.13（b））。应该描述内毒素试验的类型，并在申请中注明其特异性和灵敏性。如果您打算在许可后使用细菌内毒素试验来代替家兔法，则应该在申请许可时或之前证明其与指定的异种移植物的热原检测等价（§ 610.9）。

由于可以在几小时内进行内毒素测定，应该选择并对最终产品进行适当的测定。在用于异种移植产品之前应该得到有效结果，此时异种移植物已经进行了培养、保存、处理多个小时。你应该按照规范来使用这些结果作为批放行依据。有关内毒素测定的更多指导，请参阅 1987 年 12 月的《关于鲎变形溶解实验作为人体、动物注射用药、生物制品、医疗设施终产品的内毒素实验验证的指导》（见原指南参考文献 7）。

4. 病毒

（1）培养试验

您应该通过与一组合适的指示细胞共通培养（以扩增潜在的病毒污染物）来测试用于异种移植（新鲜或培养）的异种细胞。在本法中使用的细胞组应包括代表源动物物种的细胞系，代表用于制造异种移植产物的动物组织类型的细胞系，以及人细胞系。想要获得更多指导请参阅《用于生产生物制品的细胞系的特性的思考》（原指南参考文献 25）。该参考文献尤其提供了关于啮齿类动物异种移植产品在病毒性的外来传染源方面的信息。您可以在《源于人体或动物细胞系的生物技术产品的 Q5A 病毒安全性评估》9/24/98（原指南参考文献 33）中获取更多的信息。如果可能，您也应该将被操作的和（或）未被操作的源动物细胞和受体细胞共同培养，比如外周血细胞。应该定期观察共培养物的 CPE，集落形成，RT 活性，细胞生长的变化或其他意外的变化。我们建议通过电子显微镜将共培养物可视化，以此来观测它们形态学的改变或识别某些病毒。您应该尝试使用免疫分析法、PCR 或病毒特异性探针的方法来鉴别任何检测到的病毒。在培养期结束的时候，您应该用三种不同种类的红细胞来测试培养物的血细胞凝集和血液吸附（原指南参考文献 25）。如果想要描绘已发现病毒的特征就需要做出额外的努力，这种病毒有可能是新型的，也有可能至今没有合适的专一性探针可以探测到。

应该根据已有数据确定批放行标准。您应该使用这些标准来放行异种移植物，并在异种移植物用于人体之前可以获得结果，比如可以被低温贮藏的产品。对那些在体外操作的细胞，如果时间允许，应该在培养或操作期间开展病毒试验，以使得产品在用于人体受体之前得到可靠的结果。如果在使用之前不能获得结果，那么应该证明试验步骤的合理性，并在人体试验开始之前获得终产品具有代表性批次的试验数据。

（2）潜伏病毒的激活

应该对已知发生在潜伏期的病毒的检测加以特别考虑。具有长时间临床潜伏期的病毒的传播是值得关注的，因为这些病毒在受体与受体的接触中有可能传播却不表现出疾病的症状或迹象。单独或组合的免疫抑制或移植，都有可能激活潜伏病毒（原指南参考文献 42）。细胞在体外的操作或培养也可能会激活潜伏病毒（参见原指南参考文献 43 和 44）。

哪种实验最适合发现动物细胞、组织、器官中的潜伏病毒取决于所讨论的组织的类型及病毒。例如那些用来监测病毒活性的试验对异种移植物同样适用，包括以下几点：

● 内源性逆转录病毒的表达通过在体外培养实现，或者通过碘苷、含脱甲基的试剂（如 5- 硫唑嘌呤 – 胞嘧啶核苷）的处理诱导其表达。

● 被单纯疱疹病毒感染的神经节体外培养，导致传染性病毒的产生（原指南参考文献 38）。

在某些情况下，阳性结果不一定意味着这些组织禁止使用（见 section V.C.4.d. 关于含猪内源性逆转录病毒的异种移植物的信息），但是所得的病毒的识别和特征描述可能会提供有用的信息，用于检测异种移植物受体有激活病毒的存在（见 section VIII.F.3.）。

应该在使用异种移植物之前尝试评估其处理或临床应用激活潜伏病毒的可能性。

（3）检测病毒的体内试验方法

对不能通过体外培养方法检测到的病毒，应该开展体内试验来对异种移植物进行检测。例如，很多血清型的科萨奇 A 病毒仅在接种新生小鼠时才可以检测到（原指南参考文献 38）。因此，我们建议如果没有可靠的体外试验方法，那么应该采取适宜的体内试验（见《用于生产生物制品的细胞系的特性的思考》，原指南参考文献 25 和《源于人体或动物细胞系的生物技术产品的 Q5A 病毒安全性评估》，9/24/98，原指南参考文献 33）。某些体内试验，如抗体生产法，可能特别适用于啮齿动物病毒检测（原指南参考文献 25 和 33）。

（4）适合检测猪内源性逆转录病毒（PERV）的试验方法

所有来源于猪的活细胞、组织、器官在它们的基因组中都包含了猪内源性逆转录病毒的序列（原指南参考文献 39）。已经证明，在某些情况下，在一些主要的猪细胞中，这些序列得到表达，导致传染性逆转录病毒的生成（原指南参考文献 40，41，43 和 44）。已有数据显示，PERV 会体外感染人体细胞系（原指南参考文献 43，44 和 45），我们建议所有来源于猪的异种移植物都应该采取合适的试验方法来评估，以免传染性逆转录病毒的产生。应该评估每个异种移植物的几个批次。每一次发生重大的生产变革，比如使用新的产品来源或采购方法，应该重复检测感染性 PERV。应该通过与适宜的指示细胞（以增强传染性逆转录病毒的信号）共同培养来检测异种移植物（例如，异种移植物的新鲜样品或相关替代组织，如毗邻组织或对侧器官或培养的异种细胞）。已经被证实可用于 PERV 复制的指示细胞包括：人胚胎肾细胞系 293（美国典型培养物保藏中心（ATCC CRL-1573），貂肺成纤维细胞（ATCC CCL-64），某些猫科动物细胞系（如 PG-4，ATCC CRL-2032）和猪睾丸细胞系 ST（ATCC CRL-1746））。你应该选择至少一种以上的这些细胞系用于初步分析猪异种移植物或适宜的相关替代组织。在共培养至少 30 天或者经过 10 个细胞传代周期以后，您应该分析 PERV 从猪细胞到指示细胞的转移，可以采用优化的 RT 实验方法，或者使用猪内源性病毒专一性的引物通过 PCR 的方法来扩大逆转录病毒 RNA、细胞 RNA 的信号（原指南参考文献 43，44 和 45）。有证据证实病毒的产生不一定会导致异种移植物不适用于临床应用。相反，应该向 CBER 讨论，继续对病毒进行进一步的描述，以确保有合适的试剂可以对受体进行随访（section VIII.F.）。其中更多特征描述包括对感染最敏感的细胞基质的分析，这通过异种移植物中存在的特殊 PERV 菌株实现，还包括了对由异种移植物产生的传染性病毒的序列分析。这些步骤将会提供重要的信息，促进诊断工具的发展，来完善证明受体感染的随访方案（section VIII.F.）。

六、对异种移植产品获取和加工的有关制造与流程的 GMP 思考

（一）概述

在异种移植产品的获取和（或）生产过程中，应该使用专门的设备来将已获取和（或）生产的异种移植细胞、组织、器官污染的风险降到最低，并且将这些细胞、组织、器官之间的交叉感染风险也降到最低。

对于研究性试验的申请者，在研究期间，随着临床研究向提交市场准入申请（例如 BLA）的进展，应该逐步进行本节中描述的验证活动。例外的是保证无菌验证，应该在启动临床试验前完成。生产过程控制应遵守 cGMP 法规（21 CFR Parts 210 and 211）。IND 法规（21 CFR 312.23（a）（7））允许在发展阶段酌情引入一些控制措施。

（二）污染或交叉污染的预防

应该采取预防措施以防止异种移植细胞或组织在获取、操作过程中的污染和交叉污染。您应该考虑以下几点：

- 进出设施的人员、动物、物流、废物流。
- 有目的的空气洁净级别分类。
- 使用的清洁剂和消毒剂，以及它们在有关设施隔离、降低病毒及其他潜在传染源风险有效性的描述。
- 环境管理和净化工程。

（1）流动性

应设计设施使人员、动物、物料、产品和废物流入及流出时"干净的"和"脏的"不会混合在一起。理想情况下，流动应该是单向的，使得人员、动物、物料和产品单独进入及退出。使用这种设计，废物将仅通过指定的气闸、通道、高压灭菌锅排出。或者，可以在程序和（或）时间上完成活动的隔离。在此情况下，应特别注意防止污染或交叉污染。例如，应该有更严格的清洁和消毒计划，尤其要注意的是将动物转移到移植物采集区（即手术室）。应该确保动物从动物设施中以合适的方式准备，排除了潜在的表面污染风险。

（2）清洁剂和消毒剂

应该证明用于清洁和消毒的试剂在设备表面起作用，同时在采集、加工区域的表面也起作用，它们对设施隔离、降低病毒及其他潜在污染原风险是有效的。应该建立清洁计划，用于维持与指定区域的活动有关的可接受控制。我们希望证明所使用的试剂有效性验证将随着试验进展到提交市场准入申请（例如 BLA）而进行。

（3）环境管理

您应该根据所涉及的生产过程的关键性，为采集、加工区域的环境管理建立相关规程。

您应该进行悬浮粒子监测，以验证采集和加工区域的空气洁净度级别（参见 section VI.C.1. 推荐的空气洁净度等级）。该验证应该涵盖采集区域的层流区和加工区域的生物安全柜（原指南参考文献 8）。初始验证后，您应该按照既定的时间间隔进行悬浮粒子监测，以证明空气洁净度级别达标。

可以运用多种技术监控存活颗粒，比如微生物。在采集、加工期间，沉降版的使用（不可以定量）提供了保证，确保环境的质量不会受到影响。随着临床试验向递交上市申请的方向发展，应该建立定量的方法。应该对表面进行监控，包括那些人员所从事的生产活动，使用接触板或棉签来演示清洗方案的持续有效性，并保持人员的无菌操作。我们建议直接从事采集、加工过程的人员应该按照每一项活动的严格要求被监管（例如手术，无菌手术）。另外，你可以随机选取样品进行细胞扩张实验。

（4）转换程序

应该建立、跟踪、记录转换程序，设计这些程序的目的是防止异种移植物之间的污染。这些程序应该包括所有来自手术室、细胞处理中心或清洁与卫生处理中心的物料、废物的清洁。另外，如果很多异基因细胞、组织在同一时间处理，应该由相应的隔离措施。对处理容器（如，组织培养瓶）进行适当的标签以及对设备或部分设备（如，培养架）进行标记都是较好的实例。应特别关注用于加工过程的离心机是否会引起交叉感染。我们建议一批异基因细胞或组织在同一时间离心。如果可能，应该证明离心管的完整性或者所用系统的封闭性。你应该在各批次操作之间充分清洁离心机。

（三）验证和确认

如前所述，验证和确认工作应该随着临床试验的进展而不断推进。至少，我们希望保证系统和设施按照需要的那样运作。应该提交验证方案和数据总结给 FDA，作为正在进行的临床试验文件（例如，IND）的一部分。

1. 空气处理系统

加热、通风及空调（HVAC）系统应该能够为异种移植物的采集、加工提供可靠的空气质量。 可以在操作台上方使用层流，以便在采集期间提供高品质的空气。在加工期间，可以采用生物安全柜来保持无菌条件。我们希望该种设备能够在最严格的加工程序中生产达到 100 级的要求，尽管我们知道这些保持这些条件在采集期间可能很困难。至少，100 级的层流单元和（或）生物安全柜的背景环境应该达到 100000 级。随着不断的推进，关键 100 级程序加工区域背景应满足 10000 级条件。

这些系统和单元的验证应该包括空气变化和压差的核实以及预期清洁水平的实现（section VI.B.3.）。对高效空气过滤器的检测应该强调完整性和有效性。

常规的环境监测（见 section VI.B.3.）、压差检测和高效空气过滤器的再确认应该能够证明可以保持预期的条件。

2. 水
我们希望用来配制关键试剂或者用于重要清洁目的（比如，在采集和加工过程中设备和表面部分）的水，都要符合美国药典（USP）第XXIV版《注射用水（WFI）》（原指南参考文献9）的要求。如果要购买 WFI，应该开展多项专门实验并验证打开容器的保留时间。如果在工厂生产 WFI，则应正确验证并定期监控系统，以确保能够持续保证其质量。

3. 设备
应该适当的调整和限制设备在异基因细胞、组织的采集、加工过程中的使用。然后，您应该对温控设备（比如，冰箱 / 冷冻机和培养箱）进行例行的监控，以确保合适的条件。供给培养箱用于细胞扩增的二氧化碳应该进行 $0.2\,\mu m$ 的过滤，来将污染的风险降到最低。如果使用了水浴，应该对水质进行维护。这可能包括加入新的试剂来控制污染。

4. 无菌处理
通常来讲，异基因细胞、组织的操作或扩张是一个完全无菌的过程，也就是说，产品不需要最终的无菌过滤。为了验证该过程，你应该使用培养基填充（替代产品的介质）来证明无菌条件是可以一直保持的。从临床研究的一开始就需要保证终产品的无菌性

（原指南参考文献 10）。应该对履行这些职责的员工进行充分的培训和管理，以确保在正常生产过程中能够持续满足这些要求。

所有与产品相关的设备在进行细胞、组织操作时都应无菌、无热原。在可能的情况下，可以使用一次性实验用品（比如，烧瓶）。用于终产品的容器和瓶塞的无菌性及无热原性是极其重要的。对将要灭菌的设备和成分，应该证明高压灭菌锅能够提供可接受的无菌保证水平。至少应该建立和遵循基本的负载配置，还应该将生物指示剂放在每个负载内，以验证致死率。随着研究的进展，希望对所有的无菌性 / 无热原性进行正式验证。

5. 工艺验证

最终，在拿到许可证或得到生产批准之前，您应该验证用于生产产品的所有关键程序。之前我们定义了工艺验证（原指南参考文献 11）。我们希望进行的工艺验证应该是前瞻性和全面性的，除了用以证明病毒清除（去除 / 灭活）的研究。实验室研究或许可以帮助建立适当的操作与过程参数，也可能用来支持正式研究。我们希望许可证申请中有关验证方案及其摘要方面的信息能够包含来自实际操作产生的数据。

七、异种移植的临床前注意事项

（一）概述

本节为异种移植物用于临床试验之前的临床前测试提供了一个一般性框架。您还可以将由 ICH 提出的有关生物技术药物的一般性原则应用到这些产品当中（原指南参考文献 34）。通常，支持治疗性药物的安全性研究应该着眼于对人体生理病理状态（即活性）的预期改变，以及对宿主系统的非预期作用（即毒性）。这些研究用于评估临床风险，并构成 FDA 申请（如 IND）的重要部分。临床前研究对获悉安全性问题是非重要的，因为出于伦理或实际原因，在人体受体中是不能直接评估这些安全性问题的。因此，您应该设计强有力的临床前安全性研究计划，并参考有关急性、慢性药物安全性的 ICH 指导文件（http : //www.ich.org/ich5.html under "ICH Safety" [S1–S5] or "Joint Safety/Efficacy" [M] headings）。在旨在支持异种移植物安全性的临床前研究的设计中应该特别注意考虑以下几点：

（1）异种移植物的动物源。

（2）组织与其人类同源物的解剖学和生理学相似性。

（3）异种移植物功能的测定。

（4）动物模型体系。

（5）设备部件的完整性（如果使用了该设备）。

（6）剂量水平（基于组织质量和药理学 / 代谢活性或生物活性分子的释放动力学）。

（7）给药途径（植入 / 注射位点，体外使用）。

（8）研究的持续时间（与人体的潜在接触有关）。

（9）源动物和宿主免疫系统之间的反应。

（10）种间外推（即受体的分泌蛋白 / 激素的跨物种活动）。

（11）设备的生物相容性。

因为临床前动物和体外研究的主要目的是确定潜在的临床风险因素，这些评估应该着重于检测物质、给药途径、给药方案中最大化动物和人体测试方法之间的相似性。人体异种移植的动物模型应该利用异种移植系统来评估用于人体的细胞、组织、器官类型，还应该利用临床相关的免疫抑制疗法。需要严格设计临床前项目，以确保临床前研究和临床研究设计的可比性，并且这对于规划临床试验项目十分重要，包括选择适当的临床指示剂、出入标准、受体监测方案、剂量、伴随治疗以及为潜在的风险承担者提供建议（知情同意书）。

（二）与传染源有关的事项

因为传染源的传播是致病的、潜在的，或者即使在正常动物宿主体内不是致病的，也有可能在免疫抑制的病人体内造成严重的疾病，应该考虑异种移植物携带的微生物的威胁，以及在临床前研究的设计中受体所处的免疫状态。另外，临床前研究的设计应该包括：

（1）对动物悉心的兽医管理，注意感染的每一个早期症状。

（2）分析死亡率原因所需的程序（使用适当的血清学或免疫组织化学鉴定病原体）。

为了防止可见的或潜在的传染源的传播，应该对动物采取合适的预防措施，必要时候对它们进行隔离。在免疫抑制治疗中动物模型中可能发生因为感染导致的死亡，因为免疫抑制治疗会设置比在人体中应用更为严苛的条件，以便获得避免异种移植活细胞、组织、器官的抑制的概念验证数据。因此，识别死亡原因的数据可以帮助解释人体风险，可能有助于改进动物实验模型，并且可以鉴定源动物中的致病性传染源。异种移植的动物模型在探索这些问题时由于跨物种传染性信息外推的不确定性而受限。例如，动物甚至灵长类物种没有感染的数据不足以确保人类不会对由异种移植物带来的感染敏感。

对动物免疫抑制剂方案的改进的更多了解可能来自对宿主抵抗力的评估。您可以通过评估宿主对多种病原体（包括可能包含在异种移植物中的病原体）的抵抗力来推测其免疫能力。

（三）异种移植物和宿主的相互作用

1. 免疫排斥反应

应该评估动物模型中异基因细胞、组织、器官的存活率，并注意以下几点：

（1）识别免疫或炎症细胞侵入异种移植物或在其他隔室，比如血液和脑脊液。

（2）异种移植物纤维化包封，比如导致功能受损或异种移植物的缺损。

（3）异种移植物坏死。

（4）任何移植物抗宿主病（GVHD）的证据。

（5）旨在减少排斥或炎症反应的分隔或隔离的体内功能和耐久性。

（6）对于异种移植物的移植位点和性质的特殊关注。

（7）如果与特定的异种移植物相关，那么受体排斥该产品的可能性就会倾向于排斥后来的异种移植物或同种异体移植物。

2. 免疫抑制

在异种移植用于免疫抑制宿主的临床前动物研究中，可能会发现更多问题，比如临床药物学、毒理学和免疫学相关性的问题。有必要考虑宿主和源物种是如何处理免疫抑制药物的（例如，肾毒性药物是通过肝酶代谢的），但存在种内的代谢差异。免疫抑制药物通常具有严格的治疗指数，以使得药代动力学和新陈代谢可以显著影响药物在宿主或者异种移植物中的活性和（或）毒性。您应该尝试描述由异种移植物的免疫抑制剂产生的毒性。

您应该酌情考虑和研究免疫抑制对源物种异基因活细胞、组织、器官中免疫抑制的相关活性，因为选择性抑制宿主免疫的免疫抑制治疗可能会导致 GVHD。以上可能发生在异种移植物有意或无意含有免疫活性细胞的情况下。

3. 免疫抑制宿主中的致癌性

另外，异种移植物可能具有潜在的致癌性，可能是由细胞生长规律改变或宿主的免疫抑制引起的，这是一个重要的问题（参见 section VII.E.）。

4. 生物活性分子的跨物种相容性

对于旨在进行产品合成和提供生物活性分子（如细胞因子或激素）

的异种移植物，你应该提供给 FDA 临床前试验的数据，这些数据表明产生的分子在人体内可以被激活。解决这个问题的试验应该评估浓度—响应值相互关系。您应该在体外开展实验，和（或）在体内建立合适的临床前模型。

即使异种移植物由单一细胞类型组成，其也可能分泌可能改变宿主正常生理状态的非预期分子。而且，宿主物质可能会影响移植物发挥功能。因此，临床前模型应评估受体的整体健康状况（即临床症状、表面病理学特征和组织病理学）以及异种移植物的活性标记。您可以使用毒性和活性的组合研究来评估异种移植物的潜在疗法和基本功能。在一些例子中，对异种移植物进行定期活组织切片也是一种潜在的有效工具用于评估产品和宿主免疫反应的组织病理学状态，尤其是当与临床化学联合进行评估时。您也可以进行对照实验来测试取自解剖位点的异基因活细胞、组织、器官的体内效应，这不同于采购的治疗性异种移植物的体内效应，但是其对缺乏治疗性细胞、组织和预期的药理活性的评价（请注意，本建议还涉及异种移植产品的异构体，如 section VII.D.2. 所述）。

5. 异基因细胞的迁移

来自异种移植物的细胞可能在宿主内迁移，因此存在对来自于游离的生物活性分子或非预期的解剖障碍的不良反应的临床担忧。对不完全分化的细胞更是如此（参见 section VII.D.3. ）。这也可以在动物中采用组织病理学评估，或者与改进技术联合使用（如荧光染色和（或）跨物种抗体）或者更灵敏的技术（如 PCR ）。

（四）对异构异种移植物使用的思考

应该将以下原则运用到异构化异种移植物的临床前研究的发展中，目的是评估可能发生的不良反应。异种移植物如果满足以下几点，其可能是异构的：

● 组织或器官拥有多种细胞。
● 包含外部组织或细胞的细胞植入，这可能是组织解剖的不完全去除或存在于离体短期培养物中。

1. 异构化异种移植物结构细胞类型的描述

应用到临床前研究中用于异种移植物的采集、分离、激活或扩增的步骤应该模仿临床试验的步骤，应该描述被测试产品的细胞类型。见 section IV.B.2.c. 关于评估异构化异种移植物纯度的建议。

2. 分泌生物活性分子的异种移植物

存在于异种移植物中的非特异性细胞或组织可产生具有非预期活性的生物活性分子。应该开展实验（无论是通过异种移植物的预期或是外来细胞类型）来鉴别具有潜在生物意义并且适合于异种移植产物（例如，神经递质，激素，细胞因子）的生物活性物质。例如，您可以在体外保持和培养准备移植的组织样品，取上清液测试其活性或相关生物活性物质。您应该查阅 ICH 指南关于生物技术临床前安全性评估的指导性文件（原指南参考文献 34），以获得关于这些研究的更多指导。

除了体外评估，您还应该在适当的动物模型中评估异构化异种移植物（关于本专题的其他讨论，见 section VII.C.4.）。

3. 异构异种移植物的分化

来自胚胎动物源的异种移植物，去分化的细胞、组织或体外扩增的细胞可能组成关于细胞成熟的异构种群。异构化程度依赖于获得的异种移植物细胞、组织的类型,获取组织的胚胎发育期和（或）

培养时间。对于这些产品，临床前研究应该比较最初移植的活细胞类型和随后在异种移植物中存在的细胞类型。这种比较可能需要连续牺牲组或进行活组织检查的临床前研究。诸如免疫组织染色、台盼蓝拒染法、生物分析或 PCR 这样的技术在鉴别异构细胞分化时是很有用的。您应该建立模型来评估分化对异种移植物的使用及功能方面的影响，比如，生物活性分子的释放或分泌的测量，包括那些可能产生但不是用于提高异种移植物疗效的。随着时间的推移，活性移植物为了反应、适应和维持宿主环境的功能完整而随着时间改变。因此，您可以随时间监控细胞存活性、形态学特征和功能终点，来指导临床监测方案的发展。

（五）用于移植的异种移植物体外和体内致癌模型

致癌性检测是某些异种移植物的临床前检测的重要环节，例如离体操作的那些。有关本专题的进一步指导，请参见原指南参考文献 6，25 和 34。

由于各种因素，例如转基因操作，内源性病毒，体外培养和宿主的免疫抑制，异种移植产物在新物种中可能是致癌的。因此，对于用于植入的异种移植物，您应该考虑在体内和体外评估其致癌性。

1. 存在多种模型可用于体内检测致癌性。免疫挑战作用、免疫抑制药物以及与某些传染源的接触是临床前安全性评估的主要关注点。临床前实验应该包括长时间的仔细评估对照、肿瘤生长速度、肿瘤发生率和类型、发生位置及肿瘤出现的时间。这些都应该使用组织病理学评估来作为主要终点。

2. 可能可以通过软培养基中菌落的形成和在器官培养物的生长进

行致癌性的体外试验，特别是对于细胞系。这些试验可能会提供关于细胞系的稳定性或异常特性方面的信息，其可能可以代替动物试验，如果您能证明两者灵敏度相同。

3. 对由体外扩增细胞组成的异种移植物，细胞生长模式、形态学或生长因子依赖性的改变暗示着转化的发生，并需要更严格的调查。

（六）异种移植物和设备的组合

许多用来治疗的产品都是异种移植物和设备的结合，要么植入体内，要么用于体外。之前 section Ⅶ 所述内容适用于这些产品。这些产品还需要对设备组件的生物反应性和生物相容性进行进一步的临床前检测。临床前试验通常包括设备的特征描述，但是其目的是用于人体，而非将小型实验室动物同源产品规模化。这反过来说明研究动物物种中的设备需要用到的血液体积、规格，甚至解剖结构可能与用于人体的相似。

设备元素可由 CBER 和 CDRH 工作人员联合审查。设施不合格的话就会将动物组织从受体中分离出来，这也是安全性评估的一个重要方面。更多的关于设备毒性问题，CDRH 的员工也会考虑到，可以查阅 ISO 发布的《生物相容性指南》（原指南参考文献 21）。

可以在人体永久或长期植入设备。因为有许多慢性治疗，所以在产品得到上市批准之前有必要对植入异种移植物 / 设备组合的长期风险性进行评估，在一定程度上，这要在人体临床试验初期进行。临床试验开始前的研究通常要持续至少 3 个月。

膜过滤可以部分分离设备内的异基因组织，使其免受宿主免疫细胞的攻击，但是来自异基因细胞的蛋白质和病原体可能仍然会与所需的药理活性分子一起释放到宿主中。这种设备可以减少但不能完全消除异基因感染的风险。它们也可能是导致局部炎症和纤维蛋白沉积的诱导物。粘连和肉芽肿可能会在宿主组织中形成，并且植入物上的沉积可能会干扰其活性和植入细胞的可存活性。您应该评估包封的异种移植物对生物活性物质（如：微囊化胰岛）的渗透作用，你还应该评估该产品在用于动物后的各个时期的活性、胶囊完整性和组织可存活性。

应该对临床给药途径（如：植入部位）及临床用材料进行更长时间的动物研究（如 12~24 个月）。应该设计研究，包括阐明生物材料反应组及完全接触产品的临床与临床前剂量组。植入的生物材料的毒性研究之前就在非细胞设备中使用，这可能与异种移植物 / 设备组合的安全性有关，但不能完全满足新产品在完全临床形式中毒性评估的需要。您应该知道，异种移植物的后期变化可能需要新的毒理学研究。

对用于体外血液灌注的设备，对于用于体外血液灌注的装置，您应进行研究以评估建立和停止体外循环，设备中的产品从组织中释放（例如，可能引起过敏反应或刺激非预期自身免疫的蛋白质），血细胞（如血小板）沉积在器械管道或其他部件上，凝固作用或补体激活，以及通过过滤或器官定位细胞代谢从受体循环中除去药物的血液动力学效应。对结合物的生物活性的评估通常是临床前安全性评估的一项重要内容。例如，研究应该评估细胞的耐受性和活性的可预测性，以便于您可以在适当的时间间隔更新设备的生物成分，来保持药效和代谢活性。

总而言之，您应该设计异种移植物 / 设备组合的动物研究，与其他临床前实验一样，考虑到临床试验的各个方面和针对的患病人群，需要研究异种移植物的预期与非预期活性，以及对局部和全身的毒性。

八、异种移植的临床问题

（一）概述

本节提供一般原则，而不是具体的指导。由于异种移植的现有基础知识和临床经验有限，当前存在的问题可能需要由后续获得的新知识解决，也会出现新的问题。

（二）临床方案评估

发起人负责确保由当地审查机构，包括机构审查委员会 IRBs，机构动物保护和使用委员会 IACUCs，机构生物安全委员会 IBCs 进行审查（见原指南参考文献 1）。

除了由当地 IRBs 提出的人类受试者保护问题的传统解决方案，异种移植临床试验方案的机构审查也应该包括：

（1）相关人群感染的潜在风险（包括医疗服务提供者，家庭成员，朋友以及更广泛的社区人员）。

（2）源动物饲养情况（如监管程序，动物检疫）。

（3）足够的方案来解决与人类和兽医传染病有关的问题（包括病毒学、实验室诊断、流行病学及风险评估）。

（三）异种移植场所

《PHS 指南》建议所有临床异种移植手术在具有适当的经验和专业知识的移植中心进行，移植中心应可对同种异体移植手术进行对比，可使用体外和体内方法培养及鉴定药物病原体，无论其是在现场还是通过积极的文件合作（原指南参考文献 1）。

（四）患者的选择标准

由于潜在的严重公共卫生风险可能导致人畜共患疾病，除非能够证明安全性非常高的保证，否则应该将进行异种移植限制在这样的患者中，他们患有严重或危及生命的疾病，且没有可用的安全有效的替代疗法。对于具有潜在临床意义的改善及术后生活质量可以提高的患者身上才可采用异种移植。您还应考虑患者遵守方案所述的公共卫生措施（包括长期监测）的可能性。

（五）风险 / 收益评估

我们理解缺乏其他治疗方案和疾病的严重程度会提高一些人的收益 – 风险比率。然而，异种移植的风险与收益的考量和评价应该告知接收者和公共卫生部门。应该考虑以下因素来提供风险 – 收益分析。对受体和公众来说传染性疾病是异种移植的潜在风险。你应该描述和检查任何与潜在受体和公共卫生有关的可能性与不确定性。从异种移植物传播的微生物菌可能导致全身性疾病（如：感染或形成肿瘤）或异种移植失败。此外传染源的传播可能导致人畜共患疾病的爆发，传播潜伏性病毒或出现新的病原体。经验表明，在识别病原体之前，新的病原体是可能广泛的进行水平或垂直传播的。应该描述和检查与其他类型不良反应相关的可能性与不确定性。类似地，应该考虑任何免疫学风险，包括对异基因活细胞、组织、器官的排斥，在某些情况下的抑制物抗宿主病（GVHD）。

（六）传染性病原体的筛查

更多关于异种移植物受体检测的指导和信息请查阅《PHS 指南》（原指南参考文献 1）。

1. 对传染性病原体的关注

对传染性病原体的关注涉及不同的源动物种类和每一物种不同的细胞、组织类型。因此，你应该针对不同的异种移植物进行个性化的临床测试。所关注的传染源的种类包括细菌（包括立克次体）、真菌、支原体、病毒及 TSEs 病原体。测试应该对已知的传染源有效，包括那些在源动物中致病的和已知会在体内和体外感染人体细胞的传染源。应该有能力检测潜伏病毒或病原体，应该为不易在异种移植中被识别的新型病原体开展临床试验（有关测试的更多信息，请参见 section VIII.F.3.）。

2. 临床样本的采集与分析

应该只在具有先进的滤过性微生物学和微生物实验室的临床中心开展异种移植，其中还应包括在异常病原体的分离和鉴别方面具备知识和经验的工作人员。另外，应该能够使用实验设施做体内的病毒培养，比如在受精鸡蛋或幼鼠内。您应该将样本置于病毒运输介质中，于 4℃ 储存，并尽快接种到细胞培养基中，在 24 小时内进行收集。选择用于培养的样品取决于受体的临床评估。在向 FDA 提交的研究申请（如 IND）中，应该描述组织细胞培养系统。这些可能包括原代猴，原代人类胚胎肾，半连续人类二倍体和连续的人类二倍体细胞。如果分离仍然困难，则可能需要在体内接种（如，进入受精鸡蛋和（或）幼鼠）。除了培养，你可以通过电镜检查组织。当适当的抗体和探针可用时，免疫组织病理学，免疫荧光抗体，放射免疫法，酶联免疫吸附试验，PCR 可能是有帮助的。

3. 对检测受体关于传染源的试验计划

在您对 FDA 递交的研究申请（例如 IND）中，您应该描述受试者临床样本对特定治疗药物的测试。该测试可能包括血清学的培养分析。您也应该描述已知在源动物种中已知的潜伏病原体（如逆转录病毒，疱疹病毒）的测试。检测应该能够区分来自源动物的传染源和存在于人体中的相关传染源（即猪与人巨细胞病毒CMV）。应该提供数据来证明所有不被广泛使用的试验或新开发的试验的专一性，灵敏性和重现性。在某些情况下，新测试方法的完全建立已经证明了其专一性，灵敏性和重现性，并且会随着临床试验的发展而发展。

也应该在申请（例如 IND）中描述筛选受体的计划。

（1）急性感染

接受同种异体移植物的受体有感染相同传染病的风险。通常，这些传染病和免疫抑制剂的使用有关，并且将由受体的内源性菌群潜在感染的再激活和体外病原体产生。应对这些疾病采取的检测方法与异种移植后检测感染的方法相同。

除了有感染这些疾病的风险外，受体还可能面临异种移植物中包含的药物感染的风险。缺乏对异种移植物造成感染的临床经验。我们预计受体在手术后的最初几个月内将面临最大的感染风险。而，在某些情况下，感染的临床表现可能会有明显的延迟。感染发作的时间取决于免疫抑制。临床试验收集的相关数据可用于急性感染发作，包括适当的检测，这是很重要的。在免疫抑制患者中很难预测此类感染的诊断症状和体征。当受体接受移植后疾病的来源仍然模糊时，应该对适当的流体和组织样本进行检测。这种测试应包括使用血清学以及各种细胞和微生物培养系统和体内系统。培养测试可以发现血清学测试没有发现的感染（例如，当免疫抑制移植受体无法将对病原体做出常规的免疫应答时）。

与急性病人接触的患者护理人员应该遵循推荐的程序处理和消毒 / 灭菌医疗器械（原指南参考文献 22，23 和 24）。当怀疑有异种感染时，如果不能鉴别出非异种致病传染源，应立即通知 FDA；如果发现潜在的异种致病病原体传染源，也应立即通知 FDA。

（2）慢性感染

免疫抑制的手里感染病原体的风险通常与异体移植相关联。此外，您应考虑潜在源自动物的病原体。应在手术前进行充分的临床前和异种移植物检测，动物存在的慢性病原体最可能是内源性或外源性病毒，尽管还应考虑弓形虫等寄生虫。

（3）临床上隐性感染和血清转化的常规筛查

除了检测受体是否患病的诊断外，重要的是要建立持续的受体筛选程序。发起人应该描述和验证其筛查项目，并考虑到源动物种类和所用细胞，组织或器官的类型。

4.i 被动筛选计划

在被动筛查计划中，定期获得适当的临床样本，如血液，血浆，尿液等，以备将来进行测试。在诊断出感染或发生可能代表受体感染症状的情况下，这些样品可随后用于回顾性筛查与异种移植物接触的人（无论是否存在症状）。我们建议通过既定的来自无症状受体样本的收集和存储来规划被动筛查计划。如《PHS 指南》

（原指南参考文献 1）所述，这种被动筛选程序将收集和归档指定用于 PHS 的生物样本排除在外。然而，《PHS 指南》定义的时间点对于指定用于 PHS 的样本是适用的，其对为被动筛选程序获取和存储样本的最小频率做出了指导。这些时间点包括：

（a）异种移植前（两个样本，一个月间隔）。

（b）移植时。

（c）即时移植后。

（d）移植后一个月和六个月。

（e）前两年每年一次。

（f）随后每五年一次。

在某些情况下，更频繁地采集样品可能是合适的。 发起人应考虑动物来源和移植物类型，提出被动筛选计划中使用的进度表和检测项目（见 section VIII.H. 关于采集样本的数量，大小，使用和持续时间的建议）。

ii 主动筛选计划

除了被动筛选计划外，还应考虑主动筛选计划。主动筛查的可能机制包括从受体采集后立即对样品进行测试，并对被动筛选程序中收集的样品的一个子集进行附加试验。此外，您应考虑实施定期收集的临床资料的集中审查，以检测新出现疾病的趋势。《PHS

指南》（原指南参考文献 1）Section 4.1.1.2 建议对已知在异种移植物中的药物进行主动筛选，测试患者接受异种移植物后 2，4 和 6 周获得的样本。这种方案的显著优点是在没有症状的情况下前瞻性地筛查感染证据，提供对受体可能发生的感染和疾病模型的前瞻性了解。主动筛查可以允许在无症状表现受体中检测到潜在的新感染（其可能完全不存在或简单地延迟发作），并且能够在发生继发性人类传播或广泛传播到普通大众之前实施感染控制措施。如果将已知含有传染源的异种移植物用于异种移植，则应对该传染源进行主动筛选。例如，您应该评估涉及使用猪细胞，组织或器官的异种移植物的所有接受者，以获得 PERV 感染的证据。感染 PERV 受体的筛选应包括多种分析方法。理想情况下，您应该使用以下所有检测方法：

（a）通过 PCR 检测受体的 PBMC，以测定 PERV 的 DNA 序列。

（b）PERV 特异性抗体的血清学分析。

（c）能够检测血浆病毒粒子的测定法，例如，用于检测病毒 RNA 的 RT-PCR 或用于检测 RT 活性的高度灵敏方法（原指南参考文献 47）。

（1）受体中异基因逆转录病毒的识别

特别令人担忧的是异基因的逆转录病毒的潜在传播，例如猪异种移植受体的 PERV。特别令人担忧的是异基因的逆转录病毒的潜在传播，例如猪异种移植受体的 PERV。如果您是猪异种移植物临床试验的发起人，您应该制定一项计划，以测定受试者对 PERV 或其他类似异种传染源的存在测试呈阳性的可能性。该计划应包括以下内容：

① 筛选试验中确定阳性信号的策略（如，感染与假阳性）。例如，在采用猪异种移植物的情况下，我们推荐对从受体 PBMC 分离的 DNA 进行 PCR，以检测 PERV 遗传序列。 然而，如果从这个分析获得了阳性的结果，一个可能的解释是猪细胞的存在。因此，应对重复的猪遗传因子进行额外的 DNA PCR，以确定阳性结果是否可能来自猪细胞的微嵌合，而不是感染猪逆转录病毒的人细胞。如果这项分析表明后者的可能性，额外的分析应包括在适当的共同培养检测中将病毒与相关受体样本分离的尝试。

② 使用适当的检测（例如，共同培养）测定药物的感染性，并根据需要进一步鉴定其他必要的性质。

③ 计划通知 FDA 和相关发起人及研究者。

④ 修改临床试验的应急预案。

⑤ 规定在研究中对患者进行紧急和后续的医疗护理和咨询。

⑥ 如果出于受体的安全需要，亲密接触以及解决可能的公共卫生风险，则采取额外的行动。

（2）药物的后期检测及尸检样品的存档

应该请求完整的尸检，包括受体的组织病理学和培养。在死后，应该通过光和电子显微镜固定和嵌入样本身体组织进行检查。您应该从异种移植物中获取样本，并酌情获得与移植物相关的所有主要器官或导致接受者死亡的临床综合征，如果认为情况严重，或病因不明。如 section VIII.H.1. 所述，您应该在 −70℃ 或更低条件下归档组织和液体样品，超过受体死亡的 50 年。

5. 受体接触感染
我们建议您制定一个培训和监测医疗保健提供者的计划，并监测受体的其他亲密接触（例如，与受体可能多次发生体液交流活动的人）。 在这些群体中，被动筛选（ 见 section VIII.F.3.c.i. ）可能是适当的。应该获得血浆基线样品并保存在 −70℃，应该获得白细胞并保存在液氮中。您还应确保为潜在风险提供咨询。

（七）患者随访
申办者应在 FDA 申请（ 例如 IND ）中提出并提交临床随访异种移植物接受者的计划。该计划应考虑到被动筛选计划的样本的采集和储存时间表，并应延长受体的寿命（ 见 section VIII.F.3.c.i. ）。随访的频率将随着术后时间推移而降低。如果合适，个人受体与试验参与者作为一个整体随着频率的灵活性增加，逐渐减少临床监控和随访计划是合理的。

（八）患者血浆和组织样本的保存

1. 在患者治愈之前，应该为保存患者的组织和体液的全部样本建立方案或者标准操作程序，包括作为受体筛选的一部分存档样品，尸检样品和 PHS 专用样品。

（1）在收集受体的临床样本时要采取合理的生物安全措施。在采集血液时应该遵循标准预防措施（原指南参考文献 22 ）。《PHS 指南》（原指南参考文献 1 ）建议使用至少 2 级生物安全防范 BSL−2

设施与 BSL-3 实践临床样本来进行所有操作。

（2）PHS 推荐的生物样本归档时间表，见参 section VIII.F.3.c.i.。明确的方案或受体的医疗过程可能暗示更频繁的归档。

（3）应按照《PHS 指南》（原指南参考文献 1）中建议的程序，包括急性感染发作期间患者和卫生保健工作者所获得的程序，维护所有档案样本。

（4）根据动物血浆和血液细胞样本建议，你应该在容器里保存一定量患者的血液和血浆样本（见 section III.E.3.b.）。

（5）除了在筛查和死后检查中收集的受体样本，当异种器官移植受体组织是用于医疗用途（比如，用于诊断目的的活检），你也应该归档这样的组织样本。将其保存在 –70℃或更低温度的适合保留样本的环境中。

2. 样品的存档

（1）应该遵循《PHS 指南》（见原指南参考文献 1 及 section VIII.F.3.c.i.）关于存档血浆，血液和其他样本的建议。如果有 PHS-led 调查的需要，您应该收集，归档及保存样本供 PHS 使用。《PHS 指南》（原指南参考文献 1）建议，基于已知人类致病性病毒的潜伏期及美国职业安全与卫生局制定的先例，供 PHS 使用的生物样本记录保存应为异种移植之后的 50 年。

（2）除 PHS 指定的样本外，还应将不同的患者血浆，血细胞，异种移植物或其他组织样本归档，以作为被动筛选程序的一部分进行临床随访和储存，详见前文（见 section VIII.H.1）。

（3）不应使用存档供 PHS 使用的样品（见 section VIII.H.2.a.）或通过被动筛选程序监测受体（见 section VIII.H.2.b.），以用于其他目的，比如用于研究。

（九）健康记录和数据管理

1. 应该确保受体的医疗记录包含其健康信息、所有与异种器官移植有关的信息包括程序、异种器官移植产品的描述和任何异种移植有关的不良反应事件。另外，您应该为所有的使用异种移植物的受体建立适宜的跟踪系统并且使用这个跟踪信息来促进对与异种移植物严重不良反应事件的事件的通知。你应该在事件发生（如：异种移植手术或不良反应事件）和临床随访调查时收集信息。报告形式应该统一，且包括与受体相关的信息。我们建议收集和跟踪的信息至少包括以下内容：

（1）设施信息：发起人应记录有关动物设备、设备制造及与每个来源动物、异种移植物和受体相关的临床信息。

（2）受体信息：您应该通过编号或其他标识识别受体，并链接到跟踪系统中的相关信息。

（3）程序信息：您应记录每个异种移植的相关信息。此信息应包括但不限于：

●受体识别码。
●手术日期。

- 进行手术的临床中心。
- 进行手术的医生和观察员。
- 异种移植手术的临床表现。
- 手术中使用的药物和治疗方法。
- 异种移植物的描述。
- 动物源的鉴别。
- 每个动物源的动物设施。
- 异种移植物的制造设备和其他相关的临床信息。

（4）不良反应事件报告：发起人必须记录不良事件并将其呈报FDA，依据的现有条款（21 CFR 312.32）。发起人应该保留每个事件的记录。

（5）受体的临床随访调查：您应定期收集异种移植物受体的临床状态信息（见 section VIII.F.）。此信息应包括但不限于：

- 临床随访调查的日期。
- 临床随访调查的地点。
- 异种移植物在受体中的状态。
- 任何新的重大副发病变或者间发症状。
- 最近 ·次临床随访调查后受体的任何住院治疗。

（6）动物卫生事件：动物设备应记录动物卫生事件。这些事件包括但不限于：

- 保护动物设备的环境屏障的破坏。
- 疾病的爆发。
- 突然的，原因不明的，或意外的动物死亡。

动物设备应该报告动物卫生事件给 IND 发起人。发起人应该了解受体跟踪系统和 FDA 报告的信息。

（7）受体死亡报告：发起人应保存受体死亡报告。这些信息包括受体身份信息、死亡日期和死亡原因。如果可以，您应该记录死亡证明和尸检信息。您还应该向 FDA 报告死亡。

2. 为满足公共卫生服务的需要，FDA 和其他 PHS 机构正在开发旨在辅助数据监测和跟踪受体的计算机化国家异种移植数据库。当其成熟时我们可能会要求发起人提交信息给此数据库。

3. 应该在移植后至少 50 年内里保留健康记录。

4. 发起人应当对所有记录和样本（包括验尸样本）作出规定，建立停止操作保留所要求的期限。

（十）知情同意

1. 总则
知情同意文件必须包括标准的内容（参见 21 CFR Part 50）。

2. 具体的问题
在知情同意文件的大纲中，应该解决有关受体的某些具体问题。

（1）研究中的参与者

ⅰ.因为接受者的人畜共患感染、机会性感染、异种感染的风险可能传递给受体的家人或亲密接触的人，病人应该同意告知他（她）

现在的和将来的亲密接触的人来自动物源的物种的潜在风险及其血液捐献的延迟。异种移植受体的亲密接触者包括反复参与可能导致与异种移植物受体亲密交换体液（包括血液和唾液）的活动的人员。亲密接触的例子包括但不仅限于：性伴侣，分享剃须刀和牙刷的家庭成员以及医护人员或者反复经皮、黏膜或其他接触的实验人员。仅仅家庭的或者偶然的接触，比如拥抱或者亲吻而不交换唾液，不会被解释为亲密的接触。如果需要的话，应该帮助受体接受此教育过程。如果这样一例传染病突然发生并且这种传播风险可能增加个体间动物传染病或者偶然性病原体传播，比如婴儿、孕妇、老人、慢性病患者或免疫抑制个体，这类讨论应该包括接受者传播动物传染病或者机会性疾病的潜能。这个讨论应该包括受体如果发生感染，其传播人畜共患或机会性感染的可能性，并且有些个体（如婴儿、孕妇、老人、长期病者或免疫抑制个体）其被传染人畜共患病或机会性病原体的风险可能增加。

ii. 在进一步明确风险信息和进一步的公众咨询和讨论中，异种移植物受体及其亲密接触者（见 section VIII.J.2.a.i.）在捐赠全血、血液成分（包括源血浆和源白细胞）、组织、母乳、卵子、精子或用于人类的任何其他身体部位时应有延迟。对更具体的信息，请参阅 FDA 已公开发布征询公众意见的指导文件草案《产业指导：减少通过来自异种移植物受体及其亲密接触者血液和血液制品传播人畜共患病的可能风险的预防措施》（原指南参考文献 12）。

iii. 你应该根据其他行为的修改建议接受者。应该酌情提供关于在性生活期间阻止传染病传播以及为非性接触时适当预防措施的建议。

iv. 知情同意书应包含针对所有受体提出的终身监视的信息，以及整个临床和实验室监测的需要。您应尽可能解释此类临床和实验室监测计划。

v. 文档应该提出归档动物源和受体的血浆和组织标本，以便于进行异种疾病问题分析。文件应该解释这种样本可能在将来由发起人或 PHS 机构根据需要进行测试，以评估异种感染。

vi. 文件应告知受体有责任通知观察者或其指定人员任何其住址或电话号码的变更，以实现终身健康监测。

vii. 文件应告知受体，相关的公共卫生机构（如 FDA，CDC）长期需要受体的医疗记录。在法律和规定的允许范围之内，应该为医疗记录保密。

viii. 在由计划中的受体或他（她）的适合的代表签署的知情同意书中应该包含尸检请求。

（2）受体及其亲密接触者的潜在风险

i. 知情同意书应解决与源动物问题直接相关的所有相关协议活动的具体和已知风险，以及可能与源物种相关的已知和未知的人畜共患病。它应该提及传染或其传播的风险的不确定性以及肿瘤发生的风险。应该提到在检测到可能的不利影响之前长时间的潜伏期的可能性。也应该详细说明预防性抗菌药物、抗病毒的或其他化学的或免疫疗法的需求和风险。它应该为受体和受体的家属提供使用任何预防性治疗背后的推理。

ii. 另外，它应该描述可能需要的限制、反向隔离或其他专业医疗住房，包括估计这种限制的持续时间。并且它还尽可能详细地描述任何专业饮食的规定，旅游或其他的预防措施。

ⅲ. 应该包括任何已知的疾病发展和风险传播的时间表。应讨论包括 TSE 和其他不寻常病原体在内具有持续潜伏期的传染病。

ⅳ. 就具体的猪源异种移植物的案例而言，知情同意书应该包括以下信息。

1）在培养物中，PERV 可以从猪细胞传播到人类细胞并且这种病毒也可以从人类细胞系传播到其他人类细胞系。

2）这种观察的临床意义，如果有的话，是未知的并且是一个活跃研究的区域；然而众所周知，由某些特定类型 C 逆转录病毒引起的感染与 PREV 的结构相似，在某些动物模型里可以引起神经障碍和疾病，比如淋巴瘤和其他的恶性肿瘤。

（3）潜在的益处

在知情同意书中，应该明确指出异种移植是否正在研究作为针对受体的条件的一线，二线或补救治疗。它应该清楚地传达具体期望的收益，例如延长有限存活时间、改善具体器官功能，异种移植物支持在同种异种移植物可用前使用，或者在没有不了解或者无法预料的收益下试验性使用。

（4）替代疗法

知情同意书还应详细解释参与者在异种移植失败的情况下可用的

预期治疗选择。

（5）可能的结果和随后的治疗选择

知情同意书尽可能地说明如果移植失败或遭受不可逆转的排异反应对患者的后果，包括清晰的关于不可能在异种移植产品拒绝后出现的选择的报告，例如同种异体移植。

（6）保密问题

知情同意书应该告知患者的所有信息，包括在随访期间收集到的数据，并且 PHS 机构能够获得。

（十一）在通知病患新的科学信息方面发起人的责任
如果有关风险、收益或与受体临床过程相关的治疗的新数据可用或需要，应该致力于提供给接受者实时更新的信息。如果受体已经死亡，并且与潜在风险相关的新的安全信息变得知晓，应该愿意作出长期承诺，向受体的家属提供信息。如果您是发起人，应该确保观察者也愿意承诺向受体及其家属提供新的信息。

第二节 | 公共卫生局关于异种移植中传染病问题的指南

PHS Guideline on Infectious Disease
Issues in Xenotransplantation

一、序言

（一）背景

一些进步让异种移植（利用活体动物细胞，组织和器官使得人类的疾病得以治疗或缓解）的兴趣重新燃起。全球范围内，可用于移植的人体器官的极度匮乏、基因工程的发展以及免疫学和生物学上器官/组织的排斥反应，这些都重新燃起了科学家去探讨异种器官移植的兴趣（是一种很有潜在希望的可以治疗多种人类疾病的方法）。事实上"等待移植"的这种情况早已凸显出来，仅在美国每天就有13个病人死于等待接受用来替代病变重要器官的可以拯救生命的移植。

一旦动物器官在临床试验上被提议来替代人类器官移植，那么在人体器官异体移植物非传统疗法领域，异种器官移植也将致力于治疗此类疾病（如：癫痫、慢性难治性疼痛综合征、胰岛素依赖型糖尿病和退行性神经系统疾病，如帕金森病和亨廷顿病）。目前大多数临床异种移植程序是利用无血管细胞或组织而不是固体器官，很大程度上是因为人类宿主对血管异种移植物表现出免疫学障碍。然而随着最近的科学进步，许多研究者认为异种移植不但对晚期器官衰竭有潜在的治疗效果，而且对影响世界主要人口的慢性退行性疾病也有疗效。

尽管异种移植潜在的好处可能是相当大的，但是它的使用也带来了一系列的重大挑战。其中包括①从源动物到患者及其密切接触者和公众的传染性病原体传播的潜在风险；②知情同意的复杂性；③动物福利问题。

1996 年 9 月 23 日，卫生和人类服务部（DHHS）发表公开评论《与异种移植中传染病问题相关的公共卫生局指南草案》，期以解决由异种移植引起的传染病担忧（61 联邦公报 49919）。指南草案是由 DHHS 的五部门共同完成——疾病控制和预防中心（CDC）、食品药品管理局（FDA）、卫生资源和服务管理局（HRSA）、国家卫生研究院（NIH）和美国公共卫生局（PHS）的所有部门，加上 DHHS 办公室助理国务卿计划和评估（ASPE）。本指南草案探讨了可能与异种移植相伴随的传染病预防和控制的一般性原则。为了将潜在的公共卫生风险最小化，这些一般性原则给异种移植临床试验的担保人及当地评估机构在开发、设计和临床协议的履行方面提供指导。指南草案强调：尽管有卫生监测计划，但仍需要有充分的协议评审回顾和全方位的知情同意及教育过程；异种移植研究团队也需要具备相关临床和科学的专业知识。

对指南草案的回应声中，DHHS 收到了超过 140 个反映广泛公众舆论的书面报告。这些评论来自不同种类的利益相关者，包括学术界的代表；企业；患者、消费者和动物福利倡导组织；专家、科学及医疗团体；伦理学家；研究人员及其他政府机构和公民。

在修订指南草案过程中，需要仔细考虑最近的科学发现，要从若干国家、从国际上以及 DHHS 赞助的研讨会中获取每个书面报告和公开评论。由若干会议组成的公共论坛讨论了因异种移植伴随而来的科学、公共卫生和社会问题。

1997-1998 年期间 DHHS 赞助了两个关于异种移植的公共研讨会。在 1997 年 7 月举行的第一次名为"跨物种传染性及发病机制"的会议中，集中探讨了在病毒学和文献方面关于跨物种感染的证据，会议着力解决目前已知的传染性病原体跨物种传播障碍的机制和后果。与此同时，会议也集中讨论了传染性病原体从动物供体器官或组织到人类异种移植物接受者传播的可能性。会议强调指出在出现人类新传染病上的知识漏洞，尤其是因为异种移植的结果。会议达成了基本共识，尽管有动物传染性病原体跨物种障碍感染的例子，甚至导致人类疾病，但它在异种移植物接受者身上真正发生的可能性目前是无法确定的。少数恰当且控制良好的旨在测试异种移植的安全性和有效性的临床试验都需要深思熟虑。这些试验的一个预期结果就是可以最小化和更好地了解传染性病原体传播的风险（会议总结请访问：http：//www.niaid.nih.gov/dait/cross-species/default.htm）。

1998 年 1 月，第二次 DHHS 名为"在异种移植方面美国公共卫生服务政策的发展"的论坛上，关注了在异种移植方面当前和发展中的美国公共卫生政策（会议记录访问 http：//www.fda.gov/ohrms/dockets/dockets/96m0311/96m0311.htm）。其他关于监管框架，国家异种移植数据库和国家咨询委员会等问题也进行了讨论。

研讨会期间，一些主题反复被提及并且在许多指南草案上的书面公开评论上也得以响应。首先，指南草案很重要，尽管要一些调整但也应该实施，这种观点已达成广泛的共识。例如，在异种移植领域，公共卫生政策的发展应该有更多的公众意识和参与。第二，DHHS 提议建立国家异种移植咨询委员会获得了强烈的支持，这不仅有助于由异种移植带来的科学、医学、伦理学、法学和社会问题的分析和讨论，还对临床试验协议的审查和提议有帮助。异种移植试验在谨慎地进行，获得了广泛的支持，然而一些参与者认为，在国家建立异种移植咨询委员会并开始运作之前，暂停异种移植临床试验可能更为有利。尽管没有明确的科学证据表明异种移植会促进致病性跨种传染性病原体的传播，但数据表明此任务还需谨慎（见修订的指导方针，第六节）。一些科学和医学团体成员以及相关的公民认为：考虑到潜在的公共卫生风险和动物福利问题，使用非人灵长类动物（相对于其他物种）的异种移植物似乎会带来更大的风险。

1998 年 1 月的论坛还包括世界卫生组织（WHO）、经济合作与发展组织（OECD）和几个致力于发展异种移植政策的国家的代表的陈述。这些报告使美国的政策处在全球环境下并加强了公共卫生保障方面的国际对话。由于潜在传染性病原体的二次传播，使得因异种移植带来的公共卫生风险超越国界。公共卫生政策形成过程中的国际交流与合作是成功应对异种移植中的国际安全及固有伦理挑战的至关重要的元素。为此，包括加拿大、法国、德国、荷兰、西班牙、瑞典、英国、美国在内的许多国家和一些如WHO、OECD 的国际组织以及欧洲委员会都积极参与异种移植相关的国际协商与论坛（见修改后的指南的第 6 节。部分指导文件及网页的参考来自国家和国际机构）。

（二）指南的重大修改和说明

指南草案的重大修改和说明以下进行简要总结和讨论。呈交在指南草案摘要的公开评论（对公共论坛、科学发展和国际政策发展的关注）促使了这次修订。PHS 打算解决在未来的指导性文件中解决本指南范围之外的相关问题。未来的指南可以根据需要修改，期以恰当地反映出关于跨物种感染性及其发病机制相关的新知识的了解、伴随异种移植而来的潜在风险的新的见解、正在发展中的政策（如：异种移植咨询委员会和国家异种移植数据库）以及和此相关的其他发展中的公共卫生政策。

1. 异种移植及异种移植物的定义

"异种移植"的定义的修订在现行指南草案中做了修订。本指南和美国 PHS 政策目前将异种移植定义为：包括任何涉及移植体，植入体，或注入人类宿主的（a）非人类动物源活细胞、组织或器官及（b）与活的非人类动物细胞、组织或器官已有体外接触的人类体液、细胞、组织或器官的过程。此外,异种移植物定义为：用于异种移植的活细胞、组织或器官。曾在先前的 PHS 文件中出现的"xenograft"这个词将不再适用于所有异种移植物。

2. 临床试验方案审查和监督

在美国，有许多人提出了关于美国临床试验合适的方案评审和监督水平的观点。例如美国移植外科医生协会表示：指南草案代表一种政府法规对移植手术效果的不必要介入。与之相反，一些与异种移植发展有相关的商业利益关联的组织主张：在临床试验监督上的不当的负担份额已分配给当地审查委员会，监督职责应该属于国家层面的 FDA 组织。一些专业的兽医，44 位病毒学家和其他有关公民宣称：严格的规定应制定与指导方针配套的法规，并且决定与用于异种移植的非人类动物活细胞、组织或器官来源的动物是否合适的主要职责必须属于 FDA。

修订版指南表明：除了适当的地方审查机构的审查（伦理审查委员会，动物保护与使用委员会及生物安全委员会），FDA 也根据公共卫生法案第 351 条和联邦食品，药品与化妆品法案，对与被认为是生物制品或包含生物组成的异种移植物（即：非人类动物源活细胞、组织或器官或与活的非人类动物细胞、组织或器官已有体外接触的人类体液、细胞、组织或器官）相关的临床试验进行监管。按照适用的法定条款，异种移植物受到监管临床调查和产品批准的 FDA 的规定（如：CFR312 研究性新药 [IND] 条例和 CFR601 生物制品的规定许可部分）。调查人员应在异种移植临床试验之前提交申请。申请人应在提交前阶段会见 FDA 工作人员。除了以下提及的指导原则，FDA 也正在考虑制定进一步的相关规定和指南，例如，异种移植方案和技术以及异种移植物的技术和临床发展。

异种移植临床协议也可能由异种移植咨询委员会来审核。这次审查的范围和进度将在后续出版物描述（参见修改后的指导）。

3. 临床试验方案的设计与实施的职责

指南草案原始版本认为：临床中心，动物源中心和个体调查人员分担临床试验方案各个方面的责任，包括异种移植前的筛选，病人知情同意，持续记录和异种移植前的监测活动。修订后的指导原则指出：申请人主要负责设计和监测异种移植临床试验的实施。

4. 知情同意和病人教育

病毒学家，传染病专家，医护人员和病人权益维护者强调：临床试验申请人需要为异种器官移植接受者提供帮助，旨在让受试者了解潜在的传染病风险以及降低这些风险的方法。修订后的指南认为：在达成一致意见时，申请人应该确保关于改变习惯和感染风险相关问题的咨询建议提供给病人，并且优先提供给病人家属和其他密切接触者，并且咨询服务在后续也应该继续进行。与此同时应强化异种移植接受者知情同意的过程以及患者及其密切接触者，包括相关医护人员的教育和咨询过程。它还强调：不管临床试验的结果和异种移植器官的状态如何，异种移植接受者需要遵守长期或终身监测。

5. 同种异体移植和献血者的延期

1996 年指南草案提议：异种器官移植接受者不应接受捐赠用于人体的体液或器官。一些传染病专家和传染病控制有关的执业医生组织建议：这利于异种移植接受者身上器官活性的延长，同时也考虑到与异种移植接受者密切接触的人的安全。FDA 生物反应调节咨询委员会异种移植小组委员会解决了这个问题。（1997 年 12 月，见副本：http://www.fda.gov/ohrms/dockets/ac/97/transcpt/3365tl.rtf）。委员会建议：建议向异种器官移植接受者及其密切接触者征求意见，尽可能推迟捐赠体液和器官。之后，相关政策提交给了 FDA 的血液制品咨询委员会作进一步讨论（1998 年 3 月，见副本：http://www.fda.gov/ohrms/dockets/ac/98/transcpt/3391t2.rtf）。值得注意的是，在这两个咨询委员会会议上并未包括异种移植手术的定义，故现在使用的某些产品仅涉及有限的体外接触异种细胞或组织。FDA 已经给发布了一份指导性文件草案征求公开意见（"行业指南：可以减少因异种移植接受体及其接触者血液和血液制品导致的人畜共患病传播的潜在风险的预防措施"），FDA 生物反应调节咨询委员会异种移植小组委员会于 2000 年 1 月 13 日再次对其进行了讨论。FDA 将进一步咨询顾问确定异种移植体的范围并建议受体人及其接触者应延期献血。此外，应该延期献血的接触者范围也将进一步公开讨论。在 FDA 委员会会议上，公开的评论会在修正后的指南中得到体现。

6. 异种移植物的来源

许多个人和团体提出要强烈反对使用非人灵长类动物作为异种移植物的来源，这其中包括 44 名病毒学家，科学机构和医疗机构，如美国移植医师协会、美国心脏病学会，公民及异种移植临床试验的商业申请者。关注的焦点在于使用与人类密切相关的动物存在的道德问题以及传染性疾病从非人灵长类动物传播到人类的风险。许多人建议：在临床异种移植试验上，直到开展关于传染病风险的检查，我们才能使用非人灵长类动物作为异种移植物源。

指南草案出版后，一些科学发现也促进了草案的修订。例如，猴泡沫病毒（SFV）持续感染人类宿主的能力进一步显现出来（参见修订版指导原则，第六节），在解剖学上分散狒狒细胞形成的微嵌合体具有持久性，这包括已经记录到的人类接受狒狒肝脏异种移植物上的 SFV，狒狒巨细胞病毒（CMV）和狒狒内源性逆转录病毒（BaEV）在（参见修订版指导原则，第六节），可以确定的是：在猪身上新病毒已经能够感染人类（参见修订版指导原则，第六节）。多种类型猪细胞表现出的传染性猪内源性逆转录病毒的活性和猪异型内源性逆转录病毒 A 和 B 在体外感染人类细胞系都已经被证明（参见修订版指导原则，第六节），这种来自猪异种移植物的逆转录病毒可以在体内感染异种移植接受体，这种担心在科学上也并非没有道理。

猪内源性逆转录病毒，BaEV 和其他相关传染性病原体的诊断测试已经开展（参见修订版指导原则，第六节），并且目前的研究正在评估感染性内源逆转录病毒及其他相关传染性病原体是否存在于猪与狒狒的异种移植物或是人体内（参见修订版指导原则，第六节）。然而，感染内源性逆转录病毒的风险是由多种因素造成的，而且尚不清楚这些研究结果是否可以预测与未来异种移植物相关的潜在感染风险。影响猪内源性逆转录病毒传播的一个因素是其对于人类血清失活或溶解的敏感性，然而借助单一通道通过人体细胞后，病毒可以抵抗失活作用（参见修订版指导原则，第六节）。在异种移植前，去除接受者自然产生的抗体和增加其他修饰可以增大异种移植物的存活率，这目前还是一种假设，如采购异种移植物或非人类动物活细胞、组织及器官（用于某些转基因猪异种移植物的生产），也可以为异种移植物接受者调节内源性逆转录病毒的传染性（参见修订版指导原则，第六节）。

随着上述关于猪内源性逆转录病毒的总结的科学研究的出现，FDA 暂停了所有以下使用猪异种移植器官的敏感性和特异性临床试验（1997 年 10 月 16 日）：①异种移植中传染性猪内源性逆转录病毒的临床前检测；②猪内源性逆转录病毒异种移植后的筛查和猪异种移植物接受者的临床随访；③表明潜在临床意义（猪内源性逆转录病毒体外感染人类细胞的能力）的知情同意文件的建立。FDA 生物反应调节咨询委员会异种移植小组委员会公开讨论了这个问题（1997 年 12 月，见副本）。

在回应科学家和其他公众表达的关于使用非人类灵长类动物异种移植的问题上，FDA 与其他 DHHS 机构协商后，发表了一份"行业指南：非人类灵长类动物异种移植用于人类所带来的公共卫生问题"，其包含了以下结论：

（1）应有一个合适的联邦异种移植咨询委员会，如目前 DHHS 正在筹备组建的异种移植秘书咨询委员会（SACX），致力于拟定新的草案和解决使用非人类灵长类动物异种移植所产生的问题，同时应开展讨论，如合适的公开讨论以及对美国在什么条件下使用非人类灵长类动物异种移植才是合适的提出建议。

（2）在解决因非人类灵长类动物异种移植带来的风险的足够的科学信息出现之前，不应提交使用非人灵长类动物异种移植的临床试验给 FDA。根据 FDA 新药临床试验规定（21 CFR 312.42（1）（iv）），任何不能完全解决这些风险的试验方案，都必须终止（即临床试验不能进行），由于缺乏足够的评估风险的信息，和（或）不合理的风险。

（3）目前，FDA 认为没有足够的信息来评估由非人类灵长类动物异种移植带来的风险。在这些问题得以充分解决之前，公开讨论是必不可少的。

然而文件"行业指南：非人类灵长类动物异种移植用于人类所带来的公共卫生问题"着重解决非人灵长类动物作为异种移植物来源的问题，DHHS 认为：已经或建议作为异种移植来源的物种以及其他所有物种都存在造成传染病的风险。因此，在修订后的指南中关于源动物筛选和健康监测的内容适用于所有的候选源动物，无论是什么物种。当有新的可用数据后，这些原则将需要重新评估。

7. 源动物的筛选与资格鉴定

许多团体和个人表示担忧：指南草案并没有在畜牧源及筛选、源动物中心、异种移植物采购及筛选方面提出相当严格的原则和标准。病毒学家、兽医、传染病专家、关心此问题的公民、实验动物供应商、异种移植试验申请人以及许多专业科学的，医学的和支持异种移植的组织，如美国移植外科医生学会，责任医疗医生和律师委员会、美国心脏病学会，生物技术工业组织（BIO——代表了 670 个生物技术公司）和感染病控制和流行病学专家协会表达了这种观点。其他人担心：严格的指南草案把高额的经济负担强加于异种移植物的供应商和异种移植临床试验的申请人。然而，为了减少异种移植带来的潜在公共卫生风险，需要在技术发展的过程中，对畜牧业和卫生监测进行严格控制。

指南修订后表明：畜牧业和异种移植前传染病的筛查应该在一种动物确定可用来异种移植之前进行。修订后的指南强调：用于每个异种移植试验方案的最小化风险措施适应该在生产的全过程中使用。检查、检疫和监控方案应根据具体的临床试验方案、异种移植体、源动物及畜牧业历史来调整制定。应尽可能得使用剖腹产动物的育种程序。源动物应该从封闭物群或拥有合适的屏障来有效排除传染性病原体的引入及传播的养殖地获得。这些设施可以主动监控传染性病原体种群。修订后的准则阐明并加强了在临床试验开始之前应具备的传染病筛查和监测实施机制。

8. 样本档案和医疗记录

许多传染病专家、兽医、流行病学家、异种移植试验的企业申请人、生物技术公司、专业组织如美国移植医师协会以及消费者利益维护者要求阐明有关于来自源动物和异种移植接受者的生物样本的收集、使用以及获得过程。

修订后的准则阐明了来自源动物和异种移植接受者的生物样本的推荐类型，数量以及收集计划。同时也清楚阐明了公共卫生调查的生物样本档案（参见修订版指南 4.1.2 和 3.7 部分）和申请者对源动物进行检测及接受体异种移植后实验室监测的样本档案这两者之间的区别。修订版指南还规定：医疗记录和生物样本应留存50 年，这个数字的得来基于已知人类可致病持续性病毒的潜伏时间以及由美国职业安全与健康管理局建立的关于记录留存的要求。

9. 国家异种移植数据库

许多传染病专家、流行病学家、移植医生和某个国家卫生官员强调：需要提供传染病监测和异种移植试验方案及其结果的精准和及时的信息。这进一步支持了指南草案中所描述的国家异种移植数据库的概念。

修订版指南阐述了建立一个国家级试点异种移植数据库，用来确定并执行日常数据收集方法、系统设计、数据报告和开始阶段，以及评估功能齐全的国家数据库的日常操作问题。修订版中还讨论计划将这个试点扩大到国家异种移植数据库，旨在编译所有临床中心进行的有关异种移植试验的数据以及所有动物中心提供的异种移植源动物的数据。

10. 异种移植秘书咨询委员会

在评估科学对社会的整体潜在影响上，异种移植研究带来了某些超前的挑战，包括在这些评估中公众的作用。自发布指南草案始，广泛的公众意见表明：既没对异种移植的一致公开支持，也没有排斥。异种移植所涉及的研究领域正在迅速地向医学科学的前沿推进。此外，许多情况下临床试验是私人资助的，公众甚至都没有意识到。然而，公众对异种移植的意识和理解是至关重要的，因为异种移植带来的潜在传染病风险不仅仅是病人个体的问题，也会向公众扩散。除了这些安全问题，许多个人和团体已经开始意识到动物福利、人权、集体利益、新生物技术发展中的社会公平和人类同种异体移植与异种移植两者的分配等问题并表示出担忧。考虑到所有的原因，异种移植研究中的公共评论是至关重要的，同时也是必不可少的。

修订后的指南承认这些问题的复杂性、重要性和相关性，但在指南范围内的强调仅局限于传染病问题。修订版的指南论述了异种移植秘书咨询委员会（SACX）的发展，它可以作为一种机制来确保正在现有的科学、医疗、社会、伦理以及异种移植带来的公共卫生问题讨论，这包括正在进行的和已经提交的试验方案。SACX 将对政策和程序提出建议，便于秘书根据需要来修改指导文件。

二、简介

（一）适用性

本指南由美国公共卫生局（PHS）编写，其中确定了与异种移植相关的传染病的预防和控制一般原则，这些疾病可能对公众健康构成危害。它的目的是为当地审查机构评估可行的异种移植临床试验方案以及下述方面的申请者提供一般性指导：致力于异种移植临床试验方案的发展；准备向 FDA 或 SACX 提交材料和实施异种移植临床试验。在美国进行的临床试验在公共卫生服务法案以及联邦食品、药品和化妆品法案的范围内受到 FDA 的监管。本指导文件代表 PHS 当前在某些异种移植传染病问题方面的思考。它不向任何人建立或授予任何权利，也并不强制要求 PHS 或公众遵守规定。本指南既不是为了提出一个可以解决所有与异种移植传染病问题相关的潜在危害健康的方法，也不是不是作为解决指导文件所指出的危害公众健康的唯一途径。PHS 指出，本指导文件中提出的所有建议并不是都与异种移植物或异种移植过程完全相关。建议临床异种移植试验的申请人：对于具体的临床应用，应与相关部门（FDA，其他审核部门、资金来源等）相互协商来评估一般性指导文件的相关性和适应性。

（二）定义

本节定义了本指南中使用的条款。

1. 同种异体移植物（Allograft）：由同一物种个体之间的活细胞、组织或器官组成的移植物。

2. 封闭群或集落（Closed herd or colony）：群和集落由标准操作规程（SOPs）管理，该规程详细说明了严格管理新动物的标准，以保证所有引进的动物相比较于该群和集落中栖居动物具有同样或者更高的健康标准。

3. 共生体（Commensal）：寄生或依托于宿主但对宿主不造成伤害的微生物。

4. 药品临床试验质量管理规范（GCP）：临床试验全过程的标准规定，包括方案设计、组织实施、现场、监查、审计、记录、分析总结和报告，可以确保药物临床试验数据与结果的真实性和准确性，保护受试者的权益及其隐私安全。

5. 传染病控制计划（Infection Control Program）：负责医院或卫生保健中心传染病控制和预防的系统化活动。

6. 传染性病原体（Infectious agents）：具有入侵人体和繁殖能力的病毒、细菌（包括立克次体）、真菌、寄生虫以及导致传染性海绵状脑病的病原体（目前认为是朊病毒）。

7. 动物保护和利用委员会（IACUC）：用于监督机构的动物项目、设施和程序的地方机构委员会。IACUC 每半年进行一次程序审查和设施检查，同时检查所有的动物使用试验方案与动物福利（见 PHS 实验动物的使用及人道主义关怀的政策，1986 年 9 月；1996 年 3 月转载）。

8. 生物安全委员会（IBC）：用于基础和临床研究的审核与监督的地方机构委员会。IBC 评估研究的安全性以及识别任何潜在的公众健康和环境风险（见 NIH 涉及重组 DNA 分子研究的指南，章节 IV-B-2）。

9. 机构审查委员会（IRB）：用于审查涉及人体受试者的生物医学和行为研究的地方机构委员会，目的是保护人类受试者的权利（见 45 CFR 46 章节，保护人类受试者；21 CFR 56 章节，机构审查委员会）。

10. 研究员（Investigator）：切身实际进行临床试验研究的个体（即：在他们的直接指导下把药物或调研产品进行管理或分发给受试者）。如果临床试验是由一个团体开展的，研究员则是团队的总负责人（见 21 CFR 312.3（b））。

11. 院内感染（Nosocomial infection）：在医院里感染。

12. 职业卫生服务（Occupational Health Service）：医院或卫生保健中心内部，负责保护工人的健康的部门，避免其由于工作职责接触环境而带来的健康危害。

13. 采购（Procurement）：以医疗、研究或存档为目的，从动物或人类身上获得或采集的动物及生物标本（如细胞、组织或器官）。

14. 接受者（Recipient）：接受或体外接触异种移植物的人（如在异种移植中的定义）。

15. 异种移植秘书咨询委员会（SACX）：卫生与公众服务部部长任命的咨询委员会，其考虑因异种移植带来的各种问题（包括正在进行的和已经提出的试验方案）并且在政策和程序上向部长提出建议。

16. 源动物（Source animal）：为异种移植提供细胞、组织或器官的动物。

17. 源动物中心（Source animal facility）：提供用于异种移植的源动物中心。

18. 申请人（Sponsor）：负责并进行临床试验的人。申请人可能是个人或制药公司、政府机构、学术机构、私人组织或其他组织。申请人并不实际开展临床试验，除非是研究者（见 21 CFR 312.3（b））。

19. 传染性海绵状脑病（TSEs）：人类和动物中伴随有神经病理学特征的致命、亚急性、退化性疾病（海绵状变化和异常朊蛋白的沉积的存在于所有哺乳动物的大脑中）。传染性海绵状脑病通过摄入或接种病变组织，尤其是中枢神经系统组织，进行传播。一种关于朊蛋白（与传播和病理密切相关）假说中提到，朊蛋白为传播性病原体。另外，传染性海绵状脑病的传播也有可能需要其他不明的辅助因子或病毒性病原体。克雅病（CJD）是最常见的人类传染性海绵状脑病。

20. 异种传染性病原体（Xenogeneic infectious agents）：异种移植过程中独特的便利环境，使得传染性病原体获得了感染人类的能力，包括人畜共患传染性病原体。

21. 异种移植（Xenotransplantation）：包括任何涉及移植体，植入体，或注入人类宿主的（a）非人类动物源活细胞、组织或器官及（b）与活的非人类动物细胞、组织或器官已有体外接触的人类体液、细胞、组织或器官的过程。

22. 异种移植物（Xenotransplantation Product（s））：异种移植中使用的活细胞、组织或器官。先前的 PHS 文件使用术语"xenograft"来指代所有异种移植物。

23. 异种移植物接受者（Xenotransplantation Product Recipient）：接受或体外接触异种移植物的人。

24. 动物传染病（Zoonosis）：自然条件下可能会传染给人类的疾病（如普鲁菌病、狂犬病）。

（三）背景

在临床移植上，人类细胞、组织和器官供不应求。人类同种异体的供应量有限，加上近年来科学和生物技术的进步，使应用于人类受体身上异种移植物的临床试验治疗方法取得了新的发展。

然而，人类同种异体移植经验表明：传染性病原体可以通过移植传播。例如，艾滋病毒／艾滋病、克雅病、狂犬病、乙肝和丙肝可以通过异体移植术在人体间传播。异种移植过程中使用非人类活细胞、组织或器官引发了严重的公共健康问题——已知的和新的传染性病原体在异种移植物接受者身上的潜在感染。

人畜共患病是一种动物传染病，它可以通过接触或食用动物来传染给人类。强有力的证据表明：人类和非人类动物的接触可能导致人畜共患型传染病，如发生在畜牧业、食品生产或与宠物接触等方面。许多引起人畜共患病的传染性病原体（如：沙门菌，弓形虫，或猴疱疹病毒 1 型（B 型））具有很明显的特征，可以通过合理的诊断来确定。关于异种移植的传染病公共卫生问题不仅集中在这些已知的人畜共患病的传播的问题上，同时也关注目前尚未被证实的传染性病原体的传播。移植物接受者自然解剖学屏障的破坏以及免疫抑制都增加了异种基因传染性病原体的跨物种传播的可能性。此外还存在另一个问题，这些异种基因传染性病原体可能在随后从异种移植受体传播给其密切接触者以及其他公众。如果传染性病原体可引起感染，导致疾病并且能在人类中传播，或者说其具有引起感染、导致疾病及传播的潜在可能性，那么就可能对患者或公众造成危害。

以目前的技术很难辨别出新的传染性病原体，这也是为什么多年之后我们才能确定 HIV-1 是艾滋病病原体的原因。逆转录病毒和其他持续性感染可能与急性病有关，并且具有不同的潜伏期，而且临床潜伏期早于恶性肿瘤和其他疾病。艾滋病毒／艾滋病的广泛传播表明：在临床疾病病例形成之前，持续的潜在感染可能在人际传播中长期存在，因此在被临床病例确诊之前，新的传染性病原体会存在于易感人群中。

（四）文件的范围

本指导原则在解决与异种移植相关的公共卫生问题的同时，也为降低在移植受体、医护人员和公众中传染性病原体传播的风险提出建议及方法。尽管本指导原则不包括解决异种移植引起的一系列复杂而重要的伦理问题，但本文件中所描述的机制可以保证正在进行的有关异种移植伦理问题的广泛公开讨论（章节5.3节）。对如动物福利，人权和社会利益等问题的解决参见其他出版物以及公共讨论的报告（第六节）。

该指导原则反映了异种移植领域的状态以及公开时公众对异种感染的风险的了解。本文件中的一般指导原则会通过公开讨论、科学知识和临床经验的新进展加以讨论，以及具体的旨在促进此方面原则落实的 FDA 指南也会详细解释指导原则。HHS 要求 SACX 定期审查指南并向部长提供合理的修订意见（章节5.3节）。

（五）目的

PHS 指南的目的把由异种移植引发的人类疾病的风险降到最低，包括已知的人畜共患病和非人畜共患传染性病原体，其由于独特的异种移植适宜环境从而获得感染人类的能力。为了确保达到这一目标，本指导文件：

●概述了异种移植团队的组成和功能，确保适当的专业技术的应用（章节2.1节）。

●在临床试验方案、临床中心、知情同意以及病人教育过程方面讲述了与异种移植相关的潜在感染而引起的公共健康问题（章节2.2 – 2.5）。

●为移植前的动物来源筛选提供了一个框架，把从异种移植物到人类受体的异种传染性病原体的传播可能性降到最低（第三节，尤其是3.3 –3.6部分）。

●为异种移植后监控提供了一个框架，以监控传染性病原体（包括新发现的异种病原体）在医护人员、异种移植接受者及其密切接触者间的传播（章节 4，尤其是 4.4.1 和 4.2.3）。

●为医院传染病控制措施提供了一个框架，以降低人畜共患和异种传染性病原体在院内传播的风险（4.2 节）。

●为适当的记录维护提供了一个框架，包括人类和兽类卫生保健记录（4.3 和 3.7 节），设施和中心标准操作规程（3.2，3.4 节）以及职业卫生服务程序记录（4.3 节）。

●为从源动物和异种移植物接受者取样的存档生物样本提供了一个框架。如果异种移植引发了传染性疾病和其他不良反应，对公众健康造成影响，有必要进行公共卫生调查，那么这些记录和样本就是必不可少的（章节 3.7，4.1.2 和 5.2）。

●讨论了国家数据库的建立，使基本的公共卫生监测和调查成为可能（章节 5.1 节）。

●讨论了在异种移植方面 SACX 的建立，本组织将考虑异种移植范围内复杂而相互关联的问题，包括正在进行筹备和已经提出的临床方案（章节 2.3 和 5.3）。

三、异种移植方案问题

（一）异种移植团队

异种移植临床研究的方案的发展和实施需要人类接受者和源动物传染病方面的专家意见。因此，除了拥有移植临床经验的专业医护人员，异种移植团队还应包括以下成员：①在人畜共患病、移植及流行病学方面有经验的传染病医师；②在畜牧业和源动物传染病方面有经验的兽医；③医院流行病学和传染病控制专家；④微生物实验室方法研究和诊断专家。申请人应确保临床研究方案发展和实施过程中经验的有效性，包括异种移植物接受体的现场跟踪。

（二）临床异种移植场所

任何进行临床异种移植的场所应该有相关经验和专业意见，并且具备与同种异体移植相适应的设施。

所有异种移植临床中心应该使用 CLIA（临床实验室改进法案，1988 年修订）认可的病毒学和微生物学实验室。

异种移植临床试验安全条例应包括能够分离并识别异常的和（或）新发现的人类或动物病原体的实验室。每个试验方案将介绍不同的诊断、监测和研究需求，这需要有微生物学和动物及人类传染病方面的专业知识和经验。申请人应确保参与以下活动的人与中心机构都具备适当的经验和专业知识，如研究发展，临床应用以及现场或者正式的有文件的现场外合作的后续工作。

（三）临床试验方案评审

公共卫生服务法案和联邦食品、药品和化妆品法案规定，所有的异种移植临床试验受 FDA 的监管。

申请人要确保地方审查机构如（机构审查委员会（IRBs），动物保护和使用委员会（IACUCs），生物安全委员会（IBCs））和 FDA 以及 SACX 的审查。SACX 审查的范围和过程将在随后的公开资料中进行表述。

异种移植临床试验方案的机构审查应解决：①接受者及其接触人群（包括医护人员、家人、朋友和更广泛的社会群体）潜在的感染风险；②源动物的饲养条件（如：筛选程序，动物检疫）；③人与动物传染病相关的问题（包括病毒学、实验室诊断、流行病学和风险评估）。

（四）健康审查与监测计划

对已知传染性病原体的异种移植前筛查和异种移植后监测，应有明确的方法描述，这对于临床异种移植试验来说至关重要，同时应在所有的试验方案中明确地描述。异种移植前筛查包括源动物群的筛选（章节 3.2– 3.4），源动物（章节 3.5）以及用于异种移植物的生产或其本身的非人类动物活细胞、组织或器官（章节 3.6）。异种移植后监测包括接受者的监测（章节 4.1），经过选择的医护人员及其他接触者（章节 4.2）以及其他源动物（章节 3.6）。筛选方法的使用和具体病原体的寻找应根据不同的程序，细胞、组织或器官，源动物以及异种移植临床适应证而不同。这些审查和监测计划的细节应作为材料递交给 SACX、FDA 和当地审查机构审查，这包括健康维护相关方面的总结、动物源种群及其病史监测程序以及与医院与异种移植物接受者和医务人员的传染病控制经验相关的书面方案。

（五）知情同意和患者指导

获取和记录知情同意书的过程中，申请人和临床试验研究者应遵守所有法规要求，并且应该遵守临床试验质量管理规范（GCP）、国家委员会保护参与生物医学和行为研究的人类受试者的贝尔蒙报告中所提到的道德原则以及来自国家生物伦理道德顾问委员会

（NBAC）的建议。地方 IRB 可以考虑遵循患者利益倡导者所倡导的同意流程（见 45 CFR 46.109（e））。此外，在达成一致意见时，申请人应该确保提供关于改变习惯和感染风险相关问题的咨询建议给病人，并且优先提供给病人家属和其他密切接触者，并且咨询服务在后续也应该继续进行。

提供给潜在异种移植接受者的知情同意讨论、文件和书面信息至少应该解决以下几点有关异种移植相关的潜在风险：

与非人源动物相关的已知人畜共患病原体传播的可能性。

1.未知的异种传染性病原体传染给接受者的可能性。无论这些感染是否可能导致疾病，疾病的本质是否已查明以及在长时间内是否无法了解该传染病，关于传染病的风险的不确定性都应该通知给病人。

2.异种传染性病原体（随后可能表现出病症）传播给接受者家属或其密切接触者（尤其是性接触）的潜在风险。接受者应该知道，免疫功能不全的人可能增加异种感染的风险。同时应该建议接受者改变自身行为，减少传播传染性病原体的可能性，并且了解相关传染病控制措施（章节 4.2.1.1，4.2.1.2，4.2.1.5 和 4.2.3.1）。

3.知情同意过程应该包括一个文件化的程序，告知接受者有他们责任告知其密切接触者有关源动物异种传染病传播的可能性，而且如果需要的话，还应该提供相关援助。密切接触者所了解到的指导信息应可以解决下述问题：异种传染病风险的不确定性、可以在人与人之间传播传染性病原体的举止（如：无保护措施的性行为、母乳喂养、使用公共针头静脉注射毒品及其他包括潜在的

血液或其他体液交换活动）以及将传播风险降到最低的方法。接
受者应该告知其密切接触者报告任何原因不明的严重疾病的重要
性，可以通过异种移植场所的医护人员提供给进行异种移植机构
的研究协调员。

4. 住院时期所有隔离程序（包括尽可能的估计隔离的时间段和应
该隔离的具体症状 / 情况）以及必要的专业预防措施，这可以减
少出院后传染病的感染及传播。

5. 具体的院后预防措施可以减少该项风险，即作为源动物物种的
牲畜和异种移植接受者之间发生的生物危害。例如，如果接受者
接触到提供异种移植器官的动物，异种移植器官（及其接受者）
可能会增加暴露给传染性病原体的风险。相反，如果将接受者看
作致使牲畜疾病暴发的带菌者，那么对于健康牲畜来说，接受者
在某种程度上是一种生物危害。

6. 即使移植实验失败或产生异种移植排斥或离体现象，以公众健
康为目的的长期或终身监控的日常体检和组织或体液标本的档案
记录还是十分重要的。临床和实验室监测计划应尽可能地提供。
任何严重或原因不明的疾病都应该告知病人，同时其接触者应立
即报告给临床研究员或其授权者。

7. 地址或电话号码如有改变，异种移植接受者有责任告知研究者
或其授权者，从而达到长期健康监测的目的。

8. 即使先前就产生异种移植排斥或离体现象，对异种器官移植接
受者死后进行完整的解剖仍然十分重要。为了确保有关各方都了
解接受者的意愿，鼓励与接受者及其家人就需要进行尸检的问题

进行提前讨论。

9. 有关公共卫生机构需要长期从接受者那里收集医疗记录。按照相关法律或法规，医疗记录应保持机密。如果有的话，知情同意文件应该包括一份描述保密范围的声明。

10. 作为一个临时的预防措施，异种器官移植接受者和某些接触者应长期禁止捐献全血和其他血液成分，包括源血浆与源白细胞、组织、母乳、卵子、精子及用于人类的任何其他身体部位。延期捐赠的接触者应包括反复从事可能与异种器官移植接受者体液密切接触的活动，这还有待进一步的证实。例如，接触者可能包括性伴侣、共用剃须刀和牙刷的家人和重复经皮、黏膜及其他直接接触的医护人员和实验室人员。根据异种移植接受者及其接触者的持续监测，这些建议可能会进行修正，从而阐明患异种传染病的真正风险和 FDA 及其顾问之间的商议结果。

考虑到建议异种器官移植接受者及其接触者延期献血的问题，FDA 已向公众发布了一份指导文件的草案（"行业指南：减少因异种器官移植接受者及其接触者血液和血液制品导致的人畜共患病传播的潜在风险的预防措施"），并就异种移植器官的范围向其顾问将咨询。此外，延期捐赠血液的接触者的范围也将进一步公开讨论。

11. 对于希望将来进行生育的异种器官移植接受者来说，应该意识到异种传染性病原体潜在传播的风险，不仅对其伴侣有影响，而且在怀孕期间、胚胎 / 胎儿发育和母乳喂养期间对其后代也有影响。

12. 与异种移植过程相关的所有中心应该准备关于异种移植器官接受者及其接触者教育和咨询的教育材料。这些材料应该用恰当的语言描述异种移植的过程及其带来的已知或潜在的异种传染病风险。同时应描述给接触者带来最大风险的，与传染病传播相关的活动。教育过程应该详述在何种情况下使用个人防护设备（如：手套、隔离衣、面具）、建议感染的特别控制措施、强调洗手的重要性，并讨论病原体向公众传播的可能性。

四、异种移植的动物来源

存在于动物身上的已知的人畜共患传染性病原体和其他生物，如正常菌群或共生体，当通过异种移植进入人体时可能会引起人类疾病，特别是在免疫功能低下的患者身上容易引发疾病。从经过筛选，资质合格的种群中采购源动物可以降低异种传染性病原体传播的风险。因为这些动物不携带传染性病原体，并且一直保持减少与带菌者的接触。旨在降低风险的预防措施应该用于所有生产过程（如：在畜牧业，用于异种移植器官生产的非人类动物活细胞、组织或器官的采购和处理），同时应适用于每一个异种移植试验方案。在一个动物物种成为异种器官移植源动物之前，申请人应该充分解决由此引来的公共卫生问题。下面详细描述这些问题。

对动物群体健康具有负面影响的事件，应形成确认该种事件的程序或过程。这些信息与每个异种移植申请的安全审查都息息相关。因此，这些信息及收集信息的过程都应报告给 FDA。

一些专家认为：非人灵长类动物给人类带来了更高的传播传染病的风险。PHS 发现在这个问题上科学界和公众都表示出担忧。在其 1999 年 4 月 6 日发布的关于非人灵长类动物异种移植的指导原则中（"行业指南：在人类身上使用非人灵长类动物异种移植器官所带来的公共卫生问题"）FDA 总结：在与其他 PHS 机构交流协商后，目前仍然没有足够的信息去评估由非人灵长类动物异种移植带来的风险。FDA 已经确定：

（1）一个合适的联邦异种移植咨询委员会，如目前 DHHS 正在筹备组建的异种移植秘书咨询委员会（SACX），应该致力于拟定新的草案和解决使用非人类灵长类动物异种移植所产生的问题，同时应开展讨论，如适当地进行公开讨论以及对在美国在什么条件下使用非人类灵长类动物异种移植是很合适的问题上提出建议。

（2）直到关于解决因非人类灵长类动物异种移植带来的风险足够的科学信息出现，才能提交临床试验方案给 FDA。根据 FDA 新药临床试验（IND）法规（21 CFR 312.42（1）（iv）），任何不能完全解决这些风险的临床试验方案，由于风险的评估信息不足及不合理的风险都应该受到临床限制（即临床试验不能进行）。

（一）动物采购来源

所有的异种移植物均会给人类带来感染和患病的风险。不管源动物的是什么物种，适合每个异种移植试验方案的预防措施应该用于所有生产过程（畜牧业，用于异种移植的非人类动物活细胞、组织或器官的获取和处理）来降低感染和患病风险。源动物采购和处理程序至少应该包括以下的预防措施：

1.用于异种移植的细胞、组织和器官应只从人工饲养和繁殖的动物身上（有健康历史和血统的记录）获取。

2. 源动物在设施方面应该提供足够的保障，即生物安全：防止传染性病原体的引入和传播。动物也应从限制新动物进入的种群获得。这些物种或种群不应携带传染性病原体，从而对病人和（或）公众健康造成威胁。如果传染性病原体能引起感染、引发疾病，并可以在人类中传播；或其具备潜在的导致感染、疾病、传播的能力，那么它都可能给患者或公众带来风险。因此，持续性病毒感染值得特别关注。源动物应尤其避免因任何确定的异种持续性病毒带来的感染。利用剖腹产生育动物的哺育方式应尽可能地使用，其可以降低母胎传染性病原体传播的风险。长期暴露在病原体的情况应该通过种群的定期监测（使用血清学或其他适当的诊断方法）记录下来。

3. 生存在不受控环境中的动物不应被用作异种移植物的源动物，如生存在封闭畜栏中的动物（圈养和放养的动物）。这些动物在与节肢动物和（或）其他带菌动物的接触中，更有可能受到外来传染性病原体的侵扰。

4. 野生动物不应该作为异种移植的动物来源。

5. 从屠宰场获得的动物或动物活细胞、组织或器官不应该用于异种移植。这些从不同地域的农场或者市场采购而来的动物更有可能携带传染性病原体。在屠杀的过程中由于被屠宰动物增加了与其他动物接触的机会，因此增加了活化作用和传染性病原体的脱落。此外，屠宰场里动物的健康史通常是无效的。

6. 除了那些在美国在科学上允许使用的物种或品种（包括转基因动物），其他进口的动物或其第一代子代不应该作为异种移植的动物来源。在这种情况下，应该不断记录所引进动物的培育过程，同时该过程应与本指南中的原则长期保持一致。源动物中心，生产过程及记录受到 FDA 的检验（联邦食品、药品和化妆品法案）。美国农业部（USDA）、动植物卫生检验署（APHIS）以及兽医机构（VS）负责管理所有含有美国畜禽疾病风险的动物及其原材料的引进。任何可能含有疾病风险的动物和（或）其动物来源的材料的引进或国际运输都需要 USDA 的许可。此外，引进动物的检测和检疫计划，同其健康维护和监测一样，均由那些接受过专门训练或对外来动物疾病有充分了解的兽医去指导实施。

7. 对已报告有传染性海绵状脑病物种的源动物，应从至少早于源动物两 2 代，且根据记录没有痴呆病和控制食物来源的封闭种群中获取（章节 3.2.6.3）。出于对传染性海绵状脑病物种的考虑，不应从任何源物种身上出现传染性海绵状脑病的国家或地区购买源动物。也不应从 USDA 禁止或限制反刍动物或其产品的国家和地区购买源动物。

8. 疾病防治中心（CDC）、检疫部门管理某些包括非灵长类（NHP）在内的动物的进口，因为他们可能在人群中带来严重的传染病暴发。进口商必须向 CDC 申请注册；证明引入的 NHP 仅用于科学、教育和展览；做好疾病控制措施；维护每个有关的装运记录并且报告疑似患有人畜共患病的动物或员工。

此外，对已知或潜在的病原体、宿主或人类疾病携带者（包括生物材料）的引入和运输都需要美国疾病控制与预防中心卫生安全办公室颁发的许可证。

（二）源动物中心

安置源动物的设施的建造和运营应考虑本节中列出的因素。

1. 为防止传染性病原体的引入和传播，源动物中心（为异种移植提供源动物的设施）应设计充足的屏障并不断维护。应对动物与人的进出通道加以控制，从而减少环境暴露和无意接触导致传染性病原的传播。在地理位置上，源动物中心不应建在生产或农业活动可能对设施的生物安全造成危害的区域。

2. 源动物中心需要有在职的兽医，其应在流行于动物物种间的传染病及其紧急临床护理方面具备专业的知识；也需要具备病毒学和微生物学专业知识的在职人员或顾问；同时，也应该与有资质的实验维持密切的合作关系，并且有书面文件记录。

3. 应具备规程，确保对所有动物的人道主义关怀（见如：1985年修订的动物福利法规和 PHS 在实验动物的人道主义关怀方面的政策）。

4. 源动物中心的应有与国际实验动物评估认证管理委员会（AAALAC International）授权的规程相一致的规程。同时在实验动物的保护和使用方面也应与国家研究委员会的指导（1996）保持一致。

5. 源动物中心应该有记录在案的健康监测系统。

6. 源动物中心标准操作规程应如下进行全面描述：①动物准入标准，包括采购和准入手续；②疾病监测过程的描述；③患病动物的隔离或处理标准，包括患病和死去动物的诊断方法；④设备的清洁和消毒；⑤饲料、水及供应物的来源和运输；⑥节肢动物和其他动物的驱除措施；⑦动物的运输；⑧死亡动物的处理；⑨人进入中心的健康筛查和监测标准；⑩固定的动物个体标识。

（1）标准操作规程中应对动物通过安全设施的活动加以描述。所有进入源种群的，而非在本种群出生的动物，都应经历某个确定的建议和检测期（章节 3.5）。至于如何繁殖以及饲养适合的可替代动物，可使用如人工授精技术（AI）、胚胎移植、早期断奶、克隆以及子宫切开术 / 子宫切除和哺育等方法来减少传染性病原体的进一步定植。

（2）在对个别源动物的最终筛选和鉴定，以及购买用于异种移植的活细胞、组织或器官的过程中，应建立 SOP 使得传染病传播的潜在可能性最小化。实现此目标的一个方法就是对源动物的活动进行阶梯式"批处理"或"全进 / 全出"，而不是连续的活动。当进行最后筛选鉴定和购买异种生物材料时，利用此方法可以从封闭的种群隔离出一群合格的动物。整群源动物离开之后，下一批进入之前，动物检疫和异种生物材料加工区域需要清洁和消毒。

（3）应记录至少早于源动物两代的饲料组成，包括任何抗生素或其他药品及添加剂，巴氏消毒奶产品也要包含在内。没有其他哺乳动物材料，包括回收或副产品材料的情况均应该明确记录，这些材料的确实对有效预防传染性海绵状脑病和其他传染性病原体来说至关重要。临床潜伏期可能会延长，导致严重疾病以及当前检测方法的欠缺更加突出了降低与传染性海绵状脑病有关的风险因素的重要性。

7. 申请人应建立与每个异种器官移植接受者有关的源动物、种群及特定器官、组织或细胞类型（含异种移植物及其处理过程）的健康史记录。相关的记录包括动物采购的 SOP、种群卫生监测以及源动物的终身健康史（章节 3.2 - 3.7）。

（1）申请人应维护记录系统，动物编号或其他系统，使这些信息易查且准确，还能快速的调出异种器官接受者在接受手术后50年内的信息。如果记录系统保存在电脑数据库中，电子备份应保存在安全的办公设施内并定期执行备份。

（2）如果源动物中心不再运作，要将所有的动物健康记录和样本转交给相关的申请者或向其通知新的档案存放地点。如果不再有申请者，则需要向FDA咨询如何处理这些存档记录和标本。

8. 所有的动物中心应服从临床试验方案申请者或公共卫生机构所指定代表的检查。出于质量控制和质量保证的目的，申请者有责任实施和维护日常设施检查项目。

（三）已知传染性病原体的异种移植前筛查

以下几点将讨论在种群、个别源动物和异种移植所使用的非人类动物活细胞、组织或器官中已知的传染性病原体的适当筛查措施。与移植前筛查相关的检测的选择应由非人类动物活细胞、组织或器官的来源及异种移植物临床申请所决定。外来病原体检测的一般性指导可参考《关于生物制品中细胞株特性的要点》（FDA，CBER，1993）以及人用药品注册技术要求国际协调会议（ICH）中的指导文件《Q5D 生物技术 / 生物制品的质量：生物技术 / 生物制品生产中细胞亚种的来源和特性》。

（1）临床前研究的设计目的是识别异种移植物或用于异种移植生产的非人类动物活细胞、组织或器官中的传染性病原体，考虑源动物物种和异种移植物的具体临床使用方式。这些研究应通过适当的体内和体外试验，鉴别传染性病原体并描述其潜在的致病性和对人类细胞的趋向性。持续性病毒感染和内源性逆转录病毒在动物的细胞、组织或器官中的特征尤为重要。在异种移植筛选过程中，研究所得的信息对有效试验的确认及发展来说都是必不可少的。

（2）对种群、动物个体、异种移植物本身或用于异种移植的非人类动物活细胞、组织或器官中的已知传染性病原体的筛选和监测程序，应该考虑与使用的源动物相关的传染病，运用的饲养技术的严格程度以及将在临床上使用的方式。为反映传染病知识方面的发展，这些程序需要定期更新。经过与合适的专家协商，包括监督和监管机构的咨询，申请人有责任建立完整的筛选程序。

（3）用于传染性病原体筛选和检测的分析需要有明确的和记录在案的内容，包括检验的敏感性，特异性和重复性。除了对特定传染性病原体的分析，还应积极鼓励扩大其检测范围。涉及动物模型的体内分析可能需要不同的评价标准。正在改进中的分析可以作为对筛查过程的补充。

2. 只要有可能，对来自非人类动物活细胞、组织或器官的异种移植物及其本身或取自适当的生物代替品的样本，均应对协同培养分析进行临床前测试。这些分析应具备一组恰当的指标细胞，其中可能包括人类外周血单核细胞（PBMC），这便于对内源性逆转录病毒和其他能给人类带来感染的异种病毒的放大和检测。至于潜在的病原体要特别关注，对其检测可能要借助于化学和放射方法。

3. 通过细菌、真菌和支原体的直接培养来审查所有异种移植物。此外，考虑到通用 PCR 探针对检测微生物的存在是有效的，因此其也可以作为异种移植物审查的补充手段。

（四）良好种群及环境的维护和监控

确定某一个种群可以作为异种移植来源的动物的主要因素包括：①充足的封闭种群（最适合剖腹产出生的）；②足够的传染性病原体监测措施。与具体异种移植体使用相关的群体健康维护和监视程序的 SOP 应由有关的审查机构记录。种群和特定个体动物的医疗记录应由动物中心或担保人恰当维护 50 年（超越了异种移植的期限）。

1. 构成兽医保护标准的物种群体健康措施（如：寄生虫措施）应在动物中心中实施并记录。例如，所有的注射用药物的干预措施中均应使用无菌技术和无菌设备，包括接种疫苗、取血和活检。所有可能会影响群体健康的事件都应该被记录（如：打破维护安全的环境保障、动物疾病暴发或突然死亡）。当解释血清学测试时，应对接种疫苗及其审查计划进行详细描述和考虑。通过防止接触来预防疾病常常优于接种疫苗，因为这维持了血清学筛查的活力。特别注意的是使用活疫苗是不可取的，但当死亡的或非细胞的疫苗不可用或接触屏障不足以阻止传染性病原体引入到种群中时，其也许会被认可。

2. 除了标准的医疗保健，对于可能没有明显临床症状的传染性病原体也应该被监测。担保人应该描述监控程序并记录结果，包括用于所有传染病检测的体检和实验室测试的类型及时间表。

3. 在美国封闭种群的常规检测应该集中于已知的存在于北美圈养动物中的人畜共患病。因为许多严重的病原体在美国并不流行或者已发现的只存在于野生动物群体中，种畜的测试和种群的维护减少了个别动物大量检测的需要。种群的地理位置要考虑在既定种群中存在或可能存在的病原体，同时也要考虑建立种群储备库的原始地理位置，包括当封闭的种群建立时，检疫和审查过程应如何运转，并且也要咨询在动物来源和维护地区熟悉不同传染病流行的兽医。

（1）常规血清样作为监测项目的一部分，应从随机选择动物群体代表中采集。这些样品可以作为有关物种和流行病学方面的传染性病原体指标的检测。在应对临床适应证时，额外血清学分析指导、活性培养或其他动物个体的实验室诊断测试应同时具备。群体中一个动物感染后，有必要对群体中其他动物进行更大的临床和流行病学评价。在常规监测和特定疾病调查期间收集的等份的血清样本需要保存超出样本收集日期 50 年。源动物中心或担保人（在线或离线）保存这些样本，以供在种群、群体、个别动物或动物中心员工中突发的疾病的调查。尽管这些群体卫生监测样本的存档并不以 PHS 调查为目的，一旦有需要的话应仍向 PHS 提交（章节 3.7 节）。

（2）未知的或模棱两可的原因导致任何动物的死亡（包括死胎或流产）都应由训练有素的兽医病理学家针对传染性病因（包括传染性海绵状脑病）进行完整的尸检和评估，同时应记录这些检测结果。

4. 鼓励建立包括前哨动物亚种维护在内的 SOP。通过对这些动物的监测，可以提高检测到类似传染性海绵状脑病一样的亚临床、潜在或迟发性疾病的可能性。

（五）源动物个体的审查和资格鉴定

对源动物个体的资格鉴定应包括记载其品种和血统、总体健康状况以及疫苗接种史，特别是使用活或减毒活疫苗的记录。通过对源动物个体的临床检查和治疗、延长检疫期使其超过所关注病原体的潜伏期、群体监测来指示所选择的源动物感染与否，从而记录并控制导致急性感染的病原体的产生。记录任何治疗性药物或生物制剂的使用。在检疫期间或用于异种移植的活细胞、组织或器官采集之前，应对动物个体的传染性病原体进行监控，尤其那些与专门用于临床使用的异种移植物相关的传染性病原体。因依据种群的监测和健康史来进行筛选。

1. 一般来说，用于异种移植的活细胞、组织或器官采集之前，源动物个体应隔离 3 周。检疫期间，由于离开群体之前动物可能已经短暂地暴露在传染性病原体中，因此急病将预期在临床上明显表现出来。依据源动物群体的性质和监测、种群培育和保护的动物中心设计以及临床的紧迫性，可以对其需要和个体检疫期持续时间进行适当的修改。当检疫期缩短或取消后，需要记录正当理由并在知情同意文件中对任何可能增加感染的风险予以解决。

（1）动物检疫期间，通过适当的血清学及其培养、血清临床化学反应（包括采集的器官或组织的特定功能）、完整的血细胞计数和外周血涂片、寄生虫粪便检查，备用源动物应由兽医对传染性病原体的出现（细菌包括相关的立克次体、寄生虫、真菌和病毒）进行检测和筛查。对于无法识别但有体内或体外感染人类或非人类灵长类动物细胞的记录的人畜共患病毒的评估应予以考虑，尤其注意已查明病毒的重组、互补或隐藏能力。封闭种群的检测（如章节 3.4.3 中所述的）将使鉴定个别动物的额外审查需要最小化。在设计动物个体适当额外审查时，群体动物监测的性质、时间和结果需要恰当考虑。为了在临床使用前确保测试结果的可用性，其测试过程应尽可能与异种移植日期同步。

（2）在用于异种移植的活细胞、组织或器官采集之前，如果因初步审查和资格鉴定持续时间大于三个月，或者在检疫期与细胞、组织或器官采集时间之间动物接触到其他未检疫动物，备用源动物的审查应重复进行。

（3）源动物的运输可能会受制于封闭群体保障的微生物学保护。在航运过程中，谨慎的运输可以使接触病原体的可能性降到最小。在运输途中源动物的微生物隔离是至关重要的，可以使用可靠的微生物隔离的系统保证其运输，同时在运输后至少三周的时间对其隔离，在此期间内适当的审查过程应同步进行。如果可以提出合适的理由，担保人可能会建议进行更短的检疫期（这反映出存储容器的级别和运输的时间）。如果其可以完好运输，担保人应向 FDA 进一步咨询适当的运输、检疫和审查的细节。如果动物的运输需要跨州或联邦边界，则应向 USDA 咨询。

（4）鉴于以上原因，如果有可能尽量从动物中心采集用于异种移植的活细胞、组织或器官。为了确保异种移植物或活细胞、组织或器官采集进程中的微生物隔离，运输途中的预防措施应进行记录。

2. 所有用于异种移植的细胞、组织和器官应尽可能不受任何感染；源动物的使用过程中的确也应该避免接触传染性病原体，包括潜在的病毒。然而，在某些存在传染性病原体的组织部位，例如消化道，如果异种移植物中没有该病原体的相关记录，则也可以使用此种动物。

3. 如果用于异种移植的非人类动物活细胞、组织或器官可以适当进行活体组织检查时，那么在异种移植之前，利用适当的分析和组织病理学检测等手段，需要对异种移植器官本身或其他相关组织传染性病原体的存在进行评估并且存档（章节 3.7 节）。

4. 担保人要确保章节 3.2.7 中所描述的链接记录在适当的时候可供地方审查机构、SACX 以及 FDA 的审查。这些记录包括个体异种移植源动物的检疫和审查结果的信息。除了将记录保存在动物中心，作为异种移植接受者医疗记录的一部分，具体动物的汇总应同异种移植物一齐归档。

5. 当传染性病原体在动物或种群（用于异种移植的活细胞、组织或器官的收集）中发现证实后，动物中心应及时通知担保人（例如前哨动物中延迟性传染性海绵状脑病的识别）。

6. 担保人应确保检疫、审查和资格鉴定程序要与特定的动物物种、物种史、异种生物材料的收集和移植物的准备过程以及其临床应用相匹配；同时也应确保这些程序的结果在临床应用前可以由专家进行回顾审查和批准。

（六）用于异种移植的非人类动物活细胞、组织或器官的收集和审查

1. 为了减少污染，细胞、组织和器官的采购和处理应在文件记录中无菌条件下进行，并且在受到合适监督和监管机构检查的特定中心的指导下完成。

2. 在异种移植前，用于异种移植的培养中的细胞、组织或器官需要定期对其无菌状态的维护进行检查，包括病毒和支原体的筛查。本指南应参照 FDA 之前发表的指南：《行业指南：人类体细胞治疗和基因治疗（1998）》《对于用来生产生物制剂的细胞株特

性的思考（1993）》以及《对于源自转基因动物的治疗产品的生产和测试的思考（1995）》。同时应形成、完善收集和审查过程中的 SOP，并严格执行。程序使用过程中，在不影响异种移植物的完整性和功能的前提下，应尽可能对病原体灭活或移除。

3. 涉及异种移植活细胞、组织或器官的收集、处理和筛选的所有步骤，其均应在临床前进行预实验以确保质量可控。

4. 如果对源动物使用活体采集法收集用于异种移植的非人类动物活细胞、组织或器官，则需要对特定的 PHS 样本进行存档（章节 3.7.1 中描述的 PHS 样本）同时对动物的健康进行终身监测。倘若其死亡或进行无痛处死后，无论异种生物材料的收集和死亡时间的间隔有多长，完整的尸检都应听从由有经验的兽医病理学家提供的病理学和微生物评价，这包括传染性海绵状脑病的评价。动物尸检日期后 50 年内，担保人都需要保留所有的尸检结果记录作为其健康档案（章节 3.2.7 和 3.4）。与异种移植接受者健康相关的尸检显示结果（如传染性海绵状脑病）应及时传达给 FDA（如见：21 CFR 312.32）。

（七）源动物医疗记录和样本的存档

源动物生物样本和记录的系统归档可以快速准确地使异种移植接受者与源动物个体档案连接在一起，同时对于突发的异种传染病的公共卫生调查和控制也是必不可少的。

1. 在异种生物材料收集过程中，PHS 使用所指定的源动物生物样本（如下面所列）应进行存留，且保存时限超过异种移植日期 50 年之久，一旦公共卫生需要，其可以提供回顾性分析。PHS 能够很方便获取存档样本，同时其可以维持源动物和接受者健康记录间的联系。

为了保证随后的血清学和病毒测试，用于异种移植的非人类动物活细胞、组织或器官在获取时，应从源动物身上收集并存储足够数量的血浆。此外，担保人应为后续核酸和蛋白质的分离来重新获取并保存足够等份的低温贮藏白细胞，同时为病毒共培育试验或其他组织培养试验提供等份的解冻细胞。理论上，至少需要储备 10 等份 0.5ml 枸橼酸盐或 EDTA– 抗血凝血浆；至少低温贮藏 5 等份可用的（1×10^7）白细胞。在异种生物材料获取时，依据与源动物器官相关的特定的协议，可采用石蜡包埋、福尔马林固定及冻存过的组织样本。此外，低温贮藏的主要器官系统组织样本的典型代表（如：脾、肝、骨髓、中枢神经系统、肺）应在源动物尸检时获取。供 FDA 以及适时 SACX（筹备组建中，见章节 5.3）审查的材料应标明组织、细胞类型，血浆的存储以及收集好的血浆和白细胞的数量。

2. 自收集的日期起 50 年，保证人都应保存 PHS 指定样本的记录（章节 3.7.1）以及为种群监测所收集的血清（章节 3.4.3.1）；自动物死亡日期起 50 年，其健康记录也同样要进行保存（章节 3.2.7）。

（八）动物及其副产物的处理

为异种移植养殖的源动物和前哨动物最终处理的早期计划值得去期待，尤其是通常用于生产食品的动物物种。因为其潜在进入人类或动物的食物链的特性，所有一般不作为宠物、饲养的动物、牛奶或肉以及其他动物的饲料。

1. 在特定的情况下，来自异种移植中心的动物在作为人类食品或饲料使用时被认为是安全的。FDA 兽医中心（CVM）管理动物饲料成分的同时也建立了通过 USDA 食品安全检验局检验可以作为人类食物的动物放行条件。期待某种动物成为人类食物或动物饲料或存在食品安全问题都要与 CVM 商量，食品安全问题也将参考 CVM。

2. 根据联邦食品、药品和化妆品法案，那些来自生物医学中心的、未经 CVM 授权放行到人类食品或动物饲料领域的动物可能掺有杂质并携带潜在传染病，不适合作为食品或饲料。他们的处理方式在某种程度上应符合联邦、州和地方对传染性的医疗废物的处理要求。

五、临床问题

（一）异种移植接受体

1. 异种移植接受体的监测

后异种移植临床和实验室监测对接受者来说是至关重要的，因为它为异种传染病在异种移植接受者身上的引入和传播提供了监测的方法。担保人应实施监测计划并确保进行文件记录。对异种移植接受者来说，终身的异种移植后监测也是合适的。

（1）异种移植接受体可能会耗其一生的时间去评估与异种感染有潜在联系的临床不良事件。

（2）当异种传染病已知或可能存在于异种移植物中时，异种移植接受体的实验室监测则需要建立。至少对于已知存在源动物体内的嗜异性内源性逆转录病毒，实验室监测应对其感染接受者的事实进行查证。活性检测的目的是：人类流行病在大众人群中传播之前，可以提前侦探到信号。针对已知或疑似在异种移植物中存在的异种传染病，在异种移植后需要定期对血清、PBMCs、组织或其他体液进行化验。实验室监测应包括异种移植后及时的频繁检查（如：异种移植后的第 2，4，6 周），如果感染的迹象不明显，可以减少检查的频率。

开始临床试验之前，拥有足够的诊断试剂和方法来对已知传染性病原体进行监测是至关重要的。在进行模拟异种移植过程中和异种移植过程后的情况下，测试方法的敏感性、特异性和重复性应予以记录。与异种移植后监测一样，逐渐发展中的试验下会丰富监测程序（参见章节 3.3.3.）。

实验室监测应包括对已知临床症状中未能表现出来的、会造成持续性潜伏感染的（如：疱疹病毒、逆转录病毒和乳头状瘤病毒）和在异种移植中已经或怀疑出现的传染性病原体的检测方法。当关注的异种病毒在人类中有相似的病毒时（如猴巨细胞病毒），区分这两种病毒的试验应归属于异种移植后实验室监测。根据接受者的免疫抑制程度，血清学检测也许没有用，此时的分析方法可能要加入细胞共培养以及适当的检测试验。

2. 已存档的供公共卫生调查的异种移植接受体生物样本 （PHS 样本）

源自异种移植接受体以及指定供公共卫生调查（不同于为临床评价或实验室监测所收集的样本）所需的生物样本应存档在异种移植日期后 50 年，以便于可以进行异种感染的回顾性调查。存档标本的类型和数量会应临床过程和异种移植接受体年龄的不同而不同。在给 FDA 或 SACX 审查的申请中，担保人应表明 PHS 制定标本的数量和类型，包括下述建议中的任何差异。

在指定时间点内，至少储备及记录 3~5 等份 0.5ml 柠檬酸盐或 EDTA– 抗血凝血浆；至少低温贮藏 2 等份可用的（1×10^7）白细胞。与任何异种移植物转移有关的样本（如注射后或死亡时）均应存档。

建议在以下时间存档生物样本：①异种移植手术前，应收集 2 套样本并按月存档。如果这无法实现，那么两套样本的收集和归档时间应尽可能地分开，一组应在异种移植前立即采集。②大约在异种移植后一个月和六个月时，其他组的存档应在异种移植后立即进行。③异种移植后的头两年应每年采集一次。④之后的接受者余生中，标本应每五年存档一次。更加频繁的存档可依据具体的协议或接受者的医疗程序来决定。

（1）倘若异种移植接受体死亡，存储在 –70℃、石蜡包埋的组织以及适合电子显微镜检查的组织冷冻切片样本要从异种移植物和所有与异种移植或导致病人死亡的临床综合征有关的主要器官中进行尸检采集。这些指定的 PHS 样本保留在采集日期 50 年后。

（2）担保人应确保 PHS 样本的准确归档。在中心设施（章节 5.2）匮乏的条件下，必要的安全保障措施（如：监控存储冰箱报警系统、单独的冰柜中存储标本各分割部分）以及高效的系统（在接受体和源动物的医疗记录之间的快速数据检索和链接）应确保这些样本的长期存储。

担保人应该保持这些档案和记录系统可以在不同的超过异种移植日期 50 年之久的记录系统间简单、准确、快速的取得联系信息（即样本档案、接受体医疗记录和源动物记录）。如果记录系统保存在电脑数据库中，电子备份应保存在安全的办公设施内并定期执行备份。

（3）可能代表异种感染的临床突发事件要及时通知给 FDA，其后将继续通知给相关的其他联邦和州卫生部门。在这种情况下，PHS 可能决定授权一项涉及这些存档生物样本使用的调查，进以评估传染病公共卫生的重要性。

（二）感染控制

1. 感染控制措施

（1）严格遵守感染控制的建议措施将会降低异种病原体及其他血源和院内病原体传播的风险。所有病人的护理过程应执行标准预防措施，包括在和每个病人接触之前或之后洗手、屏障的恰当使用以及在针头等其他锋利器具使用和处置中的防护。

（2）通过医院流行病学家和异种移植团队传染病专家的判断，其他的感染控制或隔离预防措施（如：空中传播、液滴、接触）可以予以运用。例如，每个住院的异种移植接受体的适当隔离预防措施将取决于异种移植的类型、免疫抑制的程度以及病人的症状。隔离预防措施应一直持续到诊断措施的建立或病人症状的有所缓解。诊断方法建立起来、病人症状发生变化以及重新住院或出院时，隔离预防措施和其他感染控制措施的适当性应重新评估。出院指导应包括出院后感染控制措施的具体教育，包括关于生物产品处理的具体推荐预防措施。由于传染性病原体的空气传播是最令人担忧的，因此当病人出现呼吸系统症状时应采取最严格的隔离级别。

（3）包括异种移植团队成员在内的卫生保健人员都应该遵守推荐程序的处理以及医疗器械的消毒 / 灭菌和感染性废物的处理。

（4）涉及异种移植接受体临床样本的行为应使用二级生物安全（BSL-2）标准及其具体实践、容器设备和设施，锋利物管理和生物气溶胶储存容器应给予特别的注意。当传播一种隔离于异种移植接受体的未知传染病时，BSL-3 标准的设施能用 BSL-2 设施代替。

2. 急性传染病的发作

一般人群中，大多数急性病毒性传染病发作的病因从来都是不确定的。由于需要接受免疫抑制，异种移植接受体存在感染的风险。尽管具有标准诊断的程序，但当接受体身上的疾病来源仍然不明时，也可能仅仅是完成对体液和组织样本的额外测试。传染病专家与医院流行病学家、兽医、临床微生物学家以及其他异种移植团队的成员协商后，应评估每个临床事件并针对疾病的重要性、诊断测试的需要和类型以及具体的感染控制防护措施作出深思熟虑的判断，这可能还需要咨询其他传染病和公共卫生专家。

（1）在免疫抑制异种移植接受体，抗体反应试验在检测传染病时可能不可靠。这类病人中，仅仅依靠血清学检查是不够的，还需要培养系统、基因检测方法和其他技术来检测传染病。因此，异种移植临床中心具备使用体内外方法以及在线或通过有效的文档配合来培养和识别病毒病原体的能力。样本应具备繁育能力并使需要复杂营养病原体分离和鉴定的可能性最大化。对未知异种病原体的评估过程来说，应与适当的专家（包括在医学和兽医传染病方面具备专业知识的人）建立起咨询程序、进行未知传染性病原体的实验室鉴定以及与此类调查相关的生物安全问题的管理。

（2）当传染病医师或医院流行病学家能够合理断定其之前，采集的不明原因急病的急性期和恢复期的血清应进行归档，这也许可以做回顾性研究以及识别诱导疾病的病原体。

3. 卫生保健工作者

在异种移植后为异种移植接受体提供医护的卫生保健工作者的风险依然不明。但是卫生保健工作者，包括实验室人员在内，可确定的一个感染风险是：在异种移植前管理动物组织/器官的人其感染风险不超过的经常接触源动物物种的动物保健人员、兽医或屠宰场工人，尽管物种都具备等价的生物安全标准。

针对异种移植相关的风险以及医护人员可能患感染的监控，要确保有一个全面的职业卫生服务程序可用于卫生工作者的教育学习。职业卫生服务程序应包括：

（1）卫生保健工作者的教育

与异种移植程序运行相关的所有中心均为他们的员工应建立适当的异种移植具体程序教育材料。这些材料要描述异种移植过程、过程中带来的已知或潜在的异种感染风险以及进行研究或卫生保健活动，其可能构成极大的感染风险或人畜共患及其他传染性病原体的院内传播风险。教育环节要细化具体情况：什么时候应使用标准的预防措施，什么时候应使用其他建议的隔离预防措施，包括使用个人防护装备，即使戴了手套，在接触病人之前和之后都要洗手。此外，病原体的潜在传播应向公众讨论。

（2）卫生保健工作人员监督

每个临床中心的研发者和职业卫生服务系统应在卫生保健工作人员监督上建立起协议，其要描述来人事记录存储和检索的方法以及工作人员血清样本的采集方法。血清基线（即暴露给异种移植物或接受者之前）采集时，应面向所有人员，包括向异种移植接受体提供直接护理的人员；管理或可能管理动物细胞、组织和器官或异种移植接受体生物样本的实验室人员。经过专门的暴露处理后，其与血清的收集相类似，也应自采集日之后起保藏50年。职业卫生服务活动与感染控制计划相协调，以确保对人员感染的适当监测。

（3）接触后的评估和管理

应具备对接触过病原体的卫生保健工作者进行评估的书面协议，其可能具有传染性病原体传播的风险，例如不小心被针头刺中。卫生保健工作者，包括实验室人员，要懂得立即向职业卫生服务部门报告。信息记录需要在接触后协议中描述，包括接触的日期和种类、异种移植的过程、接受体的基本信息、接触后采取的行动（如：咨询、接触后管理和跟踪）以及事件的结果。尽管卫生保健工作者雇佣情况发生改变或中心的异种移植程序已经终止，本信息也应自异种移植日期后存档于健康日志中（章节4.3节）并且维护至少50年。针对在接触后发生不明原因的临床疾病，建议医护和实验室工作人员上报并寻求医疗评估。

（三）医疗记录

研发者有责维护相互参照系统的运作，其可以链接异种移植接受体、异种移植物、源动物、动物采购中心以及重大院内接触等的相关记录，包括：①每个异种移植过程的档案；②重大院内医疗接触档案以及；③异种移植源动物或接受者的传染病审查和监测档案。其需要定期更新并相互参考，允许快速方便地把源动物临床记录与异种移植接受体链接在一起。

在有关法律或规定所允许的程度内，应保证对所有医学以及与人类接受体有关的研究记录不被泄露（章节 2.5.10）。

1. 每个异种移植过程的档案文件应包括其日期和类型、首席研究员（PI）、异种移植接受体、异种移植物、具体的源动物、动物采购中心和设施以及卫生保健工作者。

2. 重大院内医疗接触档案应包括所涉及的人员、每个潜在地重大院内接触（感染控制 / 职业卫生服务协议中所定义的）发生的日期和种类以及所采取的行动。

3. 传染病审查和监测档案包括：①源动物健康状况概述；②源动物异种移植前的审查结果；③异种移植物异种移植前的审查结果；④异种移植接受体异种移植后的检测研究以及⑤关于异种移植后重大临床事件的总结。

六、公共卫生需要

（一）国家异种移植数据库

展示国家异种移植数据库的可行性并确定其系统需求的一个试点项目前正在进行中。预计这个试点将扩大为一个完整的操作数据库，可以从所有实施异种移植的临床中心以及提供供临床使用的动物或异种移植器官、组织或细胞的动物中心来收集数据，这将促进：①不良健康事件发生率及收集率的公认，包括可能代表异种感染结果的事件；②国家水平上准确地将事件及其曝光联系起来；③关于异种移植的重大不良事件的个人及临床中心通告以及④生物和临床研究评估。当数据库具备了各项功能，研发者应确保数据库要求的信息能够准确及时地提供。在法律所允许的范围内，如果对任何专有或个人可识别信息进行恰当的机密性保护，则源于数据库的信息将可能面向公众。

（二）生物样本档案

PHS 指定的源动物、异种移植物以及异种移植接受体样本需要进行存档（章节 3.7.1，3.5.3 和 4.1.2.）。一般条件下对生物样本的收集和存档可以在后续公共卫生计划中确保他们的相配情况，包括公共卫生调查（章节 4.1.2.3）。存档样本的位置和种类应在医疗记录中记录，当国家异种移植数据库具备功能后，这些信息应与其相链接。

DHHS 正在考虑选择一个主要的生物档案，如让一个与 DHHS 签约的私营部门组织维护。PHS 指定样本汇总在这样一个存储库中。

（三）异种移植秘书咨询委员会（SACX）

DHHS 目前正对 SACX 进行建设实施。目前的设想，SACX 将会对异种移植引发的各种复杂问题进行研究，包括正在筹备的和已经提出的协议以及在政策和程序上向部长提出建议。如果合适的话，SACX 还将为公众讨论的问题提供一个论坛。这些活动将促使 DHHS 努力去建立一种综合方法来解决异种移植领域新兴的公共卫生问题。在后续出版物中将对 SACX 的结构、功能以及供其审查的协议及问题进行描述。科学政策办公室、秘书办公室、DHHS 或生物技术处（OBA），原名 NIH 办公室主任 DNA 重组办公室（ORDA）对其位置和功能的咨询予以管理和说明。

第三节 | 非人类灵长类动物异种移植用于人类所造成的公共卫生问题

Public Health Issues Posed by the Use of Nonhuman Primate Xenografts in Humans

一、目的

本文件的目的是给非人类灵长类动物异种移植提供指导。异种移植在本文件目的中的定义为使用非人类动物来源的活细胞，组织或器官移植或植入人体，或者用于体外，将最终给予人类接受者的人类体液、细胞、组织或器官相联系。异种移植包括非人类动物来源的活细胞，组织或器官。本文件提供的行业指南涉及：①非人类灵长类动物异种移植带来的潜在的公共卫生风险；②进一步科学研究和评估这些风险的需要，尤其是传染性病原体；③公开讨论相关问题的需要。

二、介绍

由于公共健康的关注点和使用非人类动物来源的活细胞，组织或器官（即：非人灵长类动物异种移植）有关，因此机构仅仅在征求公众意见而没有立刻去实施这一指南。

在形成此指南的过程中，FDA 斟酌了大量的信息来源，包括关注者在公众评论中给管理部门（No. 96M-0311）提出的"在异种移植传染病问题的公共卫生局（PHS）指南草案"（61 FR 49920，1996 年 9 月 23 日），包括关注者通过由公共卫生局赞助的科学或民间非科学团体及标题为《跨物种传染性和发病机制》（1997 年 7 月 21 日和 22 日）和《在异种移植方面发展美国的公共卫生服务政策》（1998 年 1 月 21 日和 22 日）的文件所呼吁的心声。

现在发布的本指南是为了应对这些公共评论和包括临床研究者在内的关于在不久的将来使用非人灵长类动物异种移植的兴趣。尽管该指南指出非人灵长类动物异种移植的问题，但该机构察觉到其他已使用异种移植的动物并且提出未来的异种移植的来源和可能造成传染性疾病的风险；忽视动物物种来源的异种移植所带来的公共卫生问题已收到并继续接受相关的联邦机构和咨询委员会的科学评价和讨论。由公共卫生局指南草案（异种移植带来传染病问题）引发的争议将会通过其后的一个修订版的指南来解决，这个指南考虑到公众的评论和最新的科学发展；这个修订的文件将在晚些时候公布。

本指南中概述的方法已被其他公共卫生服务机构包括美国国家卫生研究院（NIH）、疾病控制和预防中心（CDC）、卫生资源和服务管理局（HRSA）以及卫生和人类服务部（DHHS）所接受。

三、背景

器官衰竭病人体器官移植技术的临床成功增加了对治疗人类疾病的细胞、组织和器官的需求，并且远远超出了有效的供应。尽管努力扩大人类移植捐赠者器官库，但仍有一个关于器官移植的关键不足：在疾病的晚期，大约有一半患者的重要器官，如肝脏、心脏和肾脏死在"等待"移植。对于人类的细胞、组织和器官的需求，处于既无法满足又在日益增长的阶段，再加上免疫学和分子生物学的最新进展（如有效的免疫抑制药物、转基因技术），激发了动物细胞、组织和器官移植来取代人类细胞和器官的兴趣。

（一）指南与指南的近期回顾

美国公共卫生局（PHS）的机构包括美国食品药品管理局（FDA）、国家卫生研究院（NIH）、疾病控制和预防中心（CDC）、卫生资源和服务管理局（HRSA）一起共同努力解决这些问题：a）异种移植带来的传染病风险；b）采购、筛选和异种移植使用的基本安全措施；c）在美国异种移植受者的临床护理。这些机构联合发表《关于异种移植传染病问题的公共卫生局指南草案》。指南提出了减少对公众已知的人类疾病和由于异种移植产生的新兴传染性病原体风险的建议措施。指导原则发表在 1996 年 9 月 23 日的《联邦公报》（61 FR 49920），收到超过 140 份公开评论。考虑到传染病传播带来的公共卫生风险，许多公共评论员明确地反对使用非人类灵长类动物异种移植。反对的呼声来自一封由 44 位病毒学家署名的来信以及其他来信：①公民个人包括科学和医学团体的成员以及美国移植医师协会和美国心脏病学会的代表们；②异种移植临床试验的商业研发者。

在最近由 PHS 赞助的公开研讨会上也表示出有关使用非人类灵长类动物异种移植的担心，并确立标题为《在异种移植方面发展美国的公共卫生服务政策》（1998 年 1 月 21 日和 22 日在马里兰州贝塞斯达举行）。本次研讨会是正在进行的一系列公开研讨会的一部分，PHS 也为进一步促进科学的评价异种移植带来的潜在公共卫生风险与收益、提高公众意识和由异种移植导致的公共卫生问题上获得反馈提供赞助。

（二）与非人类灵长类动物异种移植有关的风险

异种移植造成了一个重大的公共卫生两难境地：如何平衡这种新兴技术的潜在希望（用来缓解目前有效用于移植的活细胞、组织和器官的短缺）与对病人及其密切接触者和公众的传染性病原体传播的潜在风险这两种矛盾。人与人之间移植的经验已经证明传染性病原体的传播能力，其通过移植从捐赠者转移到接受者（如：人类免疫缺陷病毒（HIV）病、克雅病、乙型肝炎病毒和丙型肝炎病毒）。

许多动物性传染病可以通过日常接触或捕食动物传染给人类（如：狂犬病）。在某些情况下，贮藏在自然宿主的不致病的病毒当转染到新物种（宿主）时可能会产生高致病性。一些人畜共患病毒当在正常情况下接触引入人类宿主则会产生剧烈的爆发（如：埃博拉病毒、汉坦病毒、流感）。

异种移植易导致种间传染性病原体的传播，从动物到人类宿主可以通过以下几种机制：a）手术破坏了抵抗感染的天然机体屏障，如皮肤，黏膜等；b）移植受者通常会接受医源性的免疫抑制，从而促进移植物的生存；c）患者的基础疾病（主要指三大类疾病：基础代谢障碍、免疫功能低下、慢性消耗性疾病），如艾滋病、糖尿病，可能会损害机体对传染性病原体的免疫反应。因此异种移植的接受体具有患传染性病原体感染的潜在危险，既包括已知的可以从动物传播到人类的传染性病原体，又包括可能仅通过异种移植传播（或许无法通过当前的诊断工具确认）的病原体。被感染的异种移植接受者随后会将传染性病原体潜在地传染给自己的接触着，最终会向公众广泛传染。就在这方面，导致持续潜伏性感染的传染性病原体受到了特别的关注，而这种持续潜伏的病原体在临床可确认的疾病发生之前可能会在体内潜伏很长时间。

非人类灵长类动物和人类在解剖学、生理学和免疫学之间具有相似性。这些相似之处降低了免疫和其他功能的障碍，这有利于非人类灵长类动物异种移植物到人体的生存并能发挥适当的功能。由于这些原因，一些临床调查员支持用非人类灵长类动物作为异种移植的潜在来源细胞、组织和器官。结构和功能的相似性也可能促使某些传染性病原体从非人类灵长类动物转移到人类宿主（如，细胞表面受体的相似可能导致猴类的病毒进入人类宿主细胞）。

对于使用非人灵长类动物作为异种移植的动物来源，对此也存在额外关注。当前的畜牧业规范无法保证非人灵长类动物可以处于完全无菌的状态。近代（通常 1~2 代前）许多非人灵长类动物从野生状态的迁移着实充分地增加了识别潜在传播给人类的传染性病原体难度。

几个已知的传染性病原体（潜在的人类病原体且能产生临床潜伏感染和（或）持续感染）寄生于非人灵长类动物。这些病原体包括各种各样的逆转录病毒（如，猴免疫缺陷病毒（SIV），猴泡沫病毒（SFV），猴 T 淋巴细胞趋向性病毒（STLV），狒狒内源性逆转录病毒和猴 D 型逆转录病毒）和各种疱疹病毒（如，狒狒疱疹病毒，狒狒巨细胞病毒（CMV）和 SA-8）。这些病原体会在非人灵长类动物的居住地被经常发现。大多数非人灵长类动物寄生有 SFV，并且一些研究已经表明：来自非人灵长类动物的 SFV 可以持续感染那些专业接触这类动物的人。感染了 SFV 的人类细胞表现出细胞病变效应，SFV 是否能引起人类疾病或者日后能否在人类中传播目前还尚未可知。从猕猴传播到人类的猴疱疹病毒 1

型（或 B 型病毒）可以导致脑炎的快速发病和死亡。已有的感染 SIVs 的记录中，在组织培养过程中一些猴免疫缺陷病毒（SIVs）也可以感染人类细胞（如被 SIV 感染的实验室工作人员）。

证据表明：从非人灵长类动物到人类的某些传染性病原体的传播会造成严重的公共卫生后果。例如，进化研究表明：艾滋病病毒 1 型和 2 型（HIV－1 和 HIV－2）是分别由猴的负体黑猩猩（SIVcpz）和白眉猴（SIVsm）跨物种感染而产生的。

四、建议

FDA 审查了当前有效的科学信息、斟酌了提交到管理局的编号为 96－0311 的公开评论并且考虑了最近由 PHS 赞助的关于在异种移植方面使用非人灵长类动物的公共研讨会上所发表的言论。基于以上回顾和随后 NIH、CDC、HRSA 和 DHHS 的讨论会，FDA 认为：

●非人灵长类动物异种移植用于人类在科学界和公众之间引起了大量的关于公共卫生安全的关注。

●目前的科学数据表明：受试者，包括个体异种器官移植接受者，他们的密切接触者以及公众将面临重大传染性疾病风险。

●想要获得足够的信息去充分评估和潜在减少由非人灵长类动物异种移植所带来的风险，仍然需要进一步的科学研究和评估。

鉴于这些思考，FDA 已确定下列有关非人类灵长类动物异种移植用于人类的 FDA 监管产品：

●合适的联邦异种移植咨询委员会（如异种移植咨询秘书委员会（SACX）目前在 DHHS 中正逐步形成），应该致力于拟定新的草案和解决使用非人类灵长类动物异种移植所产生的问题，同时应开展讨论，如适当地进行公开讨论以及在美国是否在什么条件下使用非人类灵长类动物异种移植都是很合适的问题上提出建议。

●直到在足够的科学信息出现以解决因非人类灵长类动物异种移植带来的风险之前，临床协议认为非人灵长类动物异种移植的使用不应提交给 FDA。坚守 FDA 试验性新药（IND）规章（21 CFR 312.42（1）（iv）），任何不能完全解决这些风险的协议，由于去评估风险的信息不足及不合理的风险都应该受到临床限制（即临床试验不能进行）。

●目前，FDA 认为没有足够的信息来评估由非人类灵长类动物异种移植带来的风险。在这些问题得以充分解决之前，公开讨论是必不可少的。

本书缩略语表

A

ACC/AHA：American Heart Association/American College of Cardiology

美国心脏病 / 美国心脏协会

ACIP：Advisory Committee on Immunization Practices

免疫接种咨询委员会

AE：Adverse effect 不良事件

AMH：Assistant Minister of Health 卫生部助理部长

B

BLA：Biologics License Application ［美］生物制药许可申请

BMI：body mass index 身体质量指数

BPCA：The Best Pharmaceuticala for Children Act

［美］儿童最佳药品法案

BPCI 法案：Price Competition and Innovation Act for Biological Products

生物制品价格竞争和创新法案

BPR：Batch Process Record 批生产记录

C

CBER：Center for Biologics Evaluation and Reserch

［美］生物制品评价和研究中心

CDC：Centers for Disease Control ［美］疾病预防控制中心

CDER：Center for Drug Evaluation and Reserch

［美］药物评价和研究中心

CDR：complementarity-determ ining region 互补决定区

CDRH：Center for Devices and Radiological Health

［美］医疗器械与放射健康中心

CFR：Code of Federal Regulation［美］联邦法规

cGMP：Current Good Manufacture Practices 现行生产质量管理规范

CGT：Cell and gene therapy 细胞和基因治疗

CHMP：Committees for Human Medicinal Products

［欧］人用医药产品委员会

CI：Confidence interval 置信区间

CMC：Chemistry，Manufacturing and Controls 化学、生产和控制

D

DHSS：Department of Health and Social Service［英］卫生和社会事务部

DLT：dose-limiting toxicities 剂量限制性毒性

DMF：Drug Master File 药物主控文件

E

EA：Environmental Assessment 环境评估

EKG：Electrocardiogram 心电图

ELISA：Enzyme-Linked Immunosorbent

Assay 竞争酶联免疫吸附测定试验

EMA：European Medicines Agency［欧］欧洲药品管理局

EPC：End of Production Cells 最终生产细胞

EU：European Union 欧盟

F

FDA：Food and Drug Administration［美］食品药品管理局

FDAMA：Food and Drug Administration Modernization Act

［美］食品药品监管现代化法案

FDCA：Food, Drug, and Cocmetic Act

［美］联邦食品、药品和化妆品法案

FR：framework region 抗体构架区

G

GC：Gas chromatography 气相色谱法

GMT：Geometric mean titer 几何平均滴度／效价

H

HA：Hemagglutinin 血凝素

HI 抗体：Hemagglutination inhibits antibodies 血凝抑制抗体

HLA 分型：Human leukocyte antigen 人类白细胞抗原分型

HPLC：High performance liquid chromatography 高效液相色谱法

HRSA：Health Resources and Services Authority 卫生资源和服务管理局

HVAC：Air Conditioning System 空调系统

HYPO 分值：Hypoglycemic score 降糖分值

I

IDE：Research instrument exemption 研究性器械豁免

IMGT：International Immunogenetics Information System

国际免疫遗传学信息系统

IND： New drug research application 新药研究申请

IRBS：Institutional Review Board 机构审查委员会

L

LC：Liquid chromatography 液相色谱法

M

MAP： Multiple Antigen Peptide 多聚抗原肽

MCB：Main cell library 主细胞库

MMWR：Morbidity and mortality weekly 发病率和死亡率周报

MTD：Maximum tolerance dose 最大耐受量

N

NA：Neuraminidase 神经氨酸酶

NCVIA：National Child Vaccine Injury Act 国家儿童疫苗伤害法案

O

OBRR：office of Blood Research and Review Service 血液研究和审查处

OCTGT：Organization and Gene Therapy Office 组织和基因治疗办公室

P

PHSA：Public Health Service Act《公共健康服务法案》

PREA：Pediatric Research Equity Act / Pediatric Research Equality Act 儿科研究权益法案 / 儿科研究平等法

R

RAST：Radiation Allergen Adsorption Test 放射过敏原吸附试验

RP：Relative potency 相对效价

RPMB：Regulatory Project Management Office 监管项目管理处

S

SDS-PAGE：Polyacrylamide gel electrophoresis 聚丙烯酰胺凝胶电泳

SOP：Standard operating procedures 标准操作程序

SPA：Special assessment agreement 特别评估协议

SPECT：Single photon emission computed tomography scanning
单光子发射计算机断层显像扫描

STEMI：ST segment elevation myocardial infarction ST 段抬高心肌梗死

T

TNC：Number of nucleus cells 总核细胞数

U

USAN：United States Adopted Names 美国选定药名

V

VAERS：Vaccine adverse event reporting system 疫苗不良事件报告系统

VIT：Vaccine injury table 疫苗伤害表

W

WCB：Working Cell Bank 工作细胞库

WHO：World Health Organization 世界卫生组织

名词术语总表

A

ADUFA: Animal Drug User Fee Act,《兽药使用者付费法案》

AGDUFA: Animal Generic Drug User Fee Act,《动物仿制药使用者付费法案》

AMQP: Animal Model Qualification Program, 动物模型认证项目

ANDA: Abbreviated New Drug Application, 仿制药申请

APEC: Asia-Pacific Economic Cooperation, 亚太经合组织

API: Active Pharmaceutical Ingredient, 药用活性成分, 原料药

B

BARDA: the Biomedical Advanced Research and Development Authority,
生物医学高级研究和发展管理局

BE Test: Biological Equivalence Test, 生物等效性试验

BIMO: Bioresearch Monitoring, 生物研究监测

BLA: Biologics License Applications, 生物制品上市许可申请

BPCA: Best Pharmaceuticals for Children Act,《最佳儿童药品法案》

BPD: Biosimilar Biological Product Development, 生物类似物产品开发

BsUFA: Biosimilar User Fee Act,《生物类似物使用者付费法案》

C

CBER: Center for Biologics Evaluation and Research,
生物制品审评与研究中心

CDC: Centers for Disease Control and Prevention, 疾病控制与预防中心

CDER: Center for Drug Evaluation and Research, 药品审评与研究中心

CDRH: Center for Devices and Radiological Health，器械与放射卫生中心

CDTL: Cross Discipline Team Leader，跨学科审查组长

CEO: Chief Executive Officer，首席执行官

CFDA: China Food and Drug Administration，国家食品药品监督管理总局

CFR: Code of Federal Regulation，《美国联邦法规汇编》

CFSAN: Center for Food Safety and Applied Nutrition，
食品安全和应用营养中心

COTR: Contracting Officer's Technical Representative，
合同缔约人员技术代表

CPI: Consumer Price Index，消费价格指数

CPMS : Chief Project Management Staff，首席项目管理人员

CR: Complete Response Letter，完整回复函

CTECS: Counter-Terrorism and Emergency Coordination Staff，
反恐和紧急协调人员

CVM: Center for Veterinary Medicine，兽药中心

D

DACCM: Division of Advisory Committee and Consultant Management，
咨询委员会和顾问管理部门

DARRTS: Document Archiving, Reporting and Regulatory Tracking System，
文件归档、报告和管理跟踪系统

DCCE: Division of Clinical Compliance Evaluation，临床依从性评价部

DD: Division Director，部门主任

DDI: Division of Drug Information，药品信息部门

DECRS: the Drug Establishment Current Registration Site，
当前药品登记地点

DEPS: Division of Enforcement and Post-marketing Safety,
药品上市后安全与执行部门

DHC: Division of Health Communications, 卫生通讯部门

DMF : Drug Master File, 药品主文件

DMPQ: Division of Manufacturing and Product Quality, 生产及产品质量部

DNP: Division of Neurological Products, 神经类产品部门

DNPDHF: Division of Non-Prescription Drugs and Health Fraud,
非处方药及反卫生欺诈部门

DOC: Division of Online Communications, 在线通讯事业部

DoD: the Department of Defense, 美国国防部

DPD: Division of Prescription Drugs, 处方药部门

DRISK: Division of Risk Management, 风险管理部门

DSB: Drug Safety Oversight Board, 药品安全监督委员会

DSS: Drug Shortage Staff, 药品短缺工作人员

DTL: Discipline Team Leader, 专业组组长

DVA: Department of Veterans Affairs, 退伍军人事务部

E

eCTD: Electronic Common Technical Document, 电子通用技术文件

EDR: Electronic Document Room, 电子文档室

eDRLS: electronic Drug Registration and Listing,
药品电子注册和上市系统

EMA: European Medicines Agency , 欧洲药品管理局

EON IMS: Emergency Operations Network Incident Management System,
紧急行动网络事件管理系统

EOP Ⅰ Meeting: End-of-Phase Ⅰ Meeting, Ⅰ期临床试验结束后会议

EOP Ⅱ Meeting: End-of-Phase Ⅱ Meeting, Ⅱ期临床试验结束后会议

EUA: Emergency Use Authorization, 紧急使用授权

F

FDA: Food and Drug Administration, 美国食品药品监督管理局

FDAA: Food and Drug Administration Act,《食品药品管理法案》

FDAAA: Food and Drug Administration Amendments,
《食品药品管理法修正案》

FDAMA : Food and Drug Administration Modernization Act,
《食品药品管理现代化法案》

FDASIA: Food and Drug Administration Safety and Innovation Act,
《FDA 安全及创新法案》

FD&C Act: Federal Food, Drug and Cosmetic Act,
《联邦食品药品和化妆品法案》

FDF: Finished Dosage Form, 最终剂型

FSA : Federal Security Agency, 美国联邦安全署

FSMA: Food Safety Modernization Act,《食品安全现代化法案》

FTE: Full-Time Employee/Full-Time Equivalence, 全职雇员

FY: Fiscal Year, 财政年度, 会计年度

G

GCP: Good Clinical Practice, 药物临床试验质量管理规范

GDUFA: Generic Drug User Fee Act,《仿制药使用者付费法案》

GLP: Good Laboratory Practice, 药物非临床研究质量管理规范

GMP: Good Manufacturing Practice, 药品生产质量管理规范

GO：Office of Global Regulatory Operations and Policy，
全球监管运营及政策司

GRP：Good Review Practice，药品审评质量管理规范

GSP：Good Supply Practice，药品经营质量管理规范

H

HEW ：Department of Health, Education, and Welfare，
美国卫生、教育和福利部，HHS 前身

HHS：Department of Health & Human Services，美国卫生及公共服务部

HPUS：Homoeopathic Pharmacopoeia of the United States，
美国顺势疗法药典

HSP：Human Subject Protection，人体受试者保护

HUDP：the Humanitarian Use Device Program，人道主义器械使用计划

I

IHGT：Institute of Human Gene Therapy，人类基因治疗研究所

IND：Investigational New Drug，新药临床研究，试验性新药

IRB：Institutional Review Boards，伦理审查委员会

IRs：Information Requests，信息请求

M

MAPPs：Manual of Policies and Procedures，政策及程序指南

MCM：Medical countermeasures，医疗措施

MDUFMA：Medical Device User Fee and Modernization Act，
《医疗器械使用者付费和现代化法案》

N

NCE: New Chemical Entity, 新化学实体

NCTR: National Center for Toxicological Research, 国家毒理研究中心

NDA: New Drug Application, 新药上市申请

NDC: the National Drug Code, 美国国家药品代码

NF: National Formulary, 美国国家处方集

NIH: National Institutes of Health, 美国国立卫生研究院

NIMS: the National Incident Management System,
美国国家突发事件管理系统

NME: New Molecular Entity, 新分子实体

NLEA: Nutrition Labeling And Education Act,《营养标识和教育法案》

O

OC: Office of Compliance, 合规办公室

OCC: Office of the Chief Counsel, 首席顾问办公室

OCC: Office of Counselor to the Commissioner, 局长顾问办公室

OCET: Office of Counterterrorism and Emerging Threats,
反恐怖和新威胁办公室

OCM: Office of Crisis Management, 危机管理办公室

OCOMM: Office of Communication, 通讯办公室

OCP: Office of Combination Products, 组合产品办公室

OCS: Office of the Chief Scientist, 首席科学家办公室

OD: Office Director, 办公室主任

ODSIR: Office of Drug Security, Integrity, and Response,
药品安全、完整和响应办公室

OEA：Office of External Affairs，对外事务办公室

OES：Office of Executive Secretariat，行政秘书处办公室

OFBA：Office of Finance, Budget and Acquisitions，
财政、预算和采购办公室

OFEMSS：Office of Facilities, Engineering and Mission Support Services，
设备、工程和任务支持服务办公室

OFVM：Office of Food and Veterinary Medicine，食品及兽药监管司

OGCP：Office of Good Clinical Practice，GCP 办公室

OGD：Office of Generic Drug，仿制药办公室

OHR：Office of Human Resources，人力资源办公室

OIP：Office of International Programs，国际项目办公室

OMB：Office of Management and Budget，美国行政管理与预算局

OMH：Office of Minority Health，少数族裔卫生办公室

OMPQ：Office of Manufacturing and Product Quality，
生产及产品质量办公室

OMPT：Office of Medical Products and Tobacco，医疗产品及烟草监管司

OMQ：Office of Manufacturing Quality，生产质量办公室

OO：Office of Operation，运营司

OOPD：Office of Orphan Products Development，孤儿药开发办公室

OPDP：Office of Prescription Drug Promotion，处方药推广办公室

OPPLA：Office of Policy, Planning, Legislation and Analysis，
政策、规划、立法及分析司

OPRO：Office of Program and Regulatory Operations，
计划和监管运营办公室

OPT：Office of Pediatric Therapeutics，儿科治疗学办公室

ORA：Office of Regulatory Affair，监管事务办公室

ORSI：Office of Regulatory Science and Innovation，
监管科学和创新办公室

OSE：Office of Surveillance and Epidemiology，
药品监测及流行病学办公室

OSI：Office of Scientific Investigations，科学调查办公室

OSPD：Office of Scientific Professional Development，
科学专业发展办公室

OSSI：Office of Security and Strategic Information，
安全和战略情报办公室

OUDLC：Office of Unapproved Drugs and Labeling Compliance，
未批准药品和标签合规办公室

OWH：Office of Women's Health，妇女健康办公室

P

PASE：Professional Affairs and Stakeholder Engagement，
专业事务和利益相关者参与

PASs：Prior Approval Supplements，事先批准补充申请

PC&B：Personal Compensation and Benefits，个人薪酬及福利

PDP：Product Development Protocol，产品开发方案

PDUFA：Prescription Drug User Fee Act,《处方药使用者付费法案》

PMA：Premarket Approval Application，上市前批准申请

PMDA：Pharmaceuticals and Medical Devices Agency，
日本药品及医疗器械综合机构

PMR：Premarket Report，上市前报告

PR: Priority Review, 优先审评

PR: Primary Reviewer, 主审评员

PRA: the Paperwork Reduction Act, 文书削减法案

PREA: Pediatric Research Equity Act,《儿科研究公平法案》

R

REMS: Risk Evaluation and Mitigation Strategies, 风险评估及缓解策略

RLD: Reference Listed Drug, 参比制剂

RPM: Regulatory Project Manager, 法规项目经理

S

SEC: The Securities and Exchange Commission, 美国证券交易委员会

SPA: Special Protocol Assessments, 特殊方案评估

SR: Standard Review, 标准审评

T

TL: Team Leader, 审评组长

U

USP: U.S. Pharmacopeia,《美国药典》

V

VP: Vice President, 副总裁

W

WTO: World Trade Organization, 世界贸易组织